건강장수 120세를 위한
몸과 마음관리

건강장수 120세를 위한
몸과 마음관리

초판 1쇄 인쇄 _ 2025년 5월 5일
초판 1쇄 발행 _ 2025년 5월 10일

지은이 _ 염용운

펴낸곳 _ 바이북스
펴낸이 _ 윤옥초
책임 편집 _ 김태윤
책임 디자인 _ 이민영
책임 영상 _ 고은찬

ISBN _ 979-11-5877-390-8 03510

등록 _ 2005. 7. 12 | 제 313-2005-000148호

서울시 영등포구 선유로49길 23 아이에스비즈타워2차 1005호
편집 02)333-0812 | 마케팅 02)333-9918 | 팩스 02)333-9960
이메일 bybooks85@gmail.com
블로그 https://blog.naver.com/bybooks85

책값은 뒤표지에 있습니다.

책으로 독자의 성장을 돕고 아름다운 세상을 만듭니다. — 바이북스

미래를 함께 꿈꿀 작가님의 참신한 아이디어나 원고를 기다립니다.
이메일로 접수한 원고는 검토 후 연락드리겠습니다.

건강도서 1,000권을 관통하는 건강비법

건강장수 120세를 위한 몸과 마음 관리

염용운 지음

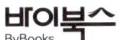

책을 읽기 전에

이 책에는 어떤 내용이 담겨 있나

건강 100세 시대에 던지는 5개의 화두…

- 언제까지 어떻게 지혜롭게 살아갈 것인가
- 심신心身관리, 특히 몸은 어떻게 관리할 것인가
- 순순히 '의료컨베이어벨트'에 올라갈 것인가
- 그냥 무방비로 계속 나를 남에게 맡길 것인가
- 스스로 지키지 못하면, 누구도 지켜줄 수 없다

불교에서 깨달음을 얻고자 할 때 '화두話頭 훈련'을 하는 것처럼, 우리도 지금까지 막연하게 가지고 있던 생각들을 새롭게 정리하는 의미에서 하나씩 골똘히 생각해보자. 이 책을 통해서 5대 화두에 대한 답을 얻고자 한다.

이 책은 모두 6부로 구성되어 있다

제1부 〈노화와 장수〉에서는, 노화와 장수의 현상과 원인에 대해 분석하고 역사상 대표적 장수인들의 자취를 살펴본다. 또한 점증하는 슈퍼 에이저Super Ager들의 모습과 그들이 주는 교훈, 그리고 향후 10~20년 예상되는 건강장수 관련한 혁명적 변화를 고찰해보며, 노화를 늦추는 '건강장수'의 핵심을 정리한다.

제2부 〈몸관리 - 이론편〉에서는, 건강관리의 3대 핵심인 먹는 것食, 움직이는 것動, 치료·치유醫를 중심으로 무엇을 어떻게 하는 것이 바람직한 것인가에 대한 올바른 안목과 방법을 제시한다. 음식과 영양, 소식과 단식, 운동과 근육의 중요성을 정리한다. 서양의학과 동양의학의 장·단점과 현대 서양의학의 한계를 둘러보고, 계속 증가하고 있지만 잘 고쳐지지 않는 만성질환 생활습관병, 즉 당뇨, 고혈압, 고지혈증, 암과 전립선, 장 건강, 치주질환에 대해 색다른 시각에서 고찰한다.

제3부 〈몸관리 - 자기주도편〉에서는, 인체의 신비와 자가치유력에 바탕한 자기주도의 건강자립을 추구하는 길을 열며, 수천 년간 맥맥이 전해온 동양의학의 주요 양생법들의 핵심을 정리한다.

제4부 〈주요 논쟁 이슈들〉에서는, 동일한 이슈에 대해서 끊임없는 논쟁이 계속되고, 전문가들 사이에서도 첨예하게 대립되고, 또한 불량 정보가 매력 있게 포장되기도 하는 현실 속에서, 우리가 중심을 잡기 위한 안목을

정립한다. 특히 미네랄, 소금, 물, 햇빛의 4대 이슈에 대해 분석하면서 독자들의 지혜로운 판단을 돕고자 한다.

제5부 〈마음관리〉에서는, 2부와 3부의 몸관리에 마음관리가 함께해야 전인적인 심신관리가 완성되며 '행복의학'으로 승화될 수 있다. 장수시대에 점증하는 뇌 건강과 치매 예방의 중요성을 공유하고, 건강은 인생의 목적이 아니고 삶의 보람을 성취하는 수단임을 공유한다.

제6부 〈건강하게 120까지〉에서는, 몸관리와 마음관리의 핵심적 실천사항들을 명료하게 정리한다. 또한 고령일수록 더욱 간직해야 할 품위와 삶의 보람, 즉 이키가이IKIGAI, 生き甲斐 개념도 정립한다.

이 책은 누구를 위한 책인가

이 책은 모든 사람을 위한 책은 아니다. 노화를 최대한 늦추며 건강 120세를 지향하는 진취적이고 도전적인 생각을 받아들일 수 있는 중中·장長·노년老年층 독자들께서 읽어주시면 많은 도움이 될 것이다.

각종 자료의 출처

이 책은 독자가 본인의 건강에 대해 스스로 생각하기를 바라면서, 이 책에 삽입했어야 하는 각주와 부속 설명 그리고 예시 그림들을 최대한 생략하고, 그 대신에 어디를 어떻게 찾아보면 되는지에 대해 부가 설명을 했다. 독자가 직접 자료를 찾아볼 기회를 제공하는 동시에, 이 책이 너무 두꺼워지지 않게 하려는 의도이기도 하다.

어떤 약이나 서비스를 판매하려는 의도가 아니므로 여기서 거짓 정보를 제공할 이유는 전혀 없다. 다만 특정 분야에서 의견이 다를 수는 있겠으나 가능한 한 독자들께서 균형을 잡을 수 있도록 노력을 기울였다. 이 책은 의학서적이 아니다. 이 책을 통해서 바라는 것은, 자신의 건강에 대해 보다 더 올바른 안목을 갖도록 하고, 마땅히 누려야 할 의료 서비스를 좀 더 효과적인 방법으로 누릴 수 있도록 개선코자 하는 것이다.

참고 문헌이나 관련 서적 이외에 좀 더 전문적인 의학 관련 자료를 접하고 싶으시면, 미국 정부 공식 웹사이트 'www.pubmed.gov' 검색을 통해서 전 세계에서 발표된 의·과학 관련 연구 정보들을(현재 3,700만 건) 모두 검색할 수 있고 의사·과학자들의 최신 연구 동향까지 살펴볼 수 있다(영어 한국어 공히 제공). 또한 '한국의학논문데이터베이스 kmbase.medric.or.kr' 검색을 통하면 국내·외에서 발표된 우리나라 연구자들의 논문 정보도 볼 수 있다. 관련 키워드 검색만으로 엄청나고 방대한 국내·외 연구 자료들에서 자신의 건강과 관련된 신뢰도 높고 권위 있는 건강 전문 정보를 웬만한 의사 수준만큼 충분히 접해볼 수 있다.

당부의 말씀

세상에는 건강 관련 온갖 정보가 난무하고 있으며, 이런 정보들은 종종 서로 모순이 많다. 이 책에는 1,000여 권의 국내·외 건강 관련 문헌들에서 얻은 지식과 노하우가 담겨 있으며, 이를 통해 독자들께서 정보의 홍수 속에서 길을 잃지 않도록 돕고자 한다. 허나 이 책에 실린 정보는 자격을 제대로 갖춘 의료 전문가의 진료를 대체하지는 못한다. 독자의 판단에 따른 결과의 책임은 이 책에 있지 않다.

이 책은 독자가 의료 전문가와 건강 문제를 논의하는 데 필요한 객관적이고 균형 잡힌 기초 지식을 제공하는 데 도움이 될 것이며, 관련 분야에서 전문가의 조언을 구한다면 훨씬 바람직할 것이다.

머리말

건강 관련 책 1,000권을 읽고 얻은 통찰

눈부시게 발전하는 현대의학이지만 여전히 환자들은 더 많아지고, 질병의 종류는 더욱 다양해지고, 질병으로 고통받고 세상을 떠나는 분들도 계속해서 증가하고 있다. 질병을 치료하려면 신비로운 인체를 이해해야 하는데, 경탄할 만한 신의 작품인 오묘한 인체를 이해한다는 것이 얼마나 어려운 일인가? 그러니 어떻게 사람이 사람의 질병을 제대로 치료할 수 있다고 자신할 수 있겠는가?

치료의 본질을 생명과 양생에서 시작하기보다 질병에서부터 시작하는 현대서양의학은 전문분야별 중심으로 진료와 치료를 하다 보니, 유기적 시스템으로 작동하는 인체를 전인적으로 보는 데 한계를 보이고 있다. 손상된 기관의 보수나 새 장기의 이식 또는 약 처방 위주로 이루어지다 보니, 병을 예방하고 인간의 생명력을 강화해 건강한 상태를 유지하는 것에 대해서는 별다른 관심을 두고 있지 않다. 그러다 보니 현대서양의학은 우리 모두가 내재하고 있는 '몸의 자생력'과 '장수의 잠재력'을 제대로 이끌어내지 못하고 있다. 인공적인 과도한 개입보다는, 인간이 태어날 때부터 자신의 몸에 지니고 나온 '생명의 힘'에 의해서 인체가 스스로 치료할 수 있도록 잘 도와주는 것이 보다 더 지혜로운 방법이 아닐까 한다.

이 책은 제가 쓴 것이 아니다. 저는 의사도 아니고 과학자도 아니다. 그저 제 삶의 다양한 경험에 관한 전문가일 뿐이다. 건강과 장수의 비결을 밝혀보고 싶다는 바람으로 지난 10여 년간 동양에서 수천 년간 내려온 지혜와 서양의 최신 과학을 함께 접하면서, 지금까지 건강 관련한 각 분야의 국내·외 석학들과 대가들의 견해와 연구 결과, 의술, 양생법 등을 일반인들이 좀 더 알기 쉽도록 정리하고자 한 작은 노력이다. 그리고 제가 직접 실행해보고 시행착오를 거쳐 터득한 경험들도 함께 전해드리고자 한다.

국내·외 건강·의학 문헌 1,000여 권을 섭렵해보니 몇 가지 놀라운 사실들을 알게 되었다. 신뢰가 안 가는 내용들도 꽤 있고, 일반인들의 이해는 멀리한 채 고답적이거나 전문적으로 어렵게 쓴 내용들도 많았다. 의학이 쉬운 것은 아니겠지만, 일반인이 어렵지 않게 접할 수 있는 건강서적을 찾는 것이 생각보다는 쉽지 않았다. 한편 비교적 이해하기 쉬운 책들은 자기만이 최고의 실력가라는 입장에서 독단적 주장을 펴나가는 모습도 많이 보였다. 무엇보다 독자들이 제대로 이해하고 판단하기 쉽지 않은 일은, 동일한 이슈에 대해서도 전문가들 사이에서조차 관련 지식과 주장이 다양하게 갈리고, 또한 불량지식이 매력적으로 포장되어 독자들을 헷갈리게 만드는 경우도 종종 있었다.

결국 자신의 '생명의 힘'은, 무엇보다 우선적으로 자기 스스로 강화시키는 것이 자신의 건강을 지킬 수 있는 최선의 길이라는 결론을 얻었다. '병이 생기면 병원과 의사에게 가면 다 해결되겠지'에서 벗어나, '자신의 건강은 일단 자기가 주도가 되어서 건강자립을 추구하자'는 생각에 이 책을 쓰게 되었다.

사실 우리의 몸은 막연히 우리가 알고 있는 것보다 훨씬 큰 생명력과 자생력 그리고 통제력을 가지고 있다. 이 책은 독자 여러분이 경이로운 인체를, 그리고 우리 안에 있는 놀라운 치유력을 새롭게 이해하고 그 힘을 되찾도록 하는 데 일조하고자 한다.

또한, 개인들 간의 차이에 대해 생각하지 않을 수 없었다. 어떤 이들은 60세만 되어도 각종 질병에 이끌려 다니며 괴로워하고, 반면 어떤 이들은 100세가 넘어도 건강하고 활기차게 살아간다. 도대체 그 이유가 뭘까? '왜 누구는 오래 살고 누구는 일찍 죽는가?' 이 책은 누구나 가질 수 있는 이 의문에서 출발했다.

건강 관련 문헌 1,000여 권을 읽게 된 동기

제 모친은 비교적 일찍 그리고 부친은 거의 천수를 다하셨다. 한편 처가의 부모님 두 분은 건강한 편이셨으나 병원 신세를 많이 졌고 결국 병원에서 운명을 하시게 됐다. 두 분을 병원 치료에 모시면서, 주로 제 아내가 모든 일을 다 했지만, 나는 옆에서 도와드리면서 그때까지 잘 몰랐던 병원 처치의 한계와 문제점에 대해 많은 배움이 있었다.

두 분 다 70대 후반에 그리 많은 연세도 아니었다. 한 분은 췌장암 판정을 받으면서 곧바로 그 무서운 항암치료를 받게 됐고 바로 이어서 더욱 무서운 방사선 치료까지 거의 폭탄 수준으로 받다 보니, 금세 몰골이 말이 아니고 얼마 안 지나서 운명하셨다. 한 분이 가니 외롭게 계시던 장인께서는 신경성 대장염 수준의 증상을 염려하다 결국 병원에서 자그마한 대장 용종 제거 수술을 받았다. 문제는 단순한 용종 제거 수술이 뭔가가 잘못되어 재수술까지 하게 되었고, 재수술 이후에는 위장관의 관통에 계속 문제가 발생되어 상태가 악화되다 몇 달 후 너무도 빨리 운명을 하셨다.

집안에서는 뭔가 이상하고 잘못된 것 같다고 얘기들은 했지만, 병원 측에서는 별다른 설명도 없이 그냥 노환으로 지병이 악화되어 돌아가셨다고 둘러대고 끝내버렸다. 당시에는 이런 방면에 지식이 일천하다 보니 한숨만 쉬고 무방비로 당할 수밖에 없었다. 지금에서 생각해보면 의료사고일 가능성이 클 것으로 생각되지만 이미 많은 시간이 지났다. 두 분의 치료와 처치 병원은 소위 빅Big 5라는 대형병원 두 곳이었다.

아무것도 할 수 없었던 처지에 한심스러운 생각이 밀려오고 너무 답답하다 보니, 자연스럽게 서점에서 암과 자연치유, 병원 처치의 문제점들에 관련한 몇 권의 책을 접하게 되었다.

《암은 병이 아니다》, 안드레아스 모리츠

《자연 치유》, 앤드류 와일

《몸의 지혜》, 셔원 널랜드

《의사에게 기대지 않고 사는 법》, 아쓰미 가즈히코

《환자 혁명》, 조한경

《질병 완치》, 유태우

《내 몸이 최고의 의사다》, 임동규

《위험한 의학 현명한 치료》, 김진목

《의사는 수술 받지 않는다》, 김현정

《나는 일흔에 운동을 시작했다》, 이순국

이를 계기로 치료와 치유, 영양, 운동, 동양의학 등 건강 관련한 다양한 분야로 관심을 넓히며 꾸준히 정독하게 되었다. 또한 일본에 출장을 갈 때마다 틈틈이 서점에 들러, 노화와 장수, 질병의 원인 치료, 시니어 케어 등에 관련된 책들도 접하기 시작했다. 이때부터 건강과 장수, 노년 케어 등에 대해 남들보다 조금 더 관심을 가지게 되었고, 열정을 불태운 기업에서 은퇴하면서 독서에 더욱 집중할 수 있게 되었다.

이 책을 쓰는 또 다른 이유

그간 국내·외에서 건강과 질병, 치료와 치유를 이야기하는 사람들은 특정한 자신만의 이론과 해법을 상정하고 이를 뒷받침하는 자신의 논리 중심으로 치우쳐 이야기하는 경우가 많았다. 그러다 보니 같은 주제와 같은 분야를 놓고도 전문가들 사이에서 서로 첨예하게 대립되는 양상을 자주 보였다. 독자들은 혼란이 가중되고 마땅히 정리해서 결론을 내려야 하는 이슈인데도 불구하고 그냥 방치되어 있는 현실이다.

그래서 그러한 극단적 방향보다는, 독자 스스로 고민하면서 답을 찾을 수 있도록 균형 있는 정보를 드리는 것도 필요하다고 생각했다. 저자 스스로 본인이 정답이라고 확신하는 바를 제시하고 이를 독자들에게 설득하는 접근법도 좋지만, 각자가 지향하는 이념이나 방향성과 조금이라도 다르게 보이면 곧바로 귀를 닫는 일이 워낙 흔해진 세상이다 보니, 적절한 대안의 하나로 생각하게 되었다.

메타분석Meta Analysis이라는 분석방법이 있다. 수년 혹은 수십 년 동안 관련 논문들과 연구들이 쌓이면 그것을 종합해서 보다 정확하고 신뢰성 있는 결론을 도출하는 연구방법이다. 사실 식품회사나 제약회사에서 연구자에게 연구비를 지원하는 방식으로 논문을 발표하게 되면, 거의 예외없이 그들의 이익을 위한 방향에서 벗어날 수가 없다. 메타분석은 균형 있고 신뢰성 높은 방식이라 식품회사나 제약회사에서 기피하는 방식이다.

제 전공은 경영학이다. 회사를 운영하고 강의도 했다. 의사나 약사가 아니므로 수술이나 약에 대해서는 잘 모른다. 하지만 현대인들이 고생하고 있는 대부분의 만성질환과 생활습관병들이 약과 수술로는 잘 고쳐지지 않는다는 것은 명확히 알게 되었다.

제 인생 즐거움의 사방축은 술과 피트니스 그리고 음악과 야구인데, 이번에 '건강장수 양생'을 주제로 책을 쓰면서 더 본질적인 기둥에 색칠을 시작해볼까 한다.

생명의 큰 특성은 유연하고 말랑말랑해서 언제든 변화할 수 있다는 것이다. 죽은 것은 딱딱하다. 노화란 굳어가는 과정이라고 할 수 있을 것이다. 하지만 계절 따라 정원을 가꾸어가듯이 자신의 몸과 마음과 뇌를 풍요롭게 변화시키려는 노력을 지속한다면 나이 드는 일은 새로운 도전이 될

수 있다. '건강 120 양생법'으로 심신을 더욱 유연하게 만들어보자. 건강하고 행복한 노후가 귀하를 기다리고 있다.

진위 여부는 차치하고, 애플의 스티브 잡스는 수술실에 들어가면서 이렇게 말했다고 전해진다.

> "가장 후회되는 일은 '건강관리에 관한 책'을 미리 읽고 질병에 대비하지 못한 것이다."

수천 년 내려오는 중국의 의학 고전 《황제내경》이 전하는 말이다.

> "혼란을 바로잡는 것보다, 질서를 유지하는 것이 지혜의 궁극적인 원리이다. 병이 난 뒤에 병을 치료하는 것은 갈증이 난 뒤에 우물을 파는 것과 같고, 전쟁이 일어난 뒤에 무기를 만드는 것과 같다."

차례

책을 읽기 전에 4

머리말 건강 관련 책 1,000권을 읽고 얻은 통찰 9

제1부 노화와 장수

노화란 무엇인가 26
노화의 일반적 징후 27 : 노화의 근본적 원인 28 : 염증의 노화 촉진 30 : 비만, 만성 염증의 근원 31

장수란 무엇인가? 33
사람의 천명은 120~125세 34 : 100세를 넘기는 사람들이 많아진다 35 : 장수 연구의 세 가지 차원 36

대표적 장수인들 38
건륭제乾隆帝 39 : 슈퍼 에이저의 증가 추세 42 : 지금 우리는 어디에 있나 46

장수인들의 교훈 48
블루존의 식습관과 생활습관 48 : 축복받은 백세인들의 모습 51

향후 10~20년의 전망 53
디지털 의학의 시대, 장수 과학은 눈부신 속도로 발전 중 53 : 장수 유전자, 재생의학, 그리고 합성생물학 54 : 인공지능AI, 진화는 어디까지… 56 : 향후 수십 년, 그리고 마주칠 과제들 57

건강장수의 핵심　　　　　　　　　　　　　　　　　　60

건강이란 무엇인가 60 : 노화 촉진 vs 노화 늦춤 62 : 건강장수의 핵심 65 : 건강 핵심 요소들의 양면성 69 : 인체의 자생력을 키우는 호메시스 70

제2부 몸관리 이론편

음식으로 몸관리　　　　　　　　　　　　　　　　　　75

음식·영양 연료 영양소와 연료를 분해하는 영양소 75 : 어떻게 먹을 것인가 83 : 혈당 그리고 혈당 스파이크 86 : 무서운 혈당 스파이크 87 : 혈당 스파이크가 일으키는 문제들 89 : 혈당 스파이크를 낮추는 법 91

소식·단식 열량 섭취 제한, '강제환우強制換羽' 94 : 몸의 다른 차원을 여는 단식 96 : 배고픔이 사라진 시대 99 : 자유로운 삶 100 : 간헐적 단식 101 : 간헐적 단식법 103 : 식사는 영양과 함께 피로를 준다 105 : 아침은 배설의 시간 107 : 아침 단식에 대한 염려 107 : 아침을 건너뛰면 몸이 가뿐해진다 109 : 배고픔 5계명 111

운동으로 몸관리　　　　　　　　　　　　　　　　　113

운동 건강은 '좋은 혈액+원활한 순환'에 있다 113 : 만병의 근원, 운동 부족과 허약한 하반신 114 : 운동의 놀라운 효과 115 : 운동은 언제든 늦지 않다, 노년기에 더욱 효과 117 : 걷기, 모든 운동의 시작 118 : 걷기만 하지 말고, 근력 운동도 하자 120 : 유산소는 숨 쉬고, 무산소는 숨 참고? : 121

근육 근육은 건강장수의 열쇠 123 : 노년 질환의 근원, 근감소증 Sarcopenia 126 : 또 다른 근육 문제, 근지방증 128 : 근육 운동으로 노화 늦추기 130 : 근육의 구조와 역할 132 : 잘 키운 근육, 질병을 예방 – 근육테크 133 : 비만 Fatness vs 체력 Fitness 135 : 미토콘드리아, 세포의 에너지 발전소 136 : 미토콘드리아를 넉넉하게 137 : 마이오카인 Myokine, 근육의 만능 호르몬 138 : 바람직한 운동 강도 139 : 뼈 건강을 지켜야 143 : 넘어지면 안 된다 144

의학으로 몸관리 　　　　　　　　　　　　　　　　146

서양의학 vs 동양의학 서양의학과 동양의학의 차이 146 : 동양의학의 핵심 개념, 기氣와 치유治癒 149 : 우리나라 사람의 병은 서양 사람과 같지 않다 151

현대서양의학의 한계 3분 진료의 현실 153 : 병원 진단의 허와 실 154 : 병원에 가도 속 시원하지 않은 이유 155 : 과잉 진단·과잉 치료 158 : 의사에게 당하지 않기 위해서 명심할 것 160 : 과잉 약 처방 162 : 4종류가 넘는 약은 의학의 영역을 넘어선다 164 : 고령층의 수술과 입원 165

6대 생활습관병 　　　　　　　　　　　　　　　　168

현대서양의학과 만성질환 168 : 만성질환은 체내의 불균형에서 비롯된다 169

당뇨 문제는 혈당이 아니라 인슐린 저항 172 : 음식과 운동 부족으로 생긴 병, 해결도 음식과 운동으로 173 : 당뇨 환자들이 선택가능한 치료 방법 174 : 우리나라 사람들은 서양인에 비해 당뇨병에 더욱 취약 175

고혈압 고혈압의 원인 176 : 혈압약과 우리 몸의 반응 178 : 혈압을 낮추기 위한 효과적인 방법 179 : 고령자에게도 같은 기준? 182

고지혈증 콜레스테롤에 대한 잘못된 인식과 최근의 변화 183 : 콜레스테롤 약물의 부작용 184 : 콜레스테롤, 높아도 문제 낮아도 문제 186 : 고지혈증에 대한 대처 188 : 한국인 232만 명, 고혈압·고지혈증·당뇨병을 동시에 190

암·전립선 암, 달리 생각하자 191 : 암癌은 '나쁜 놈'이 아니고, 생존을 위한 필사적인 노력이다 193 : 조기 검진과 조기 치료의 허와 실 195 : 3대 표준치료와 인체 영향 196 : 의사 본인들의 암 치료 198 : 3대 표준치료 vs 자연요법 199 : 전립선 건강 200 : 앤드류 와일 박사의 암에 대한 고찰 205

장 건강·변비 장의 중요한 역할 3가지 208 : 마이크로바이옴Microbiome, 장내 미생물 209 : 장내 미생물은 어떤 일을 하는가 212 : 균과 공존해야 건강해진다 212 : 변비 213 : 변비약은 꼭 필요할까? 215 : 고령층 변비와 보조 요법 216 : 변비 탈출의 즉효법 217 : 오전은 배설의 시간, 아침 굶기로 변비를 해결하자 218

치주질환·구강 노쇠 만병의 시작, 치주질환 219 : 치주질환과 치아 관리 221 : 흡인성 폐렴, 그리고 구강 노쇠 222

인체의 신비, 몸의 지혜　　　　　　　　　　　　　　　225

생명이란 무엇인가 225 : 신비한 내부의 힘, 자가치유와 면역력 그리고 호메시스 226 : 건강에 좋다는 운동도 일단은 스트레스다 230 : 음양의 원리, 그리고 내부의 힘 232 : 알아두어야 할 호메시스 작동법 233 : 과유불급, 중용 그리고 호메시스 234

제3부 몸관리 자기주도편

음식으로 몸관리　　　　　　　　　　　　　　　　　239

소식해야 100세까지 산다? 239 : 고령층의 소식은 영양 불량과 노쇠로 연결된다 241 : 우리 몸은 건강기능식품을 좋아할까 243 : 비타민 보충제보다는 천연식품을 먹자 244

운동으로 몸관리　　　　　　　　　　　　　　　　　246

백세시대, 이동성 내재 역량에 주목하자 246

의학으로 몸관리　　　　　　　　　　　　　　　　　248

병을 치료하는 것은 자가치유력이다 248 : 디스크 질환은 대부분 근육통이다 249 : 아프리카에는 디스크 환자가 없다 251 : 건강진단은 환자를 만든다 254 : 약에 의지하게 만드는 의료 255

자기주도 건강관리　　　　　　　　　　　　　　　　258

왜 '의료컨베이어벨트'에 올라가는가 258 : 80%의 병은 자가치유력으로 고칠 수 있다 260 : 별 생각없이 의사를 찾으면 손해보는 이유 261 : 몸과 마음을 살리는 두고한족복열頭睾寒足腹熱 262 : 무엇이 질병이고 무엇이 건강인가 264

건강자립 · 셀프 테스트   **266**

건강 검진도 실용적으로 266 : 이제는 건강자립을 추구하자 267 : 3가지 셀프 테스트 270

동양의학 주요 양생법   **277**

양생養生이란 277 : 양생과 기 278 : 정기正氣와 사기邪氣 279 : 고치법叩齒法 280 : 회진법廻津法 281 : 항문 운동, 제항공提肛功 283 : 침구술鍼灸術, 침과 뜸 286 : 지압·안마·마사지 288 : 경락과 경혈, 그리고 기의 흐름 288 : 기의 원활한 순환, 건강의 지름길 291

지압 그리고 경락·경혈   **294**

지압의 효과 294 : 정통지압 요법 296 : 셀프지압 297 : 육장육부와 14경락 298 : 핵심 경혈經穴 28 300 : 알아두면 요긴한 혈자리 301 : 경혈의 위치 – 동영상 해설 303 : 주요 증상별 응용(예시) 304 : 손톱자극요법 306 : 침술의 자가요법, 셀프침술 '홈침' 308

제4부 주요 논쟁 이슈들

왜 논쟁은 계속되는가   **312**

건강 관련 주장이 다양한 이유 312 : 불량 정보에 쉽게 빠지는 이유 313 : 유해한가, 유익한가? 결국 양의 문제 314 : 건강에 관한 올바른 정보를 얻으려면 314 : 다양한 논쟁들, 그리고 핵심 4대 논쟁 316

미네랄 미네랄이란 317 : 무기 미네랄 vs 유기 미네랄 318 : 우리 인체는 유기 미네랄만 이용할 수 있다 320 : 소금 속 미네랄 321 : 물속의 미네랄 322

소금 소금과 인체 324 : 소금과 고혈압 325 : 소금과 고혈압, 바뀌고 있는 패러다임 327 : 소금은 어떻게 '나쁜 놈'이 되었나 328 : 몸의 지혜, 그리고 다이내믹 균형 330 : 정말 저염식이 건강에 좋은가 332 : 천연소금이 진짜 소금?

334 : 미네랄의 근본은 소금 335

물 물은 언제 마시면 좋은가 338 : 물은 얼마나 마셔야 하는가 340 : 과잉의 물 섭취는 과식만큼 해롭다 340 : 물, 하루에 8잔 2리터? 342 : 한국인 수분 섭취 기준 – 한국영양학회 343

햇빛 햇빛의 작용 345 : 햇빛은 우리 몸에서 중요한 물질이 된다 345 : 햇빛에 대한 오해 347 : 자외선 딜레마, 피해야 하나 받아야 하나 349 : 우리 몸에 적당량 필요한 자외선B 349 : 자외선 차단제, 제대로 알자 351 : 적절한 양의 햇빛을 받아들이자 351

지혜로운 판단과 선택 354

끊임없는 논쟁… 과연 무엇이 건강에 좋은 것일까 354

제5부 마음관리

마음관리 358

마음 챙김은 몸 챙김으로부터 358 : 스트레스에 대처하는 방식 359 : '행복명상', 명상을 쉽게 시작하는 방법 360 : 노인이 되지 않는 법 362 : 멋지게 잘 늙는 데 투자하자 364 : 암 때문이 아니라, 걱정과 고통 때문에 죽어간다 365 : 영화배우 신성일 씨가 돌연 떠났다 367 : 소설가 복거일 씨는 활발한 작품 활동 중 368

뇌 건강 · 치매 예방 370

건강장수의 큰 걸림돌, 치매 370 : 치매에 대한 오해 371 : 최대 위험인자, 청력 저하 372 : 암보다 두렵다는 치매, 제3형 당뇨 373 : 오래 앉아 있는 습관과 누워 있는 습관은 치매를 촉진 375 : 낮잠과 음악의 치매 예방 효과 377 : 뇌의 건강 수명을 늘리는 생활 습관 379 : 좋아하는 음식은 뇌에도 좋다 380

행복의학 **382**

우리는 너무 쉽게 자주 병원에 다닌다 382 : 알아둘 필요가 있는 의료 지식 384 : U자 곡선, 적절한 용량 385 : '바브밸', 몸과 뇌의 균형을 향해서 387 : 변화하는 세상에 적응하는 두 가지 방법 388 : 절대적인 건강관리법은 없다 390

제6부 건강하게 120까지

제언 **394**

노화를 성공적으로 한다는 것은… 394 : 청춘과 노화, 쉬면 쉴수록 늙는다 395 : 건강한 120세에 다가가는 과정 397 : 인간은 120세까지 살 수 있을까 398

액션 아젠다 Action Agenda **400**

식食, 동動, 의醫, 심心 400

3대 몸관리 실천편 **402**

식食, 잘 먹기 3대 주기인 섭취, 동화, 배출에 맞추자 402 : 간편하고 효과적인 간헐적 단식 403 : 간헐적 단식의 방법과 효과 404 : 혈당 스파이크를 낮추자 405 : 소금·물·햇빛 405

동動, 움직임 4050은 규칙적인 운동이 필수 407 : 6070은 근육을 사수해야 408 : 근육 운동, 어떻게 얼마나 해야 할까 409 : 운동을 강화하는 요령 410 : 지나친 운동은 오히려 역효과 411 : 운동은 공복 상태에서, 식사는 운동 후 1시간 후에 412 : 저녁에 운동은 좋지 않다 413 : 탄후의 예 414 : 타깃 근육을 의식하며 운동해야, 가끔 거꾸로 운동도 416 : 얼마나 걸어야 할까, 하루 7,000~8,800보 417 : 만 보 걷기, 발 건강에 좋지 않을 수도… 418

의醫, 치료·치유 고령사회에서는 건강도 셀프 419 : 독립성을 위협하는 비건강

요소들에 집중해야 421 : 건강한 호흡, 심深·장長·세細·균均 421 : 체온 1℃ 높이기, 그리고 두고한족복열頭睾寒足腹熱 423 : 고치법, 회진법, 제항공 그리고 셀프지압 424

마음관리 실천편   425

병원 중심에서 내 생활 중심으로 425 : 에이지즘Ageism에 맞서자 426 : 장수의 언어 427 : 주관적 나이로 또는 나이 없이 살기, 그리고 호칭 429 : '감정 낭비'하지 말고, 마음이 힘들 때는 몸을 움직이자 430 : 행복한 사람일수록 장수한다 431 : 노후의 고독, 수동적 고독은 고립이고 능동적 고독은 자립이다 433 : 고독 속의 즐거움 435

품위 그리고 이키가이IKIGAI   438

품위와 유머와 겸손을 간직하자 438 : 대화의 고수, 천천히 말하기 440 : 전철에서 서서 가면… 441 : 노인본색부터 숨기자 441 : 누군가가 싫어지는 계기의 90%는 냄새 443 : 삶의 보람과 건강 장수 444 : 이키가이IKIGAI, 삶의 보람 446 : 백발 예찬 447 : 새는 날면서 돌아보지 않는다 448

맺음말 아는 만큼 건강하고 행하는 만큼 장수한다 450

감사의 글 455

주제별 분류 및 참고 문헌 457

제1부

노화와 장수

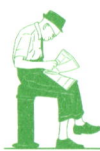

노화란 무엇인가

"몇 살이에요?" 어릴 때 이 질문을 얼마나 많이 받았는가? 노년에 들면 "올해 춘추가 어떠신지요?" 또다시 나이에 관한 질문을 받게 된다. 이제 '인생 100세'가 현실로 다가오고, '새로운 120세'를 꿈꾸는 지금, 노화와 장수는 과학자들뿐 아니라 우리들 모두에게 관심의 대상이 되고 있다.

'노화란 무엇인가'에 대한 접근을 하기 전에, 먼저 '최상의 건강'과 '노화'를 비교해보자. 무한 에너지를 발산하면서 뛰노는 어린아이와 천천히 움직이는 어르신은 무엇이 다를까?

	어린아이	어르신
몸	부드러움	굳어감
뼈+근육	유연	경화
혈액	깨끗함	탁해짐
혈액 순환	최상	저하, 취약
뼈 골밀도	건강	부족, 쇠약
근육	생성	감소(1년 1%)
움직임	쉴 새 없이 움직임	움직임 최소화

노화의 일반적 징후

일반적으로 늙어가는 모습은 어떤가? 머리는 백발이 되거나 빠지고, 주름살이 생기고, 이가 빠지고, 등과 어깨는 굽고, 체력도 떨어지고, 노안이나 백내장에 기억력도 감퇴하고, 다치면 잘 낫지도 않고….

노년의학과 100세인 연구로 유명한 미국 보스턴대학교 의대 토머스 펄스Thomas Perls 교수의 노화에 대한 표현을 빌리면 다음과 같다.

> "대부분의 경우 인간의 몸은 10만 킬로미터를 주행하게 되어 있는 자동차와 비교된다. 아무리 유지를 잘하더라도, 시간이 지나면서 성능은 떨어지게 마련이고 취약점이 생긴다. 도로의 이물질에 부딪칠 때 회복되는 능력이 떨어지는 것과 같다. 계속해서 성능이 떨어지다 보면 아예 회복력이 없어지게 되는데, 이 시점이 죽음을 맞이하는 때다. 100세를 넘긴 사람들은 대부분 80대에 상당히 건강했다."

노화가 진행되면 우리 신체의 모든 시스템이 영향을 받으면서 몸 상태가 점점 나빠진다. 근육이 손실되는 근감소증이 심화되고, 세포 내의 에너지 발전소인 미토콘드리아의 작동 효율도 떨어진다. 노화의 징후는 특히 '결합조직'이라 불리는 피부, 뼈, 관절, 혈관 등에 많이 나타난다. 결합조직이란, 장기 또는 세포끼리 결합하거나 연결 유지되는 조직으로써 전신에 존재하며, 특히 진피, 힘줄, 연골, 뼈는 결합조직으로만 이루어진 기관이다. 결합조직은 노인성 질환이 자주 발생하고 있다. 많은 고령자들이 내장기관들은 모두 건강함에도 불구하고 결합조직의 노화로 인한 질환들로 인해 힘들어한다.

그러나 무엇보다 가장 싫고 두려운 것은 병이 아닐까? 나이 들수록 혈당 조절이 어려워지고, 혈관과 혈액순환이 약해지면서 혈압이 높아지고, 근육이 감소하면서 지방이 늘어난다. 또한 식욕이 줄고, 영양을 흡수하는 능력이 떨어지고 면역 기능이 약해져서 독감, 폐렴 등의 감염병에 걸리는 경우가 많아진다. 코로나로 인한 사망자에 고령층이 많은 이유다.

노화의 근본적 원인

무엇이 노화로 인한 질병 또는 노화 자체를 유발할까? 노화로 인한 다양한 신체적인 문제들과 질병을 유발하는 생물학적 변화들에 대해, 지난 100년간 학자들이 밝혀낸 결과는 아래의 5가지로 함축된다.

❶ **짧아지는 텔로미어** | 호주의 과학자 엘리자베스 블랙번Elizabeth Blackburn은 텔로미어telomere와 텔로머라제telomerase 연구로 2009년 노벨 생리의학상을 수상했다. 텔로미어는 염색체의 끝부분을 보호하는 구조로 세포 노화에 중요한 역할을 하고, 텔로머라제는 텔로미어를 연장하는 효소다.

우리 인체 내에서는 매일 약 2조 개의 세포가 분열하는데, 분열할 때마다 DNA 이중나선이 분리되고 분리된 가닥들이 각각 복제본을 형성한다. DNA 가닥의 말단 영역인 텔로미어는 '신발 끈 끝에 있는 작은 플라스틱 밴드'와 같은 역할, 즉 손상되기 쉬운 염색체 끝부분을 보호하는 작용을 한다. 그런데 복제가 계속될수록 텔로미어의 길이가 점점 짧아지게 되면서

'플라스틱 밴드'가 본래의 역할을 제대로 하지 못하게 된다. 텔로미어가 짧아지고 마모될수록 노화로 진전된다.

❷ DNA 손상과 변이 | 우리 몸의 유전자를 이루고 있는 DNA는 이중 나선 구조로 되어 있으며 우리 몸의 모든 기능들의 설계도 역할을 한다. DNA는 세포 분열 과정에서 자가 복제를 하며 간혹가다 돌연변이가 생기기도 한다. 이때 발생한 돌연변이와 손상된 유전자가 질병과 노화를 유발하게 된다.

❸ 미토콘드리아 감소 | 미토콘드리아는 세포 내에 있는 작은 기관이다. 〈근육〉편(123쪽)에서 분석하겠지만, 미토콘드리아는 영양소를 분해해 에너지를 만드는 우리 몸의 '생명 발전소'다. 나이가 들면서 미토콘드리아의 수가 감소 또는 효율이 저하되어 생명 에너지의 발전력이 떨어지게 되고 이로 인해 질병과 노화의 원인이 된다.

❹ 세포 손상과 노화 | 우리 몸의 세포가 분열을 반복하나 보면 텔로미어의 길이가 짧아지면서 노화하고 결국 소멸한다. 보통 죽은 세포는 면역세포에 의해 새 세포로 바뀌게 되지만 일부는 남아서 노화 과정을 악화시키며 염증을 일으키게 된다. 한편 줄기세포는 손상 세포를 재생시킬 수 있고 어떤 형태의 세포로도 분화할 수 있는 특별한 세포인데, 나이가 들수록 비축된 줄기세포가 손상되거나 감소하면서 새로운 세포를 만드는 기능이 떨어지고 퇴화하게 된다. 결국 교체되지 못한 손상된 세포는 노화로 나타난다.

❺ 산화 스트레스로 인한 염증성 노화 | '자유 래디컬 Free Radical'은 산화 작용의 노화 이론이다. 자유 래디컬(활성산소)은 산화 작용을 일으키는 불안정한 분자이며, 자유 래디컬이 너무 많아지면 항산화 체계가 견딜 수 없는 상태가 되는데, 이를 산화 스트레스라고 한다. 산화 스트레스는 세포 손상

과 염증 반응을 일으키며 이로 인해 노화와 질병의 원인이 된다. 나이가 들어가며 염증이 증가되면서 노화와 관련한 질병을 일으키는 '염증성 노화'는 최근 중요하게 부각되고 있는 노화 이론이며, 이에 대해 좀 더 살펴보자.

염증의 노화 촉진

면역력은 인류가 위험한 환경 속에서 살아남을 수 있도록 진화한 귀중하고 신비한 생존용 방패다. 가장 큰 역할은 외부에서 침범한 세균을 잡아먹는 백혈구의 대식세포macrophage가 담당하고 있으며, 몸 전체를 순찰하면서 유해한 세균과 물질들을 청소한다. 청소를 위해서, 면역 조절과 염증 방어 역할을 하는 사이토카인cytokine이란 단백질을 분비하게 되는데, 과도한 사이토카인 단백질 분비는 염증을 유발할 수 있다.

노화가 진행되면 면역 기능이 떨어지면서 대식세포는 사이토카인을 많이 분비하게 되고, 이로 인해 노화를 촉진하는 만성 염증으로 이어지는 자가 모순을 일으키게 된다. 노화에 따른 여러 성인병들동맥경화, 당뇨, 관절염, 혈관질환, 암, 치매 등뿐만 아니라 거의 모든 질병은 염증에서 비롯된다.

원래 '염증'은 나쁜 놈이 아니다. 염증은 물리적 자극화상, 손상 등**이나 화학적 자극**화학물질, 약 성분 등**, 또는 세균**바이러스 등**의 감염에 대응해 일어나는 우리 몸의 이로운 활동이다.** 증상은 발열, 부종, 통증 등이며, 신체의 위험성을 알리는 필수 기능이다.

이러한 염증의 원초적 역할은 세포 속의 손상이나 감염 요인들을 체외로 내보내기 위한 신체의 자체 방어 기능인데, 처리해야 할 손상과 감염 요인들이 면역세포의 처리 능력보다 많거나 또는 세포의 에너지가 부족하면, 염증은 계속되어 만성 염증으로 진행된다. 장기간 계속되는 만성 염증은 지방간, 비만, 당뇨병, 암 등의 대사증후군의 증상을 일으키며, 노화 촉진과 알츠하이머를 포함하는 다양한 질병의 원인으로 발전된다.

비만, 만성 염증의 근원

비만은 섭취하는 칼로리가 많기 때문이다. 필요 이상의 칼로리를 섭취하면 남는 에너지를 체지방 특히 내장지방으로 저장하게 된다. 최근 연구에서 비만이 만성 염증을 일으킨다는 의학적 증거가 밝혀졌다. 만성 염증은 급성 염증과는 달리, 세포 내의 분자에서 발생하기 때문에 겉으로는 증세가 드러나지 않는다.

최근 의학계에서는 성인병을 통칭해 '염증병inflammatory disease'이라고 한다. 관절염, 골다공증, 동맥경화, 혈관 질환, 암, 당뇨, 치매, 폐렴 등 노화에 따른 여러 성인병들은 모두 만성 염증을 병의 원인 또는 증상으로 가지고 있기 때문이다. 이러한 염증은 서서히 세포와 조직과 기관을 손상시키게 된다.

비만으로 인한 가장 큰 문제는 면역 기능의 대표적인 역할을 하는 대식세포가 내장의 지방조직에 침입하는 현상이다. 지방조직 내에서 활동하는 대식세포는 염증을 일으키는 각종 매개체를 분비한다.

이 분비 물질 중에는 인슐린에 대해 강한 저항을 일으키는 조직괴사요소인 TNF-α가 있다. 비만할수록, 특히 내장지방조직이 많을수록, 염증을 일으키는 IL-6와 TNF-α를 더 많이 분비한다. 이 염증 유발요소들은 염증 악화를 촉진시키고 결국 몸 전체를 염증화하게 된다. 이러한 염증의 정도는 CRP C-reactive protein로 나타내며, CRP의 높은 수치는 비만한 사람들과 노인들에게서 쉽게 발견된다.

염증을 일으키는 IL-6와 조직괴사요소 TNF-α, 이 두 물질이 건강에 얼마나 큰 위협 요소인지, 그리고 이 두 위협 요소를 줄이는 데 운동과 소식절식이 얼마나 효과적인지를 확실히 알아야 할 필요가 있다. 위험한 혈중 단백질 TNF-α는 나이가 들어가면서 양이 많아지는데, 지방의 증가가 주요 원인이고, 특히 내장지방조직에서 만들어진다. 고령층의 높은 TNF-α 수치도 나이가 들면서 근육이 감소하고 지방이 그 자리를 대체하며 지방이 늘어나게 되는 '근지방증' 때문이다(《근육편》(123쪽)에서 설명 예정).

TNF-α를 낮추면 혈당이 떨어지고 인슐린에 대한 민감도가 높아져서 당뇨 증상 억제에 매우 바람직한 현상을 보여준다. 여기서 우리가 꼭 기억해야 할 사항은 TNF-α를 억제하는 가장 효과인 방법이 운동과 소식절식이라는 사실이다.

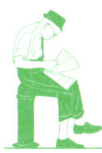

장수란 무엇인가?

중국 고전 의학서로 중의학의 근본이 된 《황제내경》은 3,000여 년 전에 쓰였다고 한다. 황제와 당대의 명의였던 기백이 나눈 대화를 정리한 고전이다. 황제란 역사책에 나오는 중국 황제가 아니라, 고대 중국 신화에 나오는 삼황오제三皇五帝, 설화 속의 군주들을 말한다.

《황제내경》 첫 단락 시작이다. 황제가 묻는다.

"옛 사람들은 모두 100살까지 건강하게 살았다. 그런데 요즘 사람들은 반백에 쇠한다. 이것은 시대의 문제인가, 사람의 문제인가?"

기백이 답한다.

"상고지인은 양생의 도를 알아 음양의 이치에 순응해 춘하추동 사시의 자연 변화에 따른 양생법을 적절히 이용하면서 음식도 절도 있게 먹고 일상생활도 규칙적으로 했습니다. 또한 과로하지 않았으며, 몸과 정신이 모두 건전해서 천수를 다해 100살을 살 수 있었습니다. 그러나 금시지인은 술 마시기를 물 마시듯 하고 욕심에 집착해 일상생활에 절도가 없습니다. 그래서 반백이 되면 쇠약해집니다."

포유류의 수명은 대개 성장기의 6배라 한다. 인간의 성장기가 20년이라면, 인간의 수명은 120세라고 할 수 있다. 그런데 우리는 그 수명을 다하지 못한다. 《황제내경》의 전언처럼, 내가 내 몸을 절제 없이 다루기 때문일 것이다. 건강하게 오래 사는 것은 자신이 자신에게 하기에 달렸다. 지금까지 살아온 결과가 지금의 자신이고, 지금 현재 자신이 행하고 있는 바가 앞으로의 자신을 결정하게 된다.

사람의 천명은 120~125세

국내·외 언론에서 가끔 110세 이상의 나이로 세상을 뜨는 장수인들의 뉴스를 접하면서 일반인들은 놀라워하며 한편 부러워한다. 그러나 각도를 달리하면, 70~80세의 나이로 세상을 뜨는 일반인들이 천수를 누리지 못한 것이지, 그분들은 인간에게 주어진 천명天命을 충실히 누린 것이다. 인간은 유전학적으로 볼 때, 120세까지는 살 수 있도록 설계되어 있다고 한다. 지금까지의 인간 수명에 관한 학설을 종합해보면, 인간이 건강하게 영양을 섭취하고 적절한 운동을 꾸준히 하며 의학적 치료·예방을 필요할 때 충분히 받으면 125세까지 살 수 있다는 결론을 내릴 수 있다.

러시아의 동물학자·세균학자이며 노벨상을 수상한 메치니코프는 사람의 수명을 150세 정도, 독일의 의학자 후페란트는 200세로 보았다. 그러나 최근 과학자들의 학설은 '120~125세'로 거의 일치하고 있다.

1961년, 미국의 생물학자 헤이플릭은 동물과 인간의 세포를 배양하는 실험을 실시한 결과, 인간 태아의 세포는 50회 분열한 뒤에 정지한다는 사실을 발견하고, 인간의 세포가 1회 분열하는 데 평균 2.5년이 걸리니, '2.5년×50회=125세'를 인간의 수명으로 추정했다. 동경대학교 명예교수이며 생물학자·유전학자인 유아사 아키라 박사는 "인간의 각 기관이 성장하는 데 걸리는 기간은 25년이며 그 다섯 배, 125세를 천수로 보아야 한다."고 발표한 바 있다(출처: 《건강 120》, 이시하라 유미, 이정환, 2006, 이젠미디어, 17쪽).

100세를 넘기는 사람들이 많아진다

- **전 세계 100세 이상 장수인** | 전 세계의 100세 이상 초고령 인구는 2050년까지 10배가량 늘어날 것이라는 전망이 나왔다. 독일 알리안츠생명은 현재 전 세계적으로 100세 이상 인구가 34만 3천 명(여자 85%, 남자 15%)이며, 2050년까지 320만 명으로 급증할 것으로 예상했다. 일부 도전적인 전문가들은 2050년에는 전 세계 인구의 1% 가까이가 100세 이상이 될 것이라는 전망까지 내놨다. 정확히 확인된 숫자는 아니지만 현재 지구상에 생존하고 있는 110세 이상의 초백세인은 적게는 300명, 많게는 600명으로 추정되고 있다.
- **일본의 100세 이상 장수인** | 일본의 100세 이상의 장수 노인의 수는 1965년에 198명이었던 것이 해마다 증가해 1981년에는 1천 명을, 1998년에는 1만 명을 넘었고 2021년에는 8만 6,510명에 이르고 있다. 이제 일본에서는 100세 이상인 사람을 주변에서도 어렵지 않게 찾아

볼 수 있게 될 것이다.
- **우리나라 100세 이상 장수인** | 우리나라의 100세 인구는 2023년 8월 기준 8,929명이다. 남자 1,526명, 여자 7,403명으로 5년 사이 2배로 증가했다. 또한 65세 이상 인구는 2024년 7월 드디어 1천만 명을 넘어섰으며, 65세 이상 인구 비중이 20%를 넘는 '초고령화 사회'에 본격적으로 진입하게 됐다.

장수 연구의 세 가지 차원

장수란 도대체 무엇일까? 장수란 건강하고 활기찬 몸으로 오래 산다는 의미로 해석하면 좋을까? 과학자들이 노화의 원인과 진행 단계에 따라 장수를 집중 연구하는 장수의 차원dimension 세 가지가 있다.

- **수명 연장** | 장수 분야의 첫 번째 관심사는 인간 수명의 한계로 알려져 있는 '최대 기대수명'을 얼마까지 연장시킬 수 있는가에 있다. 공식적으로 역대 최장수 기록을 세운 프랑스 여성 잔 칼망Jeanne Calment을 뛰어 넘어 150, 200세까지 연장시킬 수 있는 다양한 연구들이 진행되고 있다.
- **조기 사망 예방** | 장수 연구의 전통적인 관점은 조기 사망 예방이고, 헬스케어 업계의 미션도 사실 '죽음의 예방'이다. 수술과 약물 등을 포함한 현대의학의 대부분은 아직 여기에 집중되어 있으며 질병 치료, 부상과 손상 치료 및 예방 조치 등에 주안점을 두고 있다.

- **생체 시계 되돌리기 |** 수명 연장과 조기 사망 예방은 비교적 현실적인 목표로 이해되지만, 노화를 막고 다시 젊어지게 만들어 생체 시계를 되돌리겠다는 목표는 아직 일반인들이 이해하기 어렵다. 하지만 현재 진행되고 있는 일부 과학자들의 제한된 연구를 통해서, 신체 나이를 거꾸로 되돌리는 것이 어쩌면 가능할 수도 있다는 꿈을 현실화시키기 위한 노력이 시작되고 있다.

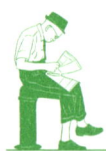

대표적 장수인들

과거와 현재의 대표적 장수인들은 무엇이 다르며 어떤 양생법으로 장수를 누렸는지 고찰해보자. 믿을 만한 기록이 남아 있는 역사상 대표적 장수인으로는 중국 청나라의 건륭제乾隆帝, 1711~1799, 89세, 고대 중국의 공자孔子, BC 551~479, 73세, 우리나라 조선왕조의 영조英祖, 1694~1776, 83세, 그리고 완전한 기록의 공식적 최장수 인물로 꼽히는 프랑스 여성 잔 칼망佛, 1875~1997, 122세을 들 수 있다. 이들 중에서 가장 대표적인 장수 황제로 알려진 건륭제乾隆帝에 대해 집중 분석한다.

또한 현대에 이르러 점증하는 슈퍼 에이저Super Ager들은 어떠한 사람들인지 현황을 보면서 시사점을 살피고자 한다. 슈퍼 에이저란, 85세 이상으로 중·장년층 못지않은 인지 기능과 활력을 지닌 사람을 지칭하며, 슈퍼 에이저 가운데서도 100세 이상 사는 사람을 백세인百歲人, centenarian이라고 하는데, 100세가 넘어서도 활기차게 운동하고 취미 생활을 즐기는 백세인들이 많이 늘고 있다. 현존하는 유럽과 한국의 대표적 '슈퍼 에이저' 두 분의 건강장수 비법을 살펴본다.

한편 여러 종류의 문헌을 보면, 지금까지의 최장수 인물 프랑스 여성 잔 칼망보다 훨씬 더 장수한 전설 속의 장수인들도 찾아볼 수 있다. 진위 여부는 확인하기 쉽지 않지만, 《구약성서》에 등장하는 야곱은 147세, 모세는 120세까지 장수했다 하고, 의학의 아버지 히포크라테스가 109세, 수학자 피타고라스가 99세까지 살았다는 자료도 있다.

인류 역사상 가장 오래 산 사람은 영국인 토머스 파Thomas Parr, 1438~1589로 알려져 있다. 151세까지 장수했던 그는 155㎝의 키에 몸무게 53㎏의 단구였다고 한다. 그의 장수와 관련한 소문에, 151세 되었을 때, 당시 영국 국왕이었던 찰스 1세가 그의 장수를 격려해 버킹엄 궁전에 산해진미를 차려놓고 그를 초대했는데 그때의 과식이 원인이 되어 2개월 후에 사망했다고 한다. 당시 영국 왕궁에서는 당대의 화가 루벤스에게 그의 초상화를 그리게 했고, 이 그림이 바로 그 유명한 위스키 '올드파Old Parr'의 상징이 되어 지금까지 전해져 내려오고 있다.

건륭제乾隆帝

중국의 역대 황제 가운데 가장 장수했던 황제는 청나라의 '건륭'이다. 건륭황제는 89세까지 살았고, 60년이나 왕위에 있었다. 요즘으로 치면 100세를 훨씬 넘게 장수한 것인데, 그 비결은 양생법을 중시하고 잘 실천한 덕으로 보인다(출처: 《명문가의 장수 비결》, 2011, 정지천, 토트, 303~311쪽).

• **음식 양생** | 건륭황제의 식사는 신선한 채소 위주로 했고 육류도 비

교적 적당하게 먹었다. 육류로는 신선한 산짐승 고기로 만든 음식을 좋아했으며 피서산장避暑山莊에서 지낼 때에는 주로 사슴고기를 먹었다고 한다. 만주족의 음식은 생선과 사슴고기를 위주로 멧돼지, 닭고기, 개고기 등이었다.

- **음주 즐기기** | 건륭은 술을 즐겨 마셨으며, 술이 백약百藥의 으뜸으로 혈을 잘 통하게 하고 습기를 물리치며 위와 장을 따뜻하게 하고 기를 보양할 뿐 아니라 찬 기운을 물리치며 양기를 돋우어주고 해독작용이 있다고 굳게 믿었다. 술은 주로 한약재로 만든 여러 가지 장수주長壽酒를 마셨다.

- **어의의 말을 듣고 담배를 끊다** | 건륭은 담배를 많이 피웠다고 한다. 자꾸 기침이 나자 어의가 진찰하고 나서 담배 탓이라고 했더니, 건륭은 담배의 위해를 이해하고 끊었고 기침이 멎었다고 한다. 이전의 황제들은 대부분 고집이 쎄서 자기가 좋아하는 것이면 유익하든 유해하든 상관없이 해왔는데, 건륭은 제때에 나쁜 습관을 버렸으니, 이것도 장수할 수 있었던 중요한 원인으로 보인다.

- **동정動靜의 조화** | 건륭은 운동을 좋아해서 어릴 때부터 말 타고 활쏘기를 했고 황제가 되고 더욱 좋아했다. 80세의 고령이 되어서도 사냥을 나갔다. 또한 여행을 좋아했고, 책을 읽고 시를 짓는 것도 좋아했다. 일생에 작문이 1천여 편이 되고 4만여 수의 시를 쓰고 그림 그리기도 즐기며 정신수양도 했다고 전해진다. 이와 같이 건륭황제가 운동과 유람도 많이 하는 한편, 조용히 실내에서 시서화를 즐긴 것은, 동양의학에서 볼 때 장수와 상당히 연관성이 높은 동정動: 움직임, 靜: 휴식의 조화다.

4가지 장수 비결

건륭의 장수 비결은 크게 4가지, 토납폐부吐納肺腑, 활동근골活動筋骨, 적시진보適時進補, 십상사물十常四勿로 전해지고 있다.

- 토납폐부吐納肺腑, 게으르지 않고 새벽에 일어나 심호흡을 한다
- 활동근골活動筋骨, 체력 단련으로 근육과 뼈, 면역력을 증강시킨다
- 적시진보適時進補, 때에 맞춰 몸에 보양이 되는 음식과 보약을 먹는다
- 십상사물十常四勿, 자주 하는 10가지, 하지 말아야 하는 4가지

십상10가지 항상 하는 것, 十常은 치아를 서로 부딪치고, 침을 삼키고, 귀를 튕기고, 코를 주무르고, 눈동자를 움직이며, 얼굴을 쓰다듬고, 발용천湧泉을 안마하고, 배를 돌리고, 사지를 펴고, 항문을 조인다齒常叩 津常咽 耳常彈 鼻常揉 睛常運 面常搓 足常摩 腹常旋 肢常伸 肛常提.

사물4가지 하지 않는 것, 四勿은 먹을 때 말하지 않고, 누워서 말하지 않으며, 마실 때 취하지 않고, 색에 열중하지 않는다食勿言 臥勿語 飮勿醉 色勿迷.

좋은 술과 미녀가 가득한 황궁에서 술에 취하지 않고 여색에 빠지지 않는 것은 무척 힘들었을 텐데, 건륭은 초인적인 자제력으로 양생을 실천했기에 오래 건강장수할 수 있었을 것으로 보인다.

특히 건륭이 가장 좋아했던 양생기공법은 항상제肛常提였다고 한다. 숨을 깊이 들이쉬어 항문의 근육이 긴장되도록 하고, 숨을 참으며 항문을 조이고, 숨을 천천히 내쉬면서 긴장을 푸는 것이다. 서양의학의 '케겔 운동'과 유사한데, 항문과 주위 근육을 조였다 풀었다 함으로써 항문근육과 함께 골반근육이 강화되며 회춘과 정력 강화에도 큰 도움이 된다. 건륭의 치상

고齒常叩, 치아 부딪치기와 항상제항문 조이기는 〈동양의학 주요 양생법〉편(277쪽)에서 세부 설명을 이어갈 것이다.

슈퍼 에이저의 증가 추세

'슈퍼 에이저', '슈퍼 시니어Super Senior'라는 말, 혹시 들어보셨나요? 90세가 넘어서도 100m 달리기를 하고, 100세가 넘어서도 꼿꼿한 자세로 걸어 다니는 어르신들의 모습들을 가끔 언론에서 접할 수 있다.

통계청 자료에 의하면 우리나라의 100세 이상 인구 수는 2018년 4,232명, 2019년 4,819명, 2020년 5,581명, 2021년 6,518명, 2022년 6,922명, 2023년 8,929명(8월 말)으로 증가하고 있다. '센추리century' 클럽에 연 평균 800여 명씩 추가로 가입하고 있는 셈인데, 이 정도면 여러분들도 희망을 가지고 한번 도전해볼 만하지 않겠는가?

슈퍼 에이저란, 85세 이상으로 중·장년층 못지않은 인지 기능을 지닌 사람을 지칭하며, 2007년 미국 노스웨스턴대 알츠하이머 질환센터 연구진에 의해 처음으로 사용되었다. 엄격한 조건으로는 건강에 이상이 없고, 비를 피해 달릴 수 있어야 하고, 병도 없어야 하고, 특히 암, 심혈관계 질환, 알츠하이머, 당뇨병, 폐 질환의 5대 고위험 질환이 없어야 한다.

이런 조건을 충족하는 경우는 아주 드물고, 85세 연령대에서 겨우 2%만이 이 조건을 충족한다고 한다(미국 질병예방센터에 의하면, 75세 이상의 고령자들은 평균 세 가지 만성질환이 있다고 함). 그런데 이런 조건을 충족하고 나면, 질병 없이 건강하게 살 수 있는 확률이 오히려 더 높아지고 사망률은 정체되면서 심지어 감소하기도 한다.

93세 실내 조정 선수, 리처드 모건

《워싱턴포스트Washington Post》가 2024년 1월 17일 〈새해, 우리 스스로를 리셋하자〉는 테마의 기사에 등장한 인물이다. 주인공은 아일랜드인 시니어 실내 조정rowing 경기 선수 리처드 모건 씨다. 《중앙일보》의 기사를 옮겨서 요약한다(〈93세인데 신체나이 30대… 이 건강 장수인의 비결은…〉, 2024.01.20, 전수진 기자).

아일랜드 코크에 사는 모건은 올해로 93세다. 제빵사 등으로 일하며 73세까지는 규칙적인 운동을 하지 않다가 손자의 권유로 실내 조정을 시작한 그는 2022년 경량급 90~94세 부문 세계챔피언에 오르며 지금까지 국제 대회에서 4번 수상했다. 현재도 실내 조정 선수로 활동하고 있다.

아일랜드 리머릭대 연구팀은 모건의 왕성한 신체능력의 비결에 대한 연구를 진행했다. 분석 결과, 모건의 신체능력은 30~40대와 비슷하고 체지방률은 15%였으며, 노를 저을 때 심박수는 그 세대의 평균을 훨씬 넘는 분당 최대 153회였다. 모건은 하루 평균 40분 정도 운동하며, 일주일 동안 노를 젓는 거리만 약 30km며 일주일에 2~3회 정도는 근력 운동을 한다고 밝혔다. 그의 건강장수 비결을 요약하면,

❶ **나이 탓 말자, 운동을 시작하기에 늦은 나이는 없다** | 모건 씨가 운동을 본격 시작한 건 73세에 은퇴한 후였다고 한다. 그는 요리사와 공장 근

로자로 평범한 생을 보낸 뒤, 운동을 본격 시작했다. 《워싱턴포스트》에 따르면 "모건 씨는 은퇴할 때까지는 느슨한 삶을 살았다"며 "하지만 항상 관심이 있었던 실내 조정 경기를 취미로 시작한 뒤 삶이 송두리째 바뀌었다"고 말했다.

❷ **좋아하는 운동을 정해서, 꾸준히 |** 당연해 보이지만, 실천하기 쉽지 않은 게 매일 운동하는 꾸준함이다. 모건 씨의 경우, 하루에 근력 운동 40분 루틴을 지킨다고 한다. 자신이 좋아하는 분야를 시도해보는 것과 자신에 맞는 운동을 하는 것이 모건 씨의 비결이었다. 여기에 하나 더, 지치지 않도록 강약 조절이 꼭 필요하다. 《워싱턴포스트》는 "쉬운 운동의 루틴과 도전 정신을 불어넣어 주는 루틴을 섞는 것이 지치지 않는 비결"이라고 전했다.

❸ **단백질, 단백질, 또 단백질 |** 먹는 것 역시 핵심 요소다. 노화의 반갑지 않은 손님은 소화력 부진이다. 미국의 성인 단백질 섭취 권장량은 60g인데, 모건 씨는 그를 훨씬 상회하는 단백질을 섭취한다고 한다. 그렇다고 단백질만 먹는 것은 아니다. 좋아하는 것도 적절히 섞는다.

모건 씨는 《워싱턴포스트》에 "나도 내가 이렇게 건강해질 줄은 몰랐다"며 "시작할 땐 제로였는데, 하다 보니 즐거웠고, 즐겁다 보니 여기까지 왔다"고 말했다.

김형석 명예교수

국내 건강장수인 얘기에 김형석 명예교수연세대 철학과를 빼놓을 수 없다. 104세1920년생에도 언론사 칼럼 집필, 외부 강연 등을 소화하고 계신 김 교수의 건강장수 비결을 요약해본다.

❶ 매일 규칙적으로 생활한다 | 오전과 오후에 원고지 10장 정도의 글쓰기, 산책, 낮잠오후 20~30분, 일기 쓰기 등의 루틴을 지킨다.

❷ 식사는 골고루 영양을 챙기며 꼭꼭 씹어 먹는다 | 아침에 계란반숙, 우유, 호박죽, 식빵 한 조각, 채소, 사과 반 개 정도로 하고, 점심 등은 고기가 포함된 일반적인 식사를 한다. 식사는 천천히 1시간 정도 꼭꼭 씹어 먹는다. 단백질 섭취에 신경을 쓰고 감자도 먹고 빵도 먹는다. 채소도 많이 먹는다. "일반적으로 권하는 소식보다는, 충분히 식사를 하고 단백질도 보충합니다. 80세 중반쯤 되면 위 기능이 약해져서 꼭꼭 씹어먹는 게 큰 도움이 됩니다. 맛은 있는데 위가 감당을 못하는 것 같아 조신하는 겁니다."

❸ 평소 몸을 부지런히 움직인다 | 아침에 자택(연희동) 뒷산을 오른다. 경사도 제법 있어 다리 근력을 강화하는 데 좋다. 노년의 건강은 역시 근육이다. 단백질 음식과 근력 운동이 기본적인 건강수명의 버팀목인 것 같다. 또한 35년 이상 일주일에 두세 번 정도 수영을 하였고, 평소 항상 대중교통을 이용하고 매일 산책하면서 걷기를 빼놓지 않는다. 100세를 넘어서도 꼿꼿한 허리로 지팡이 없이 거뜬히 걸어 다닌다. 어릴 때부터 몸이 많이 약해서 평소 무리하지 않고 조심했던 것이 장수의 비결인 것 같다고 한다.

❹ 일을 사랑하고 일할 수 있을 때까지 일하자 | 정신적으로는 상류층에

서 살고, 경제적으로는 중류층에 살자. 욕심이 적어야 한다. 남을 욕하지 않는다. 독실한 신앙생활이 주는 마음의 평화에 감사한다.

김형석 교수는 뇌출혈로 쓰러져 눈만 깜빡이는 부인을 23년간 돌보았고, 100세를 넘긴 홀아비라고는 믿을 수 없을 만큼 매무새가 단정하다.

지금 우리는 어디에 있나

건강 수명이 획기적으로 증가하면서, 우리는 역사상 그 어느 때보다도 노년이 더 건강하고 더 많은 기회를 누릴 수 있는 시대를 살아가고 있다. 100세를 넘긴 사람들은 100세에 도달한 이후로 그 어느 때보다도 더 건강하게 오래 산다. 또한 60세인들이 예전에는 40세가 했던 일을 하고 있고, 80대가 아직 활발히 일을 하고 있다는 말을 들어도 이제는 전혀 놀랍지 않다.

미국의 경우 상원 의원 100명 중 8명이 80대이고, 하원의 경우도 9명이 80대다. 세계를 움직이는 미국, 러시아, 중국의 최고 지도자들도 70대 후반~80대다. 1937년생 제인 폰다는 계속 드라마에 출연 중이고, 세계 최고 초밥 요리사인 1925년생 오노 지로小野二郎 또한 여전히 도쿄에 있는 자신의 초밥 전문점에서 최고의 스시를 만들고 있다.

이제 우리들 앞에는, 의학과 생명과학의 눈부신 발전을 우리들의 건강한 생활방식과 결합함으로써, 노화에 따르는 부정적인 측면을 감소시킬 수 있

고, 오랫동안 불가피한 노화 과정으로 여겨 왔던 인지력 저하와 우울증 등을 완화시킬 수 있는 밝고 희망찬 미래가 성큼 다가와 있다.

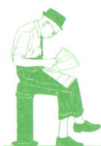

장수인들의 교훈

블루존의 식습관과 생활습관

2004년 《내셔널 지오그래픽National Geographic》 탐험가 댄 뷰트너는 전 세계에서 장수마을로 유명한 곳들의 비밀을 밝혀내기 위해 노화 및 장수를 연구하는 과학자들과 함께 '블루존Blue Zone'이라 불리는 곳을 찾았다. 그 연구 결과를 발표한《블루존》(2009, 댄 뷰트너, 신승미, 살림Life)의 핵심 내용을 요약한다.

그리스 이카리아, 일본 오키나와, 이탈리아 사르데냐, 코스타리카 니코야, 캘리포니아 로마린다 다섯 곳의 블루존은 몇 가지 특징을 지니고 있었다. **이 마을들이 대체로 채소와 콩이 풍부하고 육류와 유제품도 배제하지 않은 식단을 갖고 있었다. 블루존 다섯 곳 중 네 곳의 100세 이상 노인 대부분은 평생 가공식품, 청량음료, 염분이 많은 과자를 먹을 기회가 전혀 없었다.** 이들의 주식은 밀사르데냐, 고구마오키나와, 옥수수니코야이며 육류도 먹는다. 사르데냐 명절 음식에는 많은 육류가 포함되고, 오키나와 사람들은 설날에 돼지를 잡고, 니코야 사람들은 돼지를 가축으로 키운다. 특이하게도 돼지고기는 블루존 네 곳 가운데 세 곳에서 이상적인 음식이었다.

블루존 사람들은 유제품도 적당량 섭취한다. 많은 일반인들처럼 그들도 치즈와 요구르트를 즐기며, 우유 제품도 먹는다. 그러나 이것들은 일반 슈퍼마켓에 있는 공장식 축산업체에서 생산된 당이 첨가되고 가공된 유제품과는 다르다. **블루존의 당 소비량은 다른 지역들에서 소비되는 양에 비하면 아주 미미한 수준이다.** 평균적으로 세계의 많은 지역에서는 블루존 주민들보다 설탕을 약 다섯 배는 더 먹고 있다.

각종 연구 결과는 매일 맥주, 와인 등의 술을 적절히 마시면 건강에 도움이 됨을 보여주고 있다. 블루존의 비결에 따르면 '지속적으로 적당히' 마시는 것이 아주 중요하다. 매일 한두 잔씩 마시면 심장병에 걸릴 가능성이 낮아지고, 스트레스와 만성 염증의 영향을 줄이는 것은 분명하다. 게다가 고기에 와인 한 잔을 곁들이는 것은 '특별한 행사' 분위기를 연출해서 자연스럽게 식사를 천천히 하게 된다.

또 다른 중요한 교훈 중 하나는 어떻게 먹는지에 초점을 맞추자는 것이다. 일본 오키나와 주민들은 복팔분腹八分, 즉 배를 80%만 채우라는 가르침에 따라서 하루에 1,800칼로리 정도만 섭취하는 경향이 있고 BMI가 평생 20 초반으로 유지된다. 사르데냐에서도 하루에 2,000칼로리 정도 섭취한다. 연구자들은 이러한 적절한 열량제한이 블루존 지역들의 놀라운 수명을 설명할 수 있을 것으로 추정하고 있다.

장수로 유명한 사람들은 마라톤을 하거나 철인3종경기에 참여하지 않는다. 그들은 주말에 갑자기 과다하게 운동을 하지도 않는다. **대신 규칙적**

으로 강도가 있는 신체 활동을 일상적인 생활 속에서 열심히 하고 있다. 평생 지속되는 적당한 강도의 운동이 상당히 도움이 되는 것으로 추정된다. 여기에서 중요한 점은 '꾸준하고 지속적인 움직임'이다.

블루존에 사는 사람들의 공통점

- 많이 움직인다. 특정한 근력 지구력 운동보다는 생활 속의 일과 걷기를 활발히 한다.
- 스스로 의미 있다고 생각하는 일을 함으로써 목적의식을 느낀다.
- 스트레스 수준이 낮고 여유롭게 산다.
- 가족과 공동체와의 유대가 강하다.
- 열량을 적당히 섭취하는 다양한 식단을 즐기며, 주로 식물성 식품과 양질의 음식을 먹는다.

이들 공통점의 대부분은 건강한 생활방식과 유사하므로 설득력 있게 보인다. 그러나 블루존의 이런 생활방식이 장수에 직접적인 효과가 있다는 결정적 증거로 입증되기에는 한계가 많고, 실제 과학계에서는 블루존을 진지하게 받아들이는 사람은 별로 없다. 하지만 선택은 우리의 몫이고, 우리의 선택에 참고할 내용으로는 충분한 가치가 있을 것으로 보인다.

축복받은 백세인들의 모습

장수학에서는 100년을 건강하게 산 경우를 성공적 노화로 보고 노화 연구의 좋은 케이스로 삼고 있다. 최근에는 110세 이상의 '초백세인super-centenarian'들이 늘어나 더욱 관심을 끌고 있다.

초백세인 연구의 세계적 프로젝트는 미국 보스턴대학교 의과대학 펄스Thomas Perls 교수의 연구팀이 진행하는 〈뉴잉글랜드 백세인 및 초백세인 연구New England Centenarian and Supercentenarian Studies〉다. 1995년에 46명의 미국 백세인을 대상으로 시작한 이 연구팀이 지금은 전 세계 2,000명의 백세인을 대상으로 연구 중에 있다. 백세인들의 뚜렷한 특징은 다음과 같다.

- 비만은 없으며, 남성의 경우 보통 야윈 체형이다.
- 대부분 금연자들이다.
- 스트레스 해소를 잘 한다.
- 여성의 경우 35~40세의 노령 출산이 많다. 출산 기능이 늦은 나이까지 보존되고 있다.
- 자손(65~82세)들도 부모들처럼 질병이 드물며 수명도 길다.

정확히 확인된 숫자는 아니지만 현재 생존하고 있는 전 세계 110세 이상의 초백세인은 대략 300명에서 600명 정도로 알려져 있고, 그중 미국에 약 60~70명으로 추정되고 있다. 이들의 음식과 식습관의 특징은 저칼로리 음식과 간헐적 단식, 그리고 다양한 양질의 탄수화물과 고지방 음식으로 함축된다.

인간의 수명에 대해 수많은 설명과 이론들이 제시되어 왔지만, 한 가지는 결코 바뀌지 않는다. 사람은 분명히 죽는다는 사실이다. 동물들도 죽고 식물들도 죽고 모든 생명체는 죽는다.

지난 수십 년 동안 인간 수명의 한계는 약 115세 정도로 인식되어 왔고, 어쩌다가 한 번씩 예외가 나타날 뿐이라는 생각이 보편적이었다. 하지만, 앞으로는 많은 사람들이 100세까지 살 수 있으며, 적절한 건강장수 노력을 잘 하면 더욱 늘릴 수 있다고 발표되고 있다.

전문가들의 의견을 종합해보면, 현재 중년인 사람은 수명이 10~15년 더 늘어나고, 20대인 경우에는 25년은 거뜬히 늘어날 것으로 전망하고 있다.

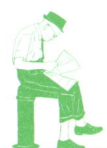

향후 10~20년의 전망

디지털 의학의 시대, 장수 과학은 눈부신 속도로 발전 중

과학 기술과 장수 연구의 발전은 인간의 상상력을 뛰어넘고 있다. 신행되고 있는 첨단 치료법과 장수 혁신이 이루어지면 120세, 150세, 어쩌면 200세까지도 가능할 수 있을지도 모른다.

우리는 지금 디지털 의학의 시대에 직면해 있다. 실리콘밸리를 중심으로, 의학뿐만 아니라 삶의 모든 영역에서 엄청난 변화가 일어나고 있다. **의학 기술에 IT 기술이 상승작용을 일으킴으로써, 실리콘밸리는 이제 의학 혁명의 최전선이 되었다.** 화학, 물리학, 생명공학, 로봇공학 등의 첨단 신기술이 융합되고 있는 '컨버전스convergence' 현상은 가속화되고 있으며 시간이 갈수록 증폭 효과는 더욱 커지고 있다.

현재 구글의 의학 연구는 자회사인 베릴리Verily에서 담당하고 있으며, 연구원은 1,000명을 넘는다. 그중에는 생물학, 의학, 화학, 재료과학, 컴퓨터공학, 기계공학 등 각 분야의 스타급 학자들도 있다. 이곳에서는 바이오센서, 의학 로봇, 의약품, 암, 당뇨병뿐 아니라, 수백여 개의 새로운 아이디어들도 연구 중에 있다. 또한 구글은 인공지능 딥마인드DeepMind를 인수했고, 의료 애플리케이션의 집중 개발을 위해 딥마인드헬스DeepMind Health도 설립했다.

한편 최근에 마이크로소프트는 새로운 연구 프로젝트를 위한 수천 명의 학자와 신규사업 개발을 위한 전문가를 영입했으며, '헬스케어넥스트Healthcare Next'라는 이름으로 적극적으로 의학 사업에 나서고 있다. 윈도우와 엑셀보다 암과 줄기세포, 치료와 의약품 사업에 훨씬 큰 관심을 보이고 있다.

장수 유전자, 재생의학, 그리고 합성생물학

독일 대표 시사지 《슈피겔Der Spiegel》의 실리콘밸리 지사 편집장인 토마스 슐츠의 명저 《200세 시대가 온다》(2020, 토마스 슐츠, 강영옥, 리더스북)에서 강조한 '미래 장수의학' 연구 분야의 3대 주축 내용을 요약한다.

학자들은 건강하게 장수하는 사람들이 갖고 있는 '장수 유전자'를 다수 발견하게 되었고, 유전자와 노화의 연관성에 대해서도 깊은 지식을 갖게 됐다. 유전정보의 경우, DNA와 인간 게놈 관련한 엄청난 분석 데이터가 확보되어 있고, 악성종양을 정밀 부분까지 분석 가능한 수준에 다가와 있다.

또 하나의 분야는 재생의학이다. 노화가 진행되면 인체의 각 기관과 조직이 노쇠해지고 재생 능력이 저하되므로, 건강하게 오래 살더라도 심부전, 면역력 쇠퇴, 근육 감소, 퇴행성 질환으로 결국 사망하게 된다. 150세, 200세 꿈을 이루려면 집을 수리하듯 인체를 재생시킬 방법이 필요하고, 현재 일부 줄기세포 치료법이 FDA 승인을 받았다.

줄기세포란 인체의 세포를 만들어내는 세포다. 환자 자신의 줄기세포를 이용하는 비교적 간단한 치료법들은 우리나라에서도 일부 상용화되고 있고 주위에서 줄기세포 치료를 받고 완쾌된 분들을 볼 수 있다. 앞으로 이 치료법들로 심장 기능, 관절 유연성, 간 및 신장 등의 건강을 더욱 지킬 수 있을 것으로 보인다. **줄기세포로 기존의 장기를 재생하는 것에서 한층 더 발전해, 장기 자체를 새롭게 만든 맞춤형 인공 장기를 이식받을 수도 있을 것이다.**

또한 합성생물학에서도 자연물을 모방해 인공물을 제작하려는 연구가 진행되고 있다. **인공 조직과 인공 피부에서 시작하여 최종 목표는 인체의 가장 중요한 부위인 장기를 복제하는 것이다.** 전문가들은 아주 가까운 시일 내에 바이오프린터로 찍은 신체 부위를 인간의 신체에 이식할 수도 있을 것으로 보며, 2030년쯤에는 인간의 장기를 거의 완벽하게 모방한 인공 장기가 개발될 것으로 예상하고 있다.

인공지능AI, 진화는 어디까지…

인공지능 AI, Artificial Intelligence	· 주어진 환경에서 주어진 문제를 해결하는 능력 (예: 알파고) · 사람의 개입이 필수적, 현재 우리가 알고 있는 인공지능
범용인공지능 AGI, Artificial General Intelligence	· 인간의 지능과 유사한 또는 뛰어넘는 수준의 범용적 해결 능력과 지능
초인공지능 SI, Super Intelligence	· 스스로 진화하는 지능과 엄청난 연산능력으로 빠른 진화를 할 것임 · 인간의 지능을 훨씬 초월하는 인공지능으로 15~20년 후 예상 · 이후의 세계는 인간이 예상할 수 없는 일들이 일어날 수 있음

　인공지능이 사람의 질병을 진단하고 치료하는 시대가 성큼 다가왔다. 사물인터넷IoT, 원격 진료 등과 인공지능이 결합하면 병원뿐 아니라 우리 생활 전체를 인공지능이 관리하고 질병을 예방하는 것도 가능해질 전망이다. 인공지능 의사의 탄생에 앞장서는 곳은 IT 업계다. 구글은 인간 유전자 데이터와 지도를 분석해서 인간 수명을 획기적으로 연장하고자 하는 AI 칼리코 프로젝트를 진행 중에 있고, 애플은 컴퓨터로 병을 진단하고 치료법을 찾는 AI 스타트업 래티스 데이터를 인수했고, IBM의 인공지능 왓슨은 암 진단과 치료에 이미 활용되고 있다. 우리나라에서도 몇 년 전부터 길병원 등 몇몇 병원에서 왓슨을 활용하고 있다.

　많은 전문가들은 현재 의사가 하는 일의 70%를 2030년에는 AI가 할 수 있다고 말한다. 컴퓨터에 나온 자료에 의존해 진단하고 처방하는 단순한 업무는 AI가 훨씬 더 잘할 수 있을 것이다. 그러나 아무리 디지털 의학이 발전하더라도 컴퓨터가 할 수 없는, 의사만이 환자에게 해줄 수 있는 것은 반드시 있다. 바로 인간과 인간의 진솔한 대화다. 앞으로는 환자의 불안과 궁금증을 알아주고, 환자가 겪고 있는 것에 의미를 함께하고 공감할 수 있는 의사가 더욱 중요해질 것이다.

인공지능은 헬스케어 업계의 장수 혁명에서 끝나지는 않을 것이다. 인공지능은 개인의 특성에 따른 맞춤형 치료가 제공 가능한 정밀의학의 기틀을 마련할 것이다. 현재 의료계는 '획일적인 표준치료' 원칙을 충실히 따르고 있다. 하지만 개인의 체질과 특성은 천차만별이다. 인공지능은 상상을 초월하는 엄청난 분량의 환자 데이터를 바탕으로 개인의 특성에 따른 고도의 예측·진단·치료를 충분히 수행해낼 것으로 예상된다. **더욱이 인공지능의 발전은 의료계의 고질적인 오진을 최소화하고 만성 질환들을 최대한 조기에 정확히 찾아낼 수 있는 진단에 획기적으로 기여할 것으로 보인다.**

향후 수십 년, 그리고 마주칠 과제들

장수 혁명이 진행됨에 따라 과학자들은 노화를 성공적으로 늦추거나 막을 수 있는 과학 기술들을 계속해서 선보일 것이다. 앞서 언급한 기술의 상당수는 이미 오늘날 현존하는 것들이며, 더욱더 놀라운 기술 혁신들이 계속 등장할 준비를 하고 있다.

'양자 컴퓨터Quantum Computer'와 '범용인공지능AGI, Artificial General Intelligence, 인간을 뛰어넘는 인공지능'의 상상을 초월할 결합 효과는 그중의 하나다. 기존의 컴퓨터가 비트0과 1로 처리하는 반면, 양자역학의 원리를 활용한 양자 컴퓨터는 큐비트quantum bit, 0과 1을 동시에 가짐를 사용해 훨씬 더 많고 복잡하고 정교한 작업 과정을 극히 짧은 시간 내에 완벽히 수행할 수 있다. 또한 범용인공지능은 인간과 다름없이 관찰, 연구, 과거 경험의 적용 등의 과정을 거쳐 거의 모든 작업에 대한 해답을 찾아낼 수 있게 될 것이다. 이미 IT 기업들은 1세대 양자 컴퓨터를 만들었고, 전문가들은 범용인공지능도 가까운 시일에 도래할 것으로 보고 있다.

지금까지 지구상에 태어났던 최고의 천재들을 모두 모아놓은 것보다 몇백 배 몇천 배는 더 똑똑한 기계가 차분히 책상 위에서 세상의 거의 모든 문제를 해결하는 모습을 상상해보자. 정교하고 완벽한 시뮬레이션을 거쳐 세상의 모든 문제에 대한 최선의 답을, 그것도 몇 초 몇 분 이내로, 바로 도출해낼 수 있는, 양자 컴퓨터와 범용인공지능의 결합효과가 가져올 미래가 우리 앞에 다가오고 있다. 현재 대부분이 불가능하다고 여기는 기술과 아이디어들도 머지않아 일상 속에서 충분히 가능해질 것이다.

엄청나게 큰 변화가 일어나고 있는 것은 실제 현실이다. 동시에 이러한 변화에 대한 거부감과 두려움 또한 큰 것도 사실이다. 디지털 의학은 기하급수적 속도와 수준으로 발달하고 있지만, 이러한 혜택을 누릴 수 있는 계층 간의 격차도 그만큼 벌어질 것이다. 경제적인 여건이 되는 사람들은 최첨단 검사와 치료를 받게 될 것이고, 그래서 이들은 질병에 잘 걸리지 않고 암에 걸려도 유전자 치료로 생명을 유지할 수 있을 것이다.

반면에 이러한 혜택을 누릴 여건이 되지 못하는 대부분의 일반인들은 구시대의 의료 서비스만 받을 것이다. 디지털 의학의 발달에 따라 예상되는 계층 양분화 현상에 대한 논쟁은 점점 격렬한 양상을 띨 것이다. 가난

하면 일찍 죽는다는 극단적인 주장이 현실이 될 가능성이 있다.

디지털 의학 혁명은 피할 수 없는 현실이며, 이미 활시위를 떠났다. 이미 떠난 화살은 한편으로 사회를 파멸로 몰아갈 수도 있는 잠재적 폭발력을 품고 있다. 의학 혁명이 소수의 전유물이 되는 것을, 백만장자들만 수십 년씩 생명을 연장해 150세까지 사는 세상이 되는 것을, 막을 수 있는 현명한 방법은 무엇일까? 미래 의학의 혜택을 함께 누리려면 어떤 준비를 해야 할까?

미래의 의학은 공정한 연대적 관점의 건강 서비스를 기반으로 할 때에 진정한 가치를 발휘할 수 있을 것이다. 하지만, 지난 수십 년 동안 거의 변화가 없었고, 변화에 대해서 가장 보수적인 분야의 하나인 보건의료 시스템이 이렇게 급변하는 사회 환경 속에서 어떻게 얼마나 지혜롭게 적응과 변화를 해나갈 수 있을까….

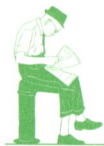

건강장수의 핵심

건강이란 무엇인가

1949년 세계보건기구WHO 창립 헌장은 건강을 '신체적, 정신적, 사회적으로 완전히 양호한 상태'라고 정의하고 있고, 2009년 의학 전문지 《란셋The Lancet》은 '건강은 곧 적응 능력'이라고 표현하고 있다. 권위 있는 두 기관의 정의를 합하면, '건강은 신체적, 정신적, 사회적인 다양한 도전과 장해 요인들에 잘 대처하고 적응하는 것'이라 할 수 있을 것이다.

건강은 어떤 '상태'가 아니라 장해 요인들에 적절히 '반응'하는 것이며, 정적인 것이 아니라 '역동적'이며 계속 '변하는 것'이다. 즉, 방해가 있은 뒤에 역동적 균형을 다시 회복하고 그리고 그것을 유지하고 키워 나가는 능력이다.

그렇다면 실제로 구체적으로, '건강함'과 '건강하지 못함'은 어떤 점에서 무엇이 얼마나 어떻게 다를까? 이에 대한 다양한 주장과 비교 자료들이 가능하지만, 아주 쉽게 이해할 수 있는 눈여겨볼 만한 내용이 있어 소개한다. 여기서 건강이란, 신체적 건강뿐 아니라 정신적 건강 그리고 행동적 건강품위까지 아우르고 있다.

구분	건강한 사람	건강하지 못한 사람
체중	정상	비만 또는 저체중
자세	바르게 서며 11자형	한쪽 다리에 의지하며 발의 앞이 벌어짐
걸음	바르게 걷는다	발끝이 벌어지고 심하면 무릎도 벌어짐
팔	자연스럽다	팔짱, 뒷짐
등 어깨	바르고 자연스럽다	구부정, 오그라짐
이마	가로 주름	세로 주름
베개	낮다	높다
피부	윤기와 탄력	윤기와 탄력이 없고 노인의 심한 검버섯
체온	머리는 차고 몸은 따뜻	머리에 열, 몸은 저체온
음식	음식을 가리지 않는다	편식을 하며 음식 불평이 많다
술酒	술을 절제해 술을 이긴다	절제력 없고 얼굴의 변색도 없다
대변	황색에 가깝고 단단하다	검은색에 변비, 설사가 잦다
언어	존댓말을 쓰며 말수가 적다	말이 많고 반말, 큰소리, 폭언
일	부지런하다	게으르며 정리를 못 한다
예의	예의, 매너가 있다	무시하거나 대충 지킨다
마음	차분, 겸손, 여유, 용서	급함, 방심, 객기, 욕심
정신	맑은 정신, 바른 판단력	정신이 맑지 못하고 착각과 실수가 많음

※출처: 《몸이 따뜻하면 건강이 보인다》, 2012, 김종수, 중앙생활사, 23쪽

노화 촉진 vs 노화 늦춤

노화를 촉진하는 당질과 과잉영양 | 설탕을 포함하는 당질은 노화의 최악의 범죄자다. 탄수화물에는 소화되지 않는 식이섬유와 소화되는 당류단당류와 이당류가 있으며 당류를 '당질'로 표현한다. 혈류와 조직에 당질이 많아지면 단백질과 들러붙게 되고, '당화 반응glycation'이라는 작용을 일으켜 조직에 손상이 일어난다. 그러면 장수 스위치가 꺼지고 노화의 거의 모든 징후가 급격히 나타난다.

텔로미어가 짧아지고, DNA와 후성유전체, 미토콘드리아, 마이크로바이옴이 손상된다. 당질은 염증을 촉진하고, 호르몬 교란을 일으키며, 줄기세포의 노화를 불러오기도 한다. 건강하게 오래 살고 싶다면 설탕을 포함한 당질을 억제하거나 아주 조금만 먹어야 한다(《음식·영양》편(75쪽)에서 상세한 설명).

한편 배고픔이 서투인Sirtuin: 단백질 효소로, 노화세포 사멸 억제와 수명연장 효과 촉진의 분비를 촉진해 노화를 늦추는 데 반해, 과도한 영양은 생체 시계를 빨리 돌려 노화를 촉진시킨다. 특히 고영양식일 때 생체 시계 유전자가 촉진되어 생체 시간이 빨리 간다.

노화를 늦추는 소식과 파이토케미컬 | 칼로리 제한소식은 현재까지 과학적으로 증명된 가장 효과 있는 노화 방지법으로 알려져 있다. 소식의 효과로는, 면역 기능 보강, 해독 촉진, 콜레스테롤 저하, 혈당과 혈압 저하, 인슐린 민감도 증가, 활성산소 억제, 항산화 방어 시스템 강화, 호르몬 대사 조절, 비만과 만성 염증 억제, 산화 스트레스 억제 등을 꼽을 수 있다.

한편 채소와 과일 속에 있는 파이토케미컬은 '노화 늦춤 스위치'를 활성화할 수 있는 항산화 물질이 풍부하다. 파이토케미컬의 파이토phyto는 식물을 뜻하며, 파이토케미컬은 식물이 외부의 유해 요인들로부터 자신을 보호하기 위해 자체적으로 생산한 천연 물질이다. 아래의 파이토케미컬이 식단에 많을수록 노화 늦춤에 큰 도움이 된다.

- 적포도에 있는 레스베라트롤
- 마늘에 있는 알리신
- 고추에 있는 캡사이신
- 브로콜리과 채소에 있는 설포라판
- 강황에 있는 커큐민
- 베리류와 흑미에 있는 안토시아닌
- 양파, 사과에 있는 케르세틴과 플라보노이드
- 엑스트라버진 올리브유에 있는 올리유로핀
- 버섯에 있는 베타글루칸

우리 몸의 핵심 시스템을 최적화하는 '운동' | 운동을 하면 자동적으로 노화의 모든 징후와 근본 원인이 개선된다. 운동은 혈당 조절과 인슐린 민감도를 개선하고 체중 조절을 돕는다. 운동을 하면 심장 질환, 고혈압, 높은 콜레스테롤 수치로 고생할 확률이 훨씬 낮아진다. 기분이 상쾌해지고, 의욕이 더 생기고, 인지 기능이 향상된다. 뿐만 아니라 운동을 하면 근력이 더 강해지고 뼈가 건강해져서 몸의 쇠약해짐을 최대한 늦출 수 있다. 운동은 암에 걸릴 확률도 낮춰주고, 수면의 질도 높이고, 테스토스테론 수치를 올린다.

또한 운동은 소식절식과 함께, 노화촉진물질염증의 주범 IL-6와 조직괴사요소 TNF-α을 억제하는 실질적 효과가 가장 뛰어난 방법이다. 그리고 나이와 성별에 관계없이 노화를 늦추는 운동의 핵심 목표는 근육량을 늘리는 것이 되어야 할 필요가 있다. 연구에 따르면 근육이 튼튼할수록 나이가 들어도 건강하고, 특히 고령층의 경우 근력이 강할수록 인지 기능이 양호하게 나타나고 있다. 운동과 근육의 중요성에 대해서는 〈운동〉편(113쪽)과 〈근육〉편(123쪽)에서 상세히 분석할 것이다.

가속 노화 vs 저속 노화 | 우리나라는 세계에서 가장 빠르게 늙어가는 나라 중 하나다. 이미 전체 인구 중 65세 이상 고령 인구가 차지하는 비율이 20%를 넘겨 초고령사회에 진입했고, 2050년에는 40%를 상회할 전망이다. 하지만 모든 사람이 똑같이 늙어가는 것은 아니다. 가속 노화를 경험한 사람은 그렇지 않은 사람에 비해 신체 기능, 인지 기능, 삶의 질 등 모든 면에서 기능이 현격히 떨어진다.

가속 노화의 원인으로는 흡연, 비만, 운동 부족, 음주, 부적절한 식사 등을 들 수 있으며, 최고의 악당은 단순당(설탕, 시럽), 정제곡물, 탄수화물(당질과 녹말)의 과잉이며, 이들은 혈당을 급격하게 올린다. 우리 몸은 급격히 오른 혈당을 내리기 위해 인슐린을 급격히 과다 분비시킬 수밖에 없는데 바로 이때 노화가 가속화된다. 생활습관 개선을 통해 금연, 절주, 체중관리, 적절한 운동, 당질 최대한 억제, 적절한 수면 등을 실천하면 충분히 노화 속도를 늦출 수 있다.

2024년 6월 30일 고려대병원에서 개최된 한국헬시에이징학회 춘계 심포지엄에서 주제발표로 강조된 가속 노화와 저속 노화의 대응 방법을 요약한다(《조선일보》, 2024. 7. 3. 김철중 기자).

"일본에서 노쇠한 노인을 대상으로 3개월간 단백질 등 영양을 공급하고, 근육 운동을 시켰더니 52%에서 역노화가 일어나 노쇠에서 벗어났다"면서 "하지만 48%는 그런 효과를 못 봤는데, 고혈압, 당뇨병 등 만성질환 관리가 안 되었기 때문으로, 노쇠 예방을 위해서는 운동, 영양, 만성질환 관리가 같이 가야 한다."

● 도쿄건강장수의료센터 연구부장 역임 김헌경 박사

"활기찬 노후를 즐기려면 매일 꾸준한 운동과 충분한 단백질 섭취로 근육을 지켜야 한다. 노화를 촉진하는 가속 노화 '액셀러레이터'로는 수면 시간 부족, 운동 부족, 음주, 흡연, 근 감소, 만성 염증, 단순당, 정제 곡물, 해로운 기름, 칼로리 과잉 등이며, 반면 노화를 늦추는 '브레이크'로는 콩과 채소 위주 식사, 삶에 대한 긍정적인 인식, 젊은 감성, 새로운 공부에 참여, 청력·시력 보존, 사회 활동을 들 수 있다."

"가장 쉽게 실천할 수 있는 감속 노화법은 식습관과 근육 운동이다. 노년 세대의 경우 '잘 먹는 것'이 중요하다. 60대 중반부터는 충분한 동물성 단백질을 먹는 것이 좋다. 노년에는 근육을 생성하는 효율이 떨어지기 때문에 충분하게 영양 섭취를 하는 것이 좋다."

● 서울아산병원 노년내과 정희원 교수

건강장수의 핵심

하버드 의대가 5년 동안 100세 이상 장수 노인 169명을 연구하여 밝혀낸 건강 장수의 비결을 비롯하여, 다양한 장수 관련 서적으로부터 추출한 건강장수의 핵심 요소들을 함축하면 다음과 같다.

식습관에 비결이 있을까 | 많은 연구 결과들은 음식이 노화와 장수에 중요한 영향을 끼치고 있음을 시사하고 있다. 놀라운 것은 100세 이상 장수인들의 식생활 습관이 너무도 다양하다는 것이다. 어떤 사람은 붉은 고기를 먹지 않는 반면 어떤 사람은 날마다 육식을 즐기기도 한다. 특이하게도 어떤 장수인은 15년 동안 매일 아침 달걀 세 개와 베이컨을 섭취해왔다.

스트레스 대처 | 장수인은 선천적으로 스트레스를 잘 극복한다. 장수인들은 일반인에 비해 좀 더 낮은 신경증 성향을 보이며, 위기 상황에서도 침착하게 대처한다. 그런 사람은 비현실적인 생각을 잘하지 않고 어려운 상황도 융통성 있게 대처한다.

활동적인 생활 | 규칙적인 운동을 계속 한다. 1층에 사는 노인보다 2, 3층에 사는 노인이 더 오래 산다. 또한 장수인들의 활동에는 여가 활동도 있었지만, 어떤 장수인들은 여가를 즐길 시간조차 없이 바쁘게 살아왔다. 편안한 삶은 장수하는 데 도움이 되지 않는 것 같다.

비만 | 비만은 장수인들에게서 찾아볼 수 없다. 대부분 평생 한 번도 비만 상태를 경험한 일이 없다.

고혈압과 소금 | 소금에 민감한 사람들의 경우 일반인에 비해 심장 질환

의 위험성이 훨씬 높다고 한다. 그러나, 소금에 민감한 장수인은 본 일이 없다. 장수인들은 짠맛에 민감하지 않았고 입맛대로 짭짤하게 먹고 있었다.

암, 치매 예방을 위해 노력하자 | 장수인들 집안에서의 암과 치매의 유병률은 극히 낮다. 이는 장수인들은 대부분 암과 알츠하이머병에 대해 모종의 저항력을 갖고 있음을 의미한다. 장수인의 3분의 1은 치매 없이 100세 이상 장수한다.

활력과 웃음이 넘치는 생활 | 장수인들은 혼자 살더라도 결코 고독하지 않다. 그들은 환경에 잘 적응하고 활력과 웃음이 넘치는 긍정적 생활을 한다. 또한 신앙은 약으로 얻을 수 없는 귀중한 건강 증진 효과를 주고 있다.

장수할 수 있는 성격 | 장수인들은 자신의 성격 덕분에, 장수하는 동안에 겪는 사랑하는 사람들의 죽음을 견뎌내며 죽음에 대한 두려움도 다스릴 수 있었다. 이들은 결코 순탄했거나 역경이 없는 삶을 살지는 않았다. 궁핍, 가난, 역경, 억압 등을 많이 겪었지만, 그들 특유의 좋은 성격 덕분에 이러한 스트레스에 효과적으로 대응한 결과인 것으로 보인다. 장수인들의 삶도 우리들처럼 고통과 근심으로 가득 차 있지만, 장수할 수 있는 좋은 성격으로 건강하게 지낼 수 있었던 것으로 보인다.

장수할 가능성이 높은 식습관

① 식욕이 강한 사람

식욕이 있는 고령자는 장수하는 경향을 보인다. 근래의 한 연구의 결과에서, 고령자를 식욕이 적은 사람, 보통인 사람, 왕성한 사람으로 나눠 분석한 결과, 식욕이 적은 사람은 식욕이 왕성한 사람에 비해 사망률이 두 배 이상 높았다고 밝히고 있다.

② 잘 씹어 먹는 습관

'잘 씹는 것'에는 뚜렷한 이점과 효과가 있다. 운동기능과 건강기능의 향상과 함께 의욕이 생기고, 면역력과 기억력이 좋아지며, 치매도 예방할 수 있다. 주목할 점은 '의욕이 생긴다'라는 것이다.

③ 육류도 즐겨 먹는 습관

슈퍼 에이저 중에는 식욕이 왕성하고 고기를 좋아하는 사람이 많다. 100세 넘는 슈퍼 에이저는 소고기나 유제품 등 동물성 단백질을 거의 매일 섭취하는 사람이 무려 60%나 된다. 동물성 단백질은 근육을 만드는 원료가 되기 때문에 노쇠frailty, 건강한 상태와 돌봄이 필요한 상태의 중간를 방지하는 효과도 있다. 고기나 생선이 싫어지거나 못 먹게 된 사람은 노인 뇌 위험이 상승한다. 고기에는 노인 뇌 예방에 필요한 영양소가 듬뿍 들어 있다.

건강 핵심 요소들의 양면성

인간은 태곳적부터 환경에 잘 적응함으로써 오늘에 이르렀지만, 한편 인간이 잘 적응해온 생활환경이 역설적으로 인간의 비건강을 촉진한다는 점도 아이러니하다. 환경은 인간과 떨어져 있을 수 없고 인간의 신진대사와 바로 연결되어 있다. 생존에 필수불가결한 것들이 다른 한편으로 비건강을 촉진시킨다면 큰 모순이 아닐 수 없다. 생명에 절대적으로 필요한 산소와 음식이 좋은 예다.

산소	잠시라도 없어서는 안 되는 산소가 활성산소와 산화 스트레스의 원인이 된다.
음식	음식은 기본적 에너지원이지만, 과식하면 질병의 위험을 증가시킨다.
움직임	편리한 교통수단이 운동 부족을 유발한다.

숨 쉬는 것, 먹는 것, 그리고 움직이는 것은 인간의 심신건강에서 가장 중요한 3대 요소인데, 이 핵심 3대 요소가 양면성을 지니고 있다. 지나치거나 혹은 부족하면 건강에 도움이 안 될 뿐만 아니라 오히려 건강을 해친다. 건강과 비건강, 생존과 노화 사이의 근본적인 모순이다.

'카우치 포테이토couch potato, 소파에 누워 TV 보며 포테이토 칩을 먹는 사람을 줄여 말하는 속어, 움직임을 귀찮아하고 집안에서 빈둥거리는 사람을 뜻함'의 생활 방식이 사람을 병들게 하고 수명을 단축시킨다는 말은 당연해 보이지만 한편으로는 역설적이다. 밖에서 먹을 것을 구하기 위해 애쓰지 않고 스트레스를 받지도 않으며, 따뜻하고 안전한 집에서 배불리 먹고 모든 것이 풍족한데, 왜 이것이 건강에 좋지 않다는 것인가? 반대로 신체적으로 힘들고, 간혹 굶기를 반복하는 것이 오히려 건강에 더 좋다는 말인가?

인체의 자생력을 키우는 호메시스

우리 몸의 기능들은 오랜 세월의 진화 과정을 통해 발전하고 다양한 환경 변화에 적응해오면서 지금에 이르렀다. 적응이란 후천적 변화다. 건강장수와 노화에 관여하는 후천적 요건 중 가장 중요한 두 가지는 무엇일까? 하나는 먹는 것음식 섭취이고, 또 하나는 움직이는 것신체 활동이다.

적절한 소식과 운동은 항노화 효과를 높이고 자생력을 키우는 데 결정적 도움이 된다. 이를 설명하는 것이 호메시스hormesis 현상이다. 호메시스란, 생명체에 해로운 것스트레스, 약물 등이라도 치명적이 아닌 적당히 약한 강도로 가해지면 오히려 유익한 자생 능력을 활성화하는 신체 반응이다. 외부의 자극에 대한 생명체의 기본적인 생존 적응 방식인 셈이다. 이를 통해 인간은 생존 능력자생력을 더욱 높이게 된다. 호메시스는 건강장수에서 최근 부각되고 있는 매우 중요한 개념이므로, 〈인체의 신비, 몸의 지혜〉편(225쪽)에서 별도로 자세히 분석할 것이다.

"나를 파괴하지 못하는 고통은 나를 강하게 만든다."

독일의 철학자 니체Friedrich Nietzsche가 인간이 지닌 회복력의 메커니즘을 표현한 유명한 말이다. 우리를 파괴하지 않을 정도의 고통에는 우리의 육체를 젊게 만드는 강력한 효과가 있다. 가장 좋은 예가 '운동'과 '단식'이다. 운동이 건강에 좋다는 건 누구나 다 아는 사실이다. 하지만 운동 자체는 몸에 대한 고통이다. 우리는 'No Pain, No Gain'이라는 말로 위안하면서 운동과 단식을 하고 있다. '고통과 회복의 사이클'에 관한 가장 유효한 가설이 앞으로 설명하게 될 '호메시스'다.

- 몸 안에 잠들어 있는 회복력은 고통에 의해 깨어난다.
- 적당량의 독소나 자극은 유익하게 작용하며, 호메시스라 한다.
- 운동, 스트레스 같은 독도 호메시스를 작동시킨다.
- 반면, 과도한 운동과 스트레스가 쌓이면 피로해지고 늙는다.
- 인간은 생존 위험에 처하면 호메시스가 발동된다.
- 고통과 회복은 회춘 시스템을 발동시키고, 실행시킨다.
- 반면에 위험과 고통이 사라지면 근육 뼈 장기 기능은 저하되고 몸은 늙는다.
- 안티에이징을 위해서 적당한 고통을 점차 늘리는 것이 필요하다.
- 세계적인 장수인들의 생활은 고통과 회복의 반복이다.

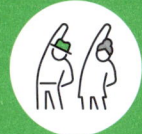

제2부

몸관리
이론편

식食, 동動, 의醫 건강관리 ❶ 이론편

건강관리의 3대 핵심인 먹는 것食, 움직이는 것動, 치료·치유醫를 중심으로 무엇을 어떻게 하는 것이 바람직한 것인가에 대한 올바른 안목과 방법을 분석하겠다.

식食에서는 음식과 영양, 그리고 소식과 단식, 동動에서는 운동의 가치와 근육의 중요성을 정리한다. 한편 치료와 치유의 의醫에서는 서양의학과 동양의학의 장·단점을 분석하고, 의료서비스 소비자로서의 일반인들이 현명하게 취사선택할 수 있도록 돕고자 한다. 또한 눈부신 발전을 해온 현대서양의학에서 다른 한쪽의 한계를 살펴보겠다.

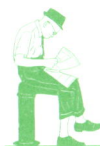

음식으로 몸관리

음식 · 영양

현대인의 만성 질환 대부분은 생활습관병이다. 급성 감염성 질환을 제외한 대부분의 만성 질환들은 비건강한 식습관이나 생활습관으로 영양의 부족이나 과잉 그리고 독소와 노폐물의 배출이 잘 안되면서 생기는 질환이다. 필요한 영양소를 건강한 방법으로 공급하고 건강한 습관으로 관리해 주면, 우리의 몸은 내재된 자가치유력을 가동해 스스로 치유하고 독소와 노폐물을 청소하여 건강을 정상화할 수 있다.

연료 영양소와 연료를 분해하는 영양소

인체에 기본적으로 필요한 3대 대량 영양소는 탄수화물, 단백질, 지방

이다. 이 3대 대량 영양소는 몸이 필요로 하는 에너지를 만들기 위해 사용되므로 연료 영양소라고 정의한다.

3대 연료 영양소는 에너지로 전환되어 대사작용을 지원하고 인체 기관을 구성하는 물질로 사용된다. 비만은 3대 영양소의 과잉 잉여분이 몸속에 쌓여 있는 것이다. 영양소의 과잉이라면 힘이 넘쳐나야 하는데, 역으로 필요로 하는 에너지는 제대로 생산되지 못해서 비만한 사람들 대부분은 늘 피로하고 움직이기를 싫어한다.

우리가 섭취하는 3대 연료 영양소는 두 가지 요소, 즉 3대 대량 연료 영양소를 분해하는 매개와 촉매 역할을 하는 소량 영양소미네랄과 비타민와 신체를 움직이는 운동량에 의해서, 에너지로 사용되는 '힘'이 되든지 또는 몸속에 쌓여 '살'이 찌든지가 결정된다. 피로하고 기력이 약해지는 이유는 신체의 운동 부족이거나 또는 연료 영양소를 분해하는 소량 영양소의 부족과 효율성 저하로 인해 에너지가 필요한 만큼 생산되지 못하기 때문이다.

연료 영양소

• 탄수화물 그리고 당질 |

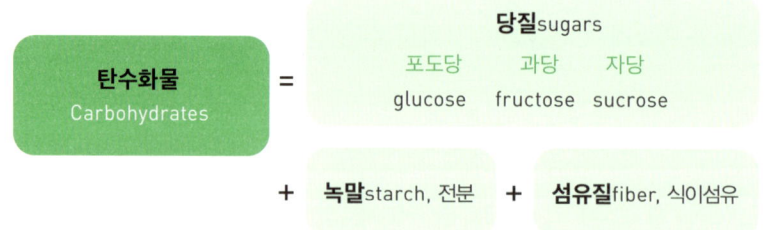

탄수화물은 크게 소화되는 것과 소화되지 않는 것 두 가지로 분류된다. 소화되는 당은 단당류와 이당류이며 이를 합쳐 **당질**로 표현한다. 소화되지 않는 것으로는, 위에서 소화액으로는 소화가 안 되고 소장에서 아밀라아제라는 효소에 의해 포도당으로 분해되는 녹말전분이 있고, 장에서도 소화가 안 되는 식이섬유섬유질가 있다. 식이섬유는 대장으로 이동하여 장내미생물에 의해 먹이가 되거나 발효되고 배설물로 배출된다.

단순당인 포도당글루코스, glucose은 혈당을 구성하며, 누가 뭐래도 우리 몸에서 가장 중요한 에너지 공급원이다. 특히 뇌의 활동에는 오로지 포도당만을 쓰기 때문에 포도당은 아주 중요하다. 하지만 한편으로, 포도당의 과잉 섭취는 비만의 원인이 된다. 과잉 섭취된 포도당은, 미네랄과 비타민이 부족하면, 연료로 태워지지 못하고 지방으로 저장되어 살찌는 데로 간다. 탄수화물특히 당질에 대한 이해는, 이어지는 혈당 스파이크에서 당질의 엄청난 부작용을 제대로 파악하는 데 필요하다.

- **지질** | 지질은 고체지방와 액체를 포함하며 우리 몸의 주요 에너지원이자 연료 창고다. 체지방으로 저장된 지질은 중성지방글리세롤+지방산이며, 에너지원으로 쓰일 때 글리세롤은 포도당으로 분해되고 지방산은 케톤체로 바뀐다. 미네랄과 비타민이 부족하면 다시 중성지방으로 저장되어 비만의 원인이 된다. 지질은 가장 효율적인 에너지원이다. 당질이나 단백질의 g당 4kcal보다 두 배 이상의 높은 효율g당 9kcal을 낸다. 우리는 반드시 지방을 섭취해야 한다. 지방은 뇌의 뉴런을 감싸고 보호하며 또한 튼튼하고 건강한 세포를 유지하는 데 반드시 필요하다.

지방의 주요 유형은 다음과 같다.

포화지방	육류, 달걀, 유제품 등
불포화지방	올리브유, 카놀라유
다가 불포화지방	견과류, 생선, 식물성 기름
트랜스지방	감자 칩, 튀김, 팝콘, 과자 등

포화지방은 심장 건강을 해치는 주범으로 인식되어 왔으나, 최근의 연구들에서는 포화지방 섭취와 심장질환의 연관성은 약하다고 밝혀지고 있다. 가장 나쁜 지방은 튀김, 팝콘, 감자 칩, 정크 푸드에 있는 트랜스지방이다. **최근의 영양학 권고사항은 '질 좋은 지방'과 '건강한 포화지방'은 결코 혈관질환의 주범이 아니니 안심해도 된다고 한다.**

- **단백질** | 단백질은 당질과 같은 열량을 내지만, 에너지원의 역할보다는 우리 몸의 구성성분이나 조절물질의 역할이 훨씬 더 크다. 단백질은 탄소·수소·산소의 당질과 달리 질소가 추가된 '질소화합물'이다. 단백질은 우리 몸에서 생명 활동을 위해 필요한 효소, 호르몬, 면역물질 등 다양한 기능의 조절물질과 뼈, 근육, 인대, 연골, 피부 및 모발 등에 반드시 필요한 영양소다. 고령층이 되면 단백질 섭취량이 부족하고 단백질 흡수 효율도 떨어지므로 매일 충분한 양의 단백질을 섭취할 필요가 있다. 육류, 치즈, 우유, 콩류, 계란 등 아미노산이 풍부한 단백질이 추천된다.

연료를 분해하는 영양소

- **비타민** | 비타민은 인체의 생리 작용을 조절하며, 대량 영양소의 대사를 돕고 세포 분열, 상처 치유, 혈액 응고 등 다양한 생리 기능을 담당한다. 대부분의 비타민은 체내에서 생산되지 못하므로 음식을 통해 섭취해야 한다. 기름에 잘 녹는 지용성비타민은 A, D, E, F, K 등이며, 조리에 유리하고 기름과 함께 섭취할 때 잘 흡수된다. 물에 잘 녹는 수용성비타민은 C와 B군이 있고 대부분 몸에 저장되지 않아 매일 섭취해야 할 필요가 있다.

- **미네랄** | 미네랄은 우리 몸의 4%를 차지하며 인체의 성장과 유지, 생식과 효소 활동에 필요한 영양소다. 주요 미네랄은 칼슘, 인, 황, 칼륨, 나트륨, 염소, 마그네슘 등이며, 기타 미량 미네랄로는 철, 구리, 아연, 요오드, 망간, 셀레늄, 크롬, 몰리브덴 등이 있다. 미네랄은 몸에서 합성할 수 없어 음식을 통해서 섭취해야 한다. 우리 몸은 무기 미네랄을 이용하지 못하고 동식물에 있는 유기 미네랄만을 활용할 수 있다. 미네랄에 대해서는 〈미네랄〉편(317쪽)에서 자세히 분석할 것이다.

- **효소** | 우리 몸의 생명 활동인 신진대사는 효소에 의해 이루어진다. 당질, 지질, 단백질의 3대 영양소를 아무리 잘 먹어도 효소가 없으면 소화 흡수 작용이 불가능하다. 효소는 주로 단백질아미노산로 이루어지며 비타민, 미네랄, 금속 이온 등과 같은 보조인자와 결합한다. 활발한 신진대사로 건강하게 장수하려면 체내 신진대사가 원활하게 작동해야 하고 그래서 효소가 살아 있는 건강한 음식발효식품, 과일 등의 섭취가 중요하다.

건강장수에 필요한 영양소

영양소는 칼로리와 다르다. 요즘은 칼로리는 과잉이지만 영양소는 부족한 상태다. 우리에게 가장 부족하기 쉬운 영양소는 비타민과 미네랄, 파이토케미컬, 필수 지방산, 그리고 장내세균들의 먹이가 되는 프로바이오틱스 또는 프리바이오틱스다. 파이토케미컬은 식물에서 생성되는 천연 물질로 주로 식물의 색소나 냄새, 떫은 맛 등에 들어 있으며 종류도 많고 영양효과도 다양하다. 특히 활성산소로부터 몸을 보호하는 항산화 작용이 크게 주목받고 있다.

앞서 '노화 늦춤 스위치'로 설명한 바와 같이 파이토케미컬은 건강장수를 위해서 꼭 필요하며, 대부분의 식물에 들어 있고 열에도 강한 특징이 있다. 대표적인 파이토케미컬과 함유 식물은, 폴리페놀과 레스베라트롤적포도주/포도/베리류, 알리신마늘, 베타카로틴브로콜리/시금치, 설포라판브로콜리/양배추, 펙틴사과, 리코펜토마토/수박, 캡사이신고추, 베타글루칸버섯, 커큐민강황, 후코이단해조류, 안토시아닌베리류/흑미, 플라보노이드양파/사과 등이며, 지식백과나 온라인상에 많은 정보가 정리되어 있다.

많은 의사와 영양사들은 평소의 식사만 잘해도 웬만한 영양소들을 충분히 섭취할 수 있다고 말하지만, 우리들의 실제 식생활에서 필수 영양소가 꽤 부족한 현실을 직시할 필요가 있다. 채소와 과일의 인공재배, 가공식품의 폭증, 채소나 과일의 섭취량 감소, 스트레스 생활환경 등이 주요 원인이다.

저탄고지 효과와 문제점

현대인들은 탄수화물주로 당질을 과잉 섭취하고 있고 과잉 탄수화물은 여러 가지 부작용을 일으키고 있으니, 탄수화물 줄이고 대신 지방 연료를 적극 섭취해야 한다는 주장이 '저탄고지' 식사법이다.

지금까지 탄수화물 억제를 위해 권장되어온 칼로리 섭취 제한 방식은 또 다른 스트레스가 되고 장기적 활용이 힘들다는 단점을 지니고 있으니, 건강한 지방을 많이 먹는 고지방 식단으로 대체하면 칼로리를 줄이지 않고도 포도당 섭취를 확 줄일 수 있고 에너지 저하도 일어나지 않게 만들 수 있다는 것이다. 모든 지방을 다 먹으라는 것은 절대 아니고, 건강한 지방을 찾아서 먹을 것을 강조하고 있다.

먹어서는 안 되는 나쁜 지방	적극 섭취해야 하는 건강한 지방
• 정제 식용유 • 트랜스 지방 • 열, 빛, 산소에 의해 산화된 지방	• 동물성 육류 지방 • 유제품: 유기농 치즈, 버터 • 오메가3 지방: 생선, 견과 • 올리브(유), 아보카도(유), 코코넛유 • 견과류/씨앗류: 마카다미아, 아마 • 카카오 버터와 다크 초콜릿

지중해 연안 국가에서는 고지방식高脂肪食을 많이 먹는데도 이상지질혈증이 적고, 협심증이나 심근경색, 뇌졸중 같은 심혈관계 질병도 적은 것으로 보고되고 있다. 지중해식의 특징은 다음과 같다.

- 견과류와 올리브유를 많이 사용한다.
- 붉은 고기는 비교적 적고, 주로 생선과 닭고기를 활용한다.
- 곡물은 통곡물 위주, 콩도 자주 사용한다.

- 유제품은 치즈와 요구르트가 중심이다.
- 적당히 레드와인을 마신다.

저탄고지 효과 | 인체는 탄수화물과 지방을 주 에너지원으로 사용하는데 초과 열량은 체지방으로 저장해놓았다가 필요할 때 에너지원으로 쓴다. 겨울잠을 자는 동물들도 음식을 잔뜩 먹고 엄청난 지방을 몸에 축적한 다음 깨어날 때까지 지방을 태워 생존한다. 헌데 비만인들은 지방을 저장만 하고 에너지원으로 쓰지 않는 문제가 있다. 손쉽게 접하는 즉석 에너지원인 고탄수화물밥, 빵, 면, 설탕, 청량음료을 계속 섭취하고 있으니 쌓인 지방을 에너지원으로 사용할 기회가 없게 된다. 또 고탄수화물 음식을 먹으면 인슐린이 바로 분비되어 체지방을 에너지원으로 쓰려는 과정 자체가 아예 차단된다. 탄수화물을 적게 먹고 좋은 지방을 많이 먹는 저탄고지가 도움이 되는 이유다. 또한 지방을 태울 때 케톤이라는 물질이 생기는데 이 물질을 에너지원으로 쓰게 된다.

저탄고지의 문제점 | 최근 연구에서는 탄수화물 섭취량을 줄이면 사실상 수명이 짧아질 수도 있다는 결과가 나오고 있으며, 권장되는 저탄고지 다이어트 식단은 지방 70%, 단백질 25%를 섭취하고 탄수화물은 5~10% 정도로 극단적으로 줄여야 하는 경우가 많은데, 기름진 음식을 계속 먹다 보면 느끼함에 질려서 오래 계속 유지하는 것이 쉽지 않을 수가 있다.

이 다이어트를 처음 소개한 나라는 스웨덴인데, 춥고 지방식을 주로 하는 체구가 큰 사람들이다. 이런 나라에서 나온 고지방 저탄수화물 식사법을, 우리나라와 같이 전통적으로 탄수화물 위주의 식단을 먹는 사람들에게 얼마나 어울릴지는 고민해볼 필요가 있다. 그럼에도 불구하고 저탄수화물을 강조하는 취지에는 상당한 일리가 있다. **핵심은 현대인이 정제된 탄수화물을 너무 많이 먹고 있다는 것이며, 이를 경계해야 할 필요성은 충분하고 확실하다.**

반론 '좋은' 고탄수화물에 적당한 단백질과 지방

이 주장의 핵심은 탄수화물이 다이어트의 적이 되는 경우는 나쁜 탄수화물을 먹을 때라는 것이다. 주변에서 흔히 보이는 나쁜 음식들은 대부분 나쁜 탄수화물들이다. 과자나 음료는 많은 자당설탕과 각종 첨가물과 포화지방까지 잔뜩 들어 있다. 또한 정제된 곡물밥, 빵, 면과 설탕은 섭취하는 대로 뇌가 쾌감을 주는 물질을 분비하게 되니 자연히 많이 먹게 되어 과잉의 칼로리는 지방으로 축적된다.

현대 영양학의 권장사항은 고탄수화물에 적당한 단백질과 지방을 보조하는 것이다. 여기서 중요한 것은 나쁜 탄수화물은 줄이고 '좋은' 탄수화물통곡물, 채소, 콩류 등 위주로 섭취하자는 것이다. 탄수화물이 욕을 먹는 건 사실 '당질' 때문이다. 당질은 영양학에서는 '나쁜 놈'이며 건강의 적으로 되어 있다. 하지만 당질이 탄수화물이라고 해서 모든 탄수화물이 나쁜 건 아니다.

어떻게 먹을 것인가

우리 몸의 3대 본능, 잘 먹고 잘 자고 잘 누고 중에서 특히 소화와 흡수는 우리 몸에 영양을 공급하는 가장 중요한 대사작용으로써, 소화되지 못한 음식은 몸에 해를 끼치는 독소로 작용한다. 음식물 섭취에서 나쁜 음식은 피하고 좋은 음식을 섭취하는 것이 당연히 기본이지만, 특히 우리 몸의 소화와 흡수 기능이 잘되도록 돕기 위한 노력 또한 반드시 필요하다.

소화의 기본은 꼭꼭 씹는 것, 침의 중요성 | 음식은 씹으면 씹을수록 흡수율이 높아진다. 음식물은 우리 몸에 흡수되어야 귀한 영양분이 된다. 바쁘다고 대충 때우는 식습관은 바람직하지 못하다. 제대로 씹히지 못한 음식물이나 물 또는 국에 말아서 대충 먹는 식습관은 위와 소화기관에 큰 부담을 주고 자칫 위장질환으로 이어질 수도 있다.

꼭꼭 씹어야 하는 또 하나의 중요한 점은 씹을 때 나오는 침(타액)이다. 우리 몸의 진액 중에서, 다시 흡수할 수 있는 유일한 것이 침이다. 동양의학의 전통적 양생법 중에 회진법廻津法이 있는데, 침의 역할과 중요성을 강조하고 있다(〈동양의학 주요 양생법〉편(277쪽)에서 자세히 설명 예정). **침은 가장 좋은 효소로서 강력한 소화제이며 또한 소독제이기도 하다. 잘 씹으면 침의 분비가 활성화되고, 분비된 침 속의 성분들에 의해 소화를 촉진하고 독소를 제거하게 된다.**

위도 좀 쉬자, 쉬지 못하면 너무 힘들다 | 입에서 항문까지 소화기관 전체의 길이와 표면적은 대략 9m와 200㎡에 달하며, 음식물이 소화기관 끝까지 완전 통과하는 전체 시간은, 음식물과 신체조건에 따라 큰 차이를 보이며, 대략 24시간에서 72시간까지 걸린다.

우리 조상들의 위는 언제나 음식물이 부족하고 공복으로 있는 시간이 많았다. 지금처럼 포식하고 수시로 채워지는 경험을 한 적이 없다. 우리가 식사를 하면 그때부터 소화기관은 신체의 기능들을 총동원해 엄청 바쁘게 일을 하게 된다. 일을 마치고 나면 적절히 쉬어야 다음 식사 때에 제대로 가동할 수 있지 않겠는가? 그런데 뭔가를 계속 채워 넣게 되면, 위가 지쳐서 동력과 효율이 떨어지고, 위산이 늘어 역류성 식도염이나 위염으로 진전될 수도 있고, 소화가 제대로 잘 안되니 영양분의 흡수 효율이 저하될 수밖에 없다. 우리의 일상생활도 몸의 건강도 일과 쉼의 조화와 균형에 있다. 우리 신체의 소화기관도 마찬가지이며, 평생 일을 하고 있으니 아마 더 긴요할 수도 있다.

한편 소화와 흡수 그리고 대사작용으로 생긴 노폐물의 배출은 위장이 비어 있어야 원활해진다. 여기에 다시 섭취와 공복의 균형이 필요하다. 비워야 제대로 채울 수 있음은 자연의 섭리다. 제대로 비우지 않고 계속 채워지다 보면 불균형이 만성화되고 병으로 진전될 수 있다.

아침 식사는 안 해도 된다, 건너뛰면 더 좋다 | 전날 저녁에 과식했거나 늦게까지 회식을 했다면 아침식사는 건너뛰는 게 훨씬 좋다. 대신 물은 충분히 마실 필요가 있다. 알코올을 분해하는 데는 충분한 물이 최고다. 아침을 꼭 먹어야 한다면, 채소 주스 한 잔 정도면 충분하고, 아침에 3대 영양소로 위를 채워야 한다는 생각은 접는 것이 바람직하다. 잠에서 깨어난 지 얼마 안 된 상태에서 음식을 먹으면 아직 소화활동의 준비가 전혀 되어 있지 못한 위에 큰 부담이 된다. 그래서 먹더라도 8시 이전에 식사는 피하는 것이 좋다.

아침에 식사를 해야 뇌에 포도당을 공급하고 업무 능률이 오른다는 학설이 있지만, 특별히 영양 부족 상태가 아니라면 아침을 걸러도 활동에 필요한 포도당은 충분히 공급하는 시스템을 우리 몸특히 간이 잘 갖추고 있다.

특히 뱃살이 부자인 경우에는 더욱 그렇다. 훨씬 더 바람직한 것은, **아침을 거르고 운동을 하면 체지방이 분해되고 특히 내장지방 몸속의 노폐물을 제거하는 자가포식작용까지 활성화되어 몸이 더욱 가뿐해지고 건강해지는 상승효과를 볼 수 있다. '아침 거르고 운동 하기'가 정말 좋다.** 가장 추천하고 싶은 양생법이다.

혈당 그리고 혈당 스파이크

- **혈당** | 우리 몸의 생명 시스템세포부터 조직, 장기, 기관까지에 영향을 미치는 뚜렷한 지표가 하나 있다. 이 지표를 이해하고 최적화 노력을 한다면 심신으로 훨씬 건강해질 것이다. 현대 영양학의 키워드인 그것은 바로 혈액에 있는 '혈당혈중 글루코스 농도', 즉 '포도당의 양'이다. 포도당은 우리 몸의 가장 중요한 에너지원이다. 음식을 통해 얻은 포도당은 혈관을 통해 세포로 전달되며 그것의 농도는 수시로 변동된다. 그 농도의 급격한 증가와 감소는 인체에 다양하고 중대한 영향을 미치게 된다.

- **혈당 스파이크** | 혈당이 갑자기 올랐다가 급격히 떨어지는 현상을 '혈당 스파이크'라고 한다. 밥, 빵, 면, 설탕 등 정제 탄수화물을 과다 섭취하게 되면 혈당 수치가 급격히 치솟게 된다. 그러면 우리 몸은 혈당을 떨어뜨리기 위해서 인슐린을 재빨리 과도하게 분비한다. 그렇게 되면 혈당이 빠르게 올랐다가 곧이어 빠르게 떨어지게 된다. 음식을 먹으면 혈당이 올라가는 것은 자연스러운 현상이고 우리들 누구나 혈당 스파이크에서 자유로울 수는 없다.

하지만 혈당 스파이크가 수시로 계속 반복되면 인슐린을 분비하는 췌장이 혹사를 하게 되고 당뇨병의 가능성이 높아진다. 당뇨 전 단계나 당뇨 고위험군이라면 혈당 스파이크에 최우선으로 신경을 써야 한다. 혈당 스파이크가 반복되면 혈관 내피세포가 손상되어 염증이 생기고 혈관벽의 유연성이 떨어지면서 동맥경화나 심근경색의 원인으로 이어질 수 있다. 계속 더 진행되면 당뇨, 고혈압, 고지혈증, 비만 등의 대사증후군으로 진전될 가능성이 매우 커진다.

무서운 혈당 스파이크

건강장수를 위해 무엇보다 먼저 시작해야 할 과제는 식사조절이다. 그리고 첫 번째는 기존의 칼로리 제한이 아닌 '당질 제한'이다. 적절한 운동은 물론 중요하지만 가장 최우선 과제는 '당질 제한'이다. 특히 식후 혈당치가 140mg/dL를 넘나드는 혈당 스파이크 상태는 최대한 피하는 게 좋다.

대부분의 식사에서 우리는 고기나 생선을 빵 또는 밥과 함께 먹는다. 하지만 단백질, 지질을 곡물과 함께 먹는 식생활은 소화기관에 큰 부담을 주는 원인이 된다. '무슨 뚱딴지 같은 소리야? 평생 그렇게 먹어 왔는데…' 사실 우리들 대부분은 어려서부터 그렇게 먹어 왔고 지금도 그렇게 하고 있다.

그러나 지금부터는 바꿀 필요가 있다. 무서운 혈당 스파이크를 관리하기 위해서는 바꿔야 한다. 적당한 양의 탄수화물은 괜찮으나, 문제는 다량의 탄수화물 경우다. 특히 중中·장長·노년老年에 접어들면서는 바짝 신경을 써야만 한다. 건강장수를 위해서 꼭 필요하다. 그 이유는 다음과 같다.

혈당의 적, 당화와 산화 | 혈당이 급격히 오르면 뭐가 문제일까? 핵심은 '당화糖化'와 '산화'이며, 각각 몸속의 '그을음'과 '녹'이라고 말할 수 있다. 당화의 주요 요인은 'AGEAdvanced Glycation End-products, 최종 당화 산물'이고 산화의 주요 요인은 '활성산소'다. 이 둘은 상호 상승 작용을 일으키면서, 내장과 혈관에 만성 염증을 유발하고 노화를 촉진하며 비만, 고혈압, 당뇨, 암, 심근경색, 뇌경색과 같은 생활습관병과 인지장애로 진전되는 주요 원인이 된다.

포도당은 몸속에서 단백질과 쉽게 결합하는 성질이 있다. 당질과 단백질이 결합당화, 糖化한 물질이 AGE이고, 이런 당화 현상은 식후에 혈당이 오를 때 일어난다. 노화 촉진 요인으로 알려진 활성산소free radical에 추가해서 AGE가 또 다른 노화 촉진의 핵심 요인이라는 사실이 밝혀졌다. 건강검진에서 당뇨병 검사의 주요 항목인 당화혈색소HbA1c가 바로 이것이며, 당화 단백질의 정도를 나타내는 지표다.

한편, 몸을 산화시키는 활성산소는 몸에서 에너지를 만들어낼 때 생기는 물질이다. 원래 활성산소는 외부 병원체의 공격으로부터 몸을 보호하는 물질인데, 필요 이상이 되면 신체조직을 손상시켜 녹슬게 한다. 이를 막기 위해 인체는 항산화 물질을 생성해내지만, 혈당 스파이크가 일어나게 되면 제대로 생성되지 못하게 되고, 이러면 활성 산소를 제거하지 못하고 산화 스트레스가 발생하게 된다.

다량의 탄수화물 식단은, 대표적 만성질환과 다양한 각종 질환의 원인이 되는 MIRSMetabolic Insulin Resistanced Syndrome, 대사성 인슐린 저항 증후군의 위험을 증가시키며, 과도한 포도당과 과당은 끈적끈적한 당화의 직접적인 원인이 된다. 조금 과하게 표현한다면 우리들 대부분은 이미 어느 정도의 당뇨병 환자라 할 수 있다. 혈당 스파이크 관리와 생활습관병의 예방을 위해서는 무엇보다 최우선적으로 '당질제한식'이 필수적이다.

혈당 스파이크가 일으키는 문제들

자유 래디컬활성산소**과 산화 스트레스** | 혈당 스파이크가 일어나면 우리 몸의 60조 개 이상의 세포들이 먼저 알아챈다. 세포 안으로 들어간 포도당의 목표는 에너지로 전환되는 것이며, 이 과정을 책임지는 세포 내 기관은 에너지 발전소인 '미토콘드리아'다. 미토콘드리아는 포도당과 산소를 이용해 세포가 일을 할 수 있는 에너지를 만든다.

그런데 미토콘드리아에게 필요 이상으로 너무 많은 포도당을 주면 그로키 상태가 된다. 미토콘드리아는 세포가 에너지로 필요로 하는 에너지만큼만 포도당을 분해할 수 있다. 혈당 스파이크가 일어날 때는 세포에 포도당이 '너무 빨리, 너무 많이' 전달될 때이며 이때 문제가 생긴다.

미토콘드리아가 과도한 포도당의 늪에 빠지면 심각한 문제를 일으키는 '자유 래디컬'이라 불리는 활성산소가 생긴다. 혈당 스파이크로 인해 생기는 자유 래디컬은 위험한 연쇄 반응을 일으키며 모든 세포와 장기와 기관에 손상을 입히기 때문에 아주 위험하다. 유전자 코드DNA를 끊고 변경하며 해로운 유전자를 활성화시키고 암으로 이어질 수 있는 돌연변이도 일으킨다.

세포에는 적당한 양의 자유 래디컬이 존재하며 우리 몸은 이를 통제할 수 있지만, 혈당 스파이크가 반복되면 자유 래디컬은 통제 불가능한 상태가 되며 몸은 '산화 스트레스'라는 상태에 놓이게 된다. 산화 스트레스는 심장병, 제2형 당뇨병, 인지 기능 저하, 그리고 노화의 원인이다.

당화와 염증 | 우리 몸은 태어나서부터 아주 천천히 갈색으로 변해간다(갈변). 아이들의 늑골 연골은 하얗다. 그러나 80~90세가 되면 하얗던 연골이 갈색으로 변해 있다. 포도당 분자가 다른 종류의 분자들_{주로 단백질}과 부딪힐 때 갈변이 일어나고, 포도당과 부딪힌 다른 분자들은 '당화$_{glycation}$'되고 당화된 분자는 손상을 일으킨다. 빵을 구우면 갈색으로 변하는 것처럼 우리 몸도 서서히 갈색으로 변해간다.

갈변이 노화다. 이것은 음식을 먹고 소화시키는 생명체의 정상적인 생명 활동이며, 생명체의 모든 삶에서 피할 수 없는 부분이다. 이것이 바로 노화하게 되고, 장기들의 기능이 떨어지며, 결국에는 죽게 되는 과정이자 이유다.

이 필수불가결의 과정을 멈출 수는 없지만 좀 더 느리게 만들거나 혹은 더 빠르게 만들 수는 있다. 몸에 포도당을 더 많이 전달할수록 당화는 더 자주 일어나고 이미 당화된 분자는 더욱더 손상된다. 당화된 분자의 장기적인 영향은 주름과 백내장에서 심장병과 알츠하이머까지 이른다. 특히 과당은 포도당보다 10배 이상 더 빠르게 당화시키고 그만큼 손상을 더 많이 입힌다.

혈당 농도와 당화 반응은 밀접하게 연관되어 있다. 당뇨 환자들에게 잘 알려진 당화혈색소$_{HbA1c}$ 검사는 2~3개월간 포도당에 의해 당화된 적혈구 단백질 양을 측정하는 것으로, 이 수치가 높을수록 체내에서 더 많은 포도당이 돌아다니며, 갈변 반응과 염증이 더 자주 일어나고, 더 빠르게 노화가 진행되고 있음을 나타낸다.

과도한 인슐린, 인슐린 저항, 그리고 당뇨병 | 혈당 스파이크로부터 보호하기 위해 우리 몸은 적절한 방어 작용을 한다. 혈당 수치가 올라갈 때 우리 몸의 지휘자는 췌장이며 주요 기능은 인슐린을 체내로 보내는 것이다. 인슐린의 임무는 과잉 포도당을 '세 가지 저장소', 즉 간, 근육, 몸속의 지방 저장소로 옮겨 혈중 포도당을 낮추고 혈관 손상을 막는 것이다. 우리 몸에 더 많은 혈당 스파이크가 일어날수록 더 많은 인슐린을 분비하게 된다.

문제는 이런 일이 계속되면, 만성적으로 증가되는 인슐린과 만성적인 혈당 스파이크 곡예올랐다 내렸다는 인슐린 저항으로부터 시작해서 비만, 제2형 당뇨병, 그리고 다양한 질병들의 치명적인 원인이 될 수밖에 없다.

혈당 스파이크를 낮추는 법

식후 상태에는 어떤 일들이? | 우리가 식사를 마치면 그때부터 소화기관들은 활동을 시작해서 평균 4시간 동안 바쁘게 일을 한다. 이 시간을 '식후 상태postprandial state'라고 부른다.

식후 상태는 하루 중에서 호르몬과 염증의 변화가 크게 일어나는 시간이다. 섭취한 음식을 소화하고, 분류하고, 저장하기 위해 소화계로 유입되는 혈액의 양이 급증하고, 호르몬이 밀려들고, 인슐린 수치, 산화 스트레스, 그리고 염증이 증가한다. 소화에 집중하기 위해 소화에 관계없는 시스템들은 잠시 가동을 멈출 수도 있다.

식사 후에 혈당 스파이크가 크면 클수록 몸이 관리하고 조절해야 하는 자유 래디컬, 당화 반응, 인슐린 분비량이 많아지기 때문에, 몸이 감당해야 하는 식후 상태는 더욱 힘들고 복잡해진다. 식후 상태는 정상적인 과정이지만, 몸에는 매우 피곤하고 힘든 시간이다.

음식을 건강해지는 순서로 먹자 | 처음에 채소와 섬유질을 먹고, 그다음으로 단백질과 지방을 먹으며, 탄수화물과 설탕을 마지막에 먹는 것이다. 연구자들에 따르면, 놀랍게도, 이 순서가 가져오는 효과는 당뇨병 환자들이 혈당 스파이크를 낮추기 위해 처방받는 당뇨약과 충분히 상응할 만한 수준이라고 한다.

우리가 먹는 음식은 위에 도착한 후 장을 따라 이동하고, 그곳에서 잘게 쪼개져 혈류로 흡수된다. 탄수화물(당질과 녹말)이 위에 먼저 도착하면 장에도 빠르게 도착하게 되고 장에서 포도당으로 분해된 후 혈류로 급속히 이동할 것이다. 이것은 바로 즉시 무서운 혈당 스파이크를 만든다. 탄수화물을 더 먼저 더 많이 더 급하게 먹을수록 혈당 스파이크는 더욱더 커진다.

반면에, 채소를 먼저 먹으면 다른 변화가 일어난다. 채소에는 섬유질이 충분히 있고, 섬유질은 소화계에서 포도당으로 분해되지 않고 천천히 이동한다. 먼저 위에 도착한 섬유질은 나중에 도착한 탄수화물의 분해와 흡수를 늦추고, 섬유질 덕분에 혈당 곡선이 완만해지게 된다. 섬유질을 섭취한 뒤 먹는 탄수화물과 당분은 나쁜 영향을 덜 끼치고, 우리는 먹는 즐거움은 누리면서 부작용 우려는 덜어낼 수 있게 된다. 단백질과 지방도 위에서 배출 속도를 늦추기 때문에, 단백질과 지방을 탄수화물보다 먼저 먹는 것이 혈당 곡선을 완만하게 하는 방법이다. 핵심은 **'탄수화물을 맨 나중에'**다.

> **음식을 먹는 순서**
> 섬유질채소, 해조류을 먼저, 그다음에 단백질과 지방, 탄수화물은 맨 마지막에

현실적으로 우리가 식사할 때 이 같은 순서를 명확히 지키며 먹는 게 쉽지 않을 수 있다. 하지만 혈당 스파이크를 낮추고 피하기 위해서 우리가 꼭 지켜야 할 핵심은 '탄수화물당질과 정제된 녹말을 맨 나중에' 먹는 것이다. 최소한 이것만 지켜도 성공이다.

식사가 끝나면 움직이자 | 식사 후에 혈당이 오르고 인슐린이 분비되면 우리 몸은 착실하게 지방을 쌓을 준비를 한다. 이때 가만히 누워 있거나 편하게 쉰다면 우리 몸은 지방을 축적하는 최적의 상태가 된다. 식사 후에는 어떻게든 몸을 움직여서 인슐린이 과도하게 분비되지 않도록 해야 할 필요가 있다. 식후 가볍게 걷기만 해도 좋고, 특히 평소보다 당질을 많이 섭취했다면 더욱더 식사 후 움직일 필요가 있다.

많은 사람들이 식사 후 10~20분 동안 걷는 것만으로도 만족할 만한 결과를 얻고 있다. 한 대규모 연구에서 제2형 당뇨 환자들의 식사 후 걷기가 혈당 스파이크를 27%까지 낮춘 것으로 보고되고 있다.

근육은 새롭게 수축할 때마다 포도당 분자를 연소한다. 그러므로 먹고 난 후 움직이면근육이 수축 별도로 인슐린 수치를 증가시키지 않고도 포도당을 연소하며 혈당 곡선을 완만하게 만들 수 있다. 핵심은 식사 후에 꼭 움직이거나 걷는 것이다.

소식·단식

열량 섭취 제한, '강제환우強制換羽'

1935년 미국 코넬대학 맥케이 박사는 '적은 영양이 동물의 수명을 연장하고 종양 발생을 억제한다'고 발표했다. 그 후부터 서양의 영양학계와 의학 분야에서는 '30~40% 열량을 제한한 동물의 수명이 월등히 길며 질병의 발병과 생체 기능 저하가 느리게 진행된다'는 연구결과가 계속되고 있다.

미국 국립노화연구소NIA의 마크 맷슨 박사는 쥐를 3그룹으로 나누어 다음의 실험을 했다.

- A그룹: 원하는 만큼 먹인다.
- B그룹: 섭취 열량을 60%로 줄인다.
- C그룹: 하루는 원하는 만큼 먹이고 다음 날은 굶긴다.

실험 결과 B그룹은 A그룹보다 수명이 50% 늘었고, 가장 건강하게 오래 산 그룹은 C그룹이었다. C그룹의 쥐는 노화로 인한 뇌 손상도 적었다. 맷슨 박사는 **'단식이 몸을 구성하는 세포의 산화와 손상을 억제한다'**고 결론지었다.

'강제환우強制換羽'라는 양계養鷄 관습이 있다. 닭은 산란을 시작해 1년이 지나면 산란율이 감소하면서 껍질이 얇아지며 난질도 떨어지기 시작한다. 그러면 자연환우를 하는 개체가 서서히 나타나기 시작한다. 이러한 자연환우를 기다리지 않고 인공적으로 계군 전체를 휴산시키고 환우를 시키면 전체의 산란 능력을 높일 수 있으며, 이를 강제환우라고 한다. 방법은 1~2주간 절식시키면서 물만 급여하는 것으로, 절식 후 1~2일 지나면 휴산을 하며 7~14일에 환우가 시작된다. 새로운 산란이 다시 시작되는 시기는 절식 후 30~45일 지나서부터이며 그 후 10~18개월 동안 다시 좋은 산란 능력을 갖추게 된다.

40세에 뼈를 깎는 고행에 들어가는 솔개

솔개Kite, 鳶는 가장 장수하는 조류의 하나로 최고 70년까지 사는데, 이렇게 하려면 40세가 되었을 때 매우 고통스러운 과정을 이겨내야 한다고 한다. 그때쯤이면 솔개는 발톱이 퇴화되어서 사냥감을 제대로 잡아챌 수 없게 된다. 부리도 길게 자라서 구부러지고, 깃털 또한 두껍게 자라 날개가 무거워지고 하늘로 날아오르기가 힘들어진다. 솔개에게는 두 가지 선택이 있다. 그대로 죽어가든지, 아니면 고통스러운 갱생과정을 거쳐 다시 강인한 몸으로 변신하는 것이다.

갱생의 길로 들어선 솔개는 높은 산에 올라가 둥지를 틀고 고통의 수행을 시작한다. 먼저 부리로 바위를 쪼아 부리가 깨지고 빠지게 한다. 그러고 나면 서서히 새로운 부리가 생기게 된다. 그 후 새로 돋은 부리로 발톱을 하나씩 뽑아낸다. 그리고 새로운 발톱이 돋아나면 날개의 깃털을 뽑아낸다. 갱생의 과정에서 사냥을 할 수 없어 자연스럽게 단식을 하게 된다. 그리하여 반년을 지나면 새 깃털이 돋아나 솔개는 새로운 모습으로 변신하게 된다. 그리고 다시 힘차게 하늘로 날아올라 30년의 수명을 더 누리게 된다.

변화에는 고통이 따르지만, 한편으로는 도전할 가치가 있지 않을까? 우리도 무엇을 어떻게 준비하면 좋을까?

몸의 다른 차원을 여는 단식

단식은 곡기를 일시적으로 끊는 것을 말한다. 단식은 소화효소를 쓰지 않고 신진대사 효소를 활성화하고자 하는 것이다. 단식은 과학적 연구를 거쳐 가장 효과적인 질병 치료법으로 인정되었고, 수천 년 동안 많은 질병 치료에 꾸준히 활용되어 왔다. 단식 전문가 오토 부킹거 박사에 의하면, 단식에 의한 자가포식이 진행되는 동안, 몸은 병약한 조직세포나 체내의 종양과 노폐물을 음식물 대신 이용하는데, 이를 통해 몸속의 청소가 완성된다. **단식기간 중에 신체의 배설 기관의 배설 능력이 현격히 증대되고 축적된 노폐물과 독성물질들은 빨리 제거되게 된다.**

히포크라테스는 병세가 악화되지 않는 한, 속을 비워두는 것이 곧 병을 고치는 방법이라고 강조했고, 피타고라스와 소크라테스도 단식을 실천해 건강장수를 유지했다. 단식에는 일반인으로는 이해하기 쉽지 않은 신비한 영역이 있는 것 같다.

우리 몸은 단식을 하면 위험 상태로 인지하고 체내의 동원 가능한 자원을 모아 신진대사를 이어간다. 우선 에너지를 얻기 위해 신체 기능에 덜 필수적인 것부터 쓰기 시작한다. 세포들은 노폐물을 밖으로 내보내고, 몸의 감지 능력도 훨씬 높아지고, 뇌는 몸을 돌보는 데에 집중하게 된다. 또한 단식을 하면 소화계 내장기관은 휴식을 취하고, 소화기관에 사용하던 에너지는 배설과 면역력 증강에 쓰인다.

단식은 특히 대사 효소가 부족한 사람에게 필요하다. 대사 효소는 세포를 수리하고 독소를 배출하며 외부의 병원체와 싸우는 역할을 하며, 특히 질병으로 고통받는 환자에게도 더욱 필요하다. **단식은 건강한 사람은 더 건강하게 하고, 아픈 사람은 건강을 회복할 수 있는 안전하고 효과적인 방법이다.** 동물들은 병에 걸리거나 다쳤을 때, 조용히 자신의 자리로 가서 아무것도 먹지 않고 몸이 회복되기를 기다린다. 본능에 따라 단식을 실천하고 있다.

단식과 자가포식 autophagy

도쿄공업대 명예교수 오스미 요시노리 박사는 '영양부족으로 기아 상태인 세포가 생존하기 위해 자신auto-을 먹는phagy 자가포식 작용'을 밝혀낸 공로로 2016년 노벨 생리의학상을 받았다. 자가포식autophagy; 세포 청소 작용은 크게 세 가지다.

❶ 세포 내 '영양 재사용'
❷ 세포 내 불필요한 물질을 분해해 청소하는 '정화 작용'
❸ 세포 안에 들어온 바이러스 등 병원체와 유해물질을 분해해 세포를 보호하는 '방어 작용'

이런 자가포식은 평소에도 일어나지만, 단식을 할 때 가장 확실하게 활성화된다. 우리가 섭취하는 음식은 몸을 가동하기 위한 연료다. 연료를 계속해서 공급해주면 우리의 몸은 주어지는 연료로 가동하면 되기 때문에 별도의 다른 노력을 할 필요가 없다. 그러나 단식을 하면 공급되는 에너지가 없기 때문에 필요한 에너지를 얻기 위해서 몸은 뭔가를 해야 되고, 이때부터 세포의 자가포식 스위치가 작동된다. 단식은 몸의 중요한 재생 과정이다.

이슬람 금식, 라마단 Ramadan

미국 텍사스 베일러Baylor대학 연구팀은 아침부터 일몰까지 금식을 30일간 유지했을 때 나타나는 변화를 관찰한 후, 단백질 연구에 특화된 《저널 오브 프로테오믹스 Journal of Proteomics》에 다음과 같은 연구 결과를 발표했다. 연구진은 2020년 4월 23일~5월 23일 라마단 기간에 금식에 참가한 사람들의 혈청을 분석한 결과, 항암과 대사작용에 관련된 유전자가 활성화되어 관련 단백질 생산이 늘어났음을 밝혔다.

- 다양한 종양의 증식, 진행, 침습을 억제하는 단백질이 9배 정도 발현 수준이 높아졌다.
- 암 발생 시 줄어드는 단백질은 간 조직에서 자주 보이는 데, 장기간의 간헐적 단식 후에 늘어났다.
- 다른 암·종양 관련 단백질도 장기간 간헐적 단식 이후 항암성 유전자 발현이 늘어났다.
- 항암 유전자 외에도 인슐린 반응성, 일부 면역 단백질, 포도당·지질 대사 조절 유전자가 활성화되었다.
- 30일간의 간헐적 단식이 암뿐만 아니라 여러 대사와 염증 질환에 대한 예방적 접근이 될 수 있다.

라마단은 해가 떠서 질 때까지 금식하는 것이며, 노약자와 임산부, 영유아, 환자는 제외된다. 이슬람의 라마단 금식에서 종교적 의미를 제외하면 '건강한 사람의 간헐적 단식'으로 볼 수 있다.

배고픔이 사라진 시대

원시시대부터 우리의 몸은 먹은 다음에는 일정 시간 소화기관이 비워지도록 되어 있는데, 현대인들의 위와 장은 거의 지속적인 만복 상태가 되고 있다.

- **만복**滿腹 | 음식을 먹고 또한 칼로리는 저장된다 → 인슐린이 대사를 지배한다
- **공복**空腹 | 음식을 먹지 않고 칼로리는 소모된다 → 성장호르몬이 대사를 지배한다

성장호르몬을 증가시키는 세 가지 방법, 즉 단식, 운동, 숙면이 건강 개선, 체지방 저하, 수명 연장과 연관이 깊다는 데에는 이견이 없다. 단식을 통해 감소되는 것은 인슐린 수치, 혈당 수치, 체지방, 체중, 만성 염증 등이며, 증가되는 것은 지방 분해와 연소, 성장호르몬, 면역력 등이다.

현대인들은 너무 자주 너무 많이 먹어서 건강을 해치는 경우가 대부분이다. 감기에 들거나 컨디션이 안 좋으면 식욕이 떨어지게 된다. '입맛도 없는데 한두 끼 굶어야겠다' 하고 일시적으로 단식을 하면 훨씬 빨리 회복할

텐데, '아플 때일수록 잘 먹어야지' 하며 더 먹게 되면 몸은 더 힘들어진다. 굶으면, 소화기능에 쓰이던 효소가 몸의 회복에 필요한 신진대사에 집중해서 쓰이게 됨으로써 회복은 훨씬 빨라진다. 컨디션이 나쁠 때는 굶어보자. 식욕이 없다는 것은 우리 몸이 먹지 말라는 신호다.

한편, 장에는 장 운동을 활발하게 하고 장내 잔류물을 배설하기 위해 분비되는 모틸린Motilin이라는 소화관 호르몬이 있는데, 배가 고파 꼬르륵 소리가 날 때 분비가 왕성해진다. 모틸린이 분비되면 위와 장의 연동운동을 촉진해 변을 배출하고 위와 장을 청소하게 된다. 아침에 일어나 몇 시간은 물만 먹고 운동이나 일을 하다가 식사하는 것이 장에는 가장 좋고 바람직한 식사법이다.

자유로운 삶

지속적인 소식과 단식이 건강에 이롭고 노화를 늦추는 효과가 있다는 것에 대해 학자들의 의견도 거의 일치하고 있다. 이제 우리들도 단식의 탁월한 효과도 알겠고, 적게 먹거나 주기적으로 끼니를 건너뛰는 것도 좋다는 것을 대부분 이해할 수 있을 것이다.

하지만 지속적인 소식과 정통 단식이라는 것이 보통 어려운 게 아니다. 무턱대고 적게 먹으면 좋을 줄 알고 오랫동안 그렇게 했다가는 골다공증, 빈혈이나 단백질 부족 같은 영양실조에 걸릴 수도 있다. 단식은 쇠를 담금질하는 것과 같다. 담금질을 너무 많이 하면 쇠가 상하듯이 단식도 지나치면 몸이 손상된다.

한편, 배부르게 맘껏 먹는다는 것은 기분 좋은 일이다. 만족한 식사 후의 포만감은 인생의 즐거움의 하나다. 지속적인 소식과 정통 단식이 아무리 뛰어난 효과가 있다고 하더라도, 너무나 고통스러운 일이기에 일반적인 건강 전략으로 추천되기에는 힘들 것으로 보인다. 이보다는 제대로 식사하면서, 중간에 하루 이틀 단식하거나, 또는 하루에 한 끼를 거르는 것이 실천하기에 훨씬 편하고 쉬울 것이다. 때로는 멋진 레스토랑에서 마음껏 먹는 날도 있어야 하지 않겠는가? 이어서 논의될 간헐적 단식은 이러한 어려움을 해소할 수 있으면서 효과 또한 탁월한 가장 좋은 대안으로 각광받고 있다.

간헐적 단식

간헐적 단식은 언젠가 방송에서 다루면서 일반인들 사이에서도 유명해졌다. 너무 많이 먹는 것에 대한 염려는 20세기 후반에 와서야 생긴 현상이다. 원래 인간은 먹을 것이 부족한 상태에서 살아왔기 때문에 저절로 간헐적 단식을 할 수밖에 없었다. 간헐적 단식은 구석기 시대 원시인들의 식습관과 비슷하다. 그 시대에는 먹을 수 있을 때 실컷 먹고 다음 먹을거리가 생길 때까지는 공복으로 지낼 수밖에 없었다. 우리 인체는 간헐적 단식에 적합하도록 진화해왔다고 한다. 확실한 식사feeding와 함께 확실한 단식fasting이 있는 상태에서 우리들의 세포가 가장 적절하게 작동한다는 것이다.

간헐적 단식은 굶주림이 아니다. 식사와 다음 식사 사이의 기간을 연장할 뿐이며, 스스로 청소할 시간을 주는 건강한 식습관이다. 특히, 바쁜 사회활동이 줄어드는 60대 이후부터는 하루 세 끼라는 끼니 강박에서 벗어나 스트레스에 시달리는 우리 몸에 적절한 쉼의 시간을 배려해주면 좋겠다. 모든 생명체는 물론 자동차나 휴대폰 등 작동되는 비생명체까지도 고장 없이 오래 기능하려면 적절한 휴식과 쉼이 필요하다. 특히 사람의 장기들은 삼시세끼와 간식 야식 음주 등으로 거의 쉬지 못하는 과부하 상태이며 고장의 원인은 계속 누적되고 있다.

간헐적 단식의 효과

단식을 하면 지방을 소모해 체중이 감량되고, 머리가 맑아지고 일의 능률도 오르는 등 긍정적 효과를 얻을 수 있으며, 더욱이 영양 과잉으로 인해 발생하는 생활습관병당뇨, 고혈압, 고지혈증, 비만 등의 치료에도 탁월한 도움을 준다. 과학적으로 밝혀진 간헐적 단식의 다섯 가지 효과는 다음과 같다.

- **체지방 분해 및 감소** | 단식 중 우리의 몸은 지방을 연료로 사용한다. 텍사스대학교 갤버스턴 의과대학 연구진은 논문을 통해 24시간 단식 후에 산화되는 지방의 양이 50% 증가한다는 사실을 밝혔다. 단식은 운동보다 지방을 연소하는 효과가 크고, 따라서 체중 감량이 효과적으로 이루어진다.
- **혈당 및 인슐린 감소** | 단식을 하면 혈당이 떨어진다. 연구에 따르면 72시간 단식한 사람들의 인슐린 수치가 절반 이하로 떨어졌다. 인슐린 민감성이 좋아져 혈당이 떨어진다. 대부분의 당뇨 환자들은 단식에 문제가 없지만, 당뇨가 심한 환자들은 저혈당 위험 때문에 시작 전에 반드시 의사와 상의할 필요가 있다.
- **성장호르몬 증가** | 성장호르몬은 지방 연소, 근육 성장, 대사 증가 역

할을 한다. 비만은 성장호르몬의 수치를 낮추고 과식은 성장호르몬의 분비를 억제하는 데 반해, 간헐적 단식은 성장호르몬 수치를 6배나 증가시킬 수 있다. 증가한 성장호르몬은 단식 중 염려되는 근육의 손실을 막고 몸이 더 젊어지게 한다.

- **만성염증 감소** | 간헐적 단식은 면역력을 유지하면서 만성염증을 낮춰주기 때문에 질병을 치료하는 효과가 있다. 비만인 사람은 염증 지표가 높은데, 단식을 하면 염증 수치가 떨어지고 체지방이 줄어든다.
- **뇌 건강과 수명 연장** | 스님이나 도 닦는 분들이 한 달씩 단식 정진을 하는데, 이를 통해 머리가 맑아지고 뇌 기능과 뇌 혈관도 건강하고 깨끗해진다. 또한 음식을 덜 먹게 되면서 몸의 대사활동이 차분해지고 내장과 장기들에 휴식을 줄 수 있고, 자가포식으로 노화 세포를 청소하고 염증을 낮춤으로써 노화를 늦출 수 있다.

이렇게 좋은 단식을 정통적인 단식으로 하려면 엄두가 안 난다. 하지만 우리들의 실생활에서 쉽게 할 수 있는 간헐적 단식이라는 방법을 통하게 되면, 하지 말아야 할 이유를 찾기가 어렵다.

간헐적 단식법

간헐적 단식의 방법에는 시간제한 식이, 격일 단식, 주기적 단식이 있다. 모든 간헐적 단식은 단식 시간 동안 칼로리가 있는 음식을 금하는 것을 뜻하며, 물과 비타민 섭취는 언제든 가능하다.

- **시간제한 식이** | 24시간 중 정해진 시간에 식사를 하는 것이다. 제가 하는 방법은 8+16으로 하루에 8시간은 먹고 싶을 때 편히 먹고 16시간은 먹지 않는다.저녁 8시~익일 점심 12시. '시간제한 식이'의 경우 칼로리 제한은 없지만, 양질의 건강한 음식을 적절히 먹을 만큼 먹기를 권한다.
- **격일 단식** | 하루는 정상 식사를 하고, 다음 날은 정상 식사량의 1/4 정도만 먹는 것이다. 이런 식으로 하루 건너 하루씩 단식하는 방법도 있고, 1주일에 2일만 단식하는 5:2법도 있다.
- **시간제한식사법**Time-Restricted Eating, TRE | 하루의 마지막 식사와 이튿날 첫 식사 사이의 간격을 12~18시간으로 유지한다. TRE 실천은 하루 중 한 끼(대개 아침식사)를 건너뜀으로써 어렵지 않게 할 수 있다. 오후 8시에 저녁식사를 마치고 다음 날 첫 식사를 정오에 하면, 매일 16시간 단식을 하게 된다. 현재 주요 대학교 연구실에서는 TRE의 긍정적 연구 결과들이 속속 나오고 있다. UCSD의 솔크연구소Salk Institute의 실험에서 10시간 TRE 방식14시간 단식, 10시간 식사을 3개월 지속한 결과, 참가자들의 복부지방이 줄어들고 혈압과 콜레스테롤 수치가 개선되고 혈당 수치가 낮아지고 인슐린 민감성이 증가하는 등의 효과를 나타냈다고 보고하고 있다.

이슬람의 라마단 기간 한 달 동안은 해가 있는 낮에 음식이나 음료를 먹지 않는다. 따라서 1일 1식 또는 간헐적 단식과 유사하다. 라마단 단식이 몸에 좋다면 이슬람교도들은 건강해야 할 것이다. 그런데 두바이 인구의 과반수가 비만이고 13.5%가 당뇨라고 한다. 본인의 의사와 달리 종교적인 이유로 굶어야만 하니 해가 진 뒤에 폭식을 하는 경우가 많기 때문이다. 이런 엉터리 단식이 한 달 동안 반복되니 몸은 더 망가진다. 소화효소와 인슐린이 엉망이 되는 잘못된 간헐적 단식의 일례다.

돈도 안 들고 효율적인 시간관리도 가능한 간헐적 단식은, 특히 대사증후군이나 인슐린 저항성이 있는 분들이라면, 뭘 먹을까, 무슨 약을 챙겨야 할까보다는, 한 번쯤 적극적으로 고려해봄이 어떨까 한다. 당뇨, 고혈압, 고지혈, 비만 등의 대사증후군 문제가 있으면 본인의 생활습관에 문제가 있는 것이다. 유전이 아니니 조상 탓은 필요 없고 누구 탓이 아니다. 나의 생활패턴을 점검하는 것이 필요하다.

뭐가 잘못되었을까? 두 가지, '스트레스' 그리고 '먹는 문제'다. 여기서는 먹는 문제에 대해서 **"뭘 먹느냐"가 아니라, "어떻게 먹느냐"이고 그중에서 "속을 비우는 것"**에 관한 것이다. 이어지는 아침 단식은 간헐적 단식 중에서도 실생활에서 가장 편하고 자연스럽게 실천할 수 있는 대표적 방법이다.

식사는 영양과 함께 피로를 준다

아침에 눈을 떠도 계속 피곤한 상태에 있는 경우가 많다. 대부분 이러한 피곤함의 원인은 식사에 있다. 운동이나 일을 하면 피곤함을 느끼게 되지만 이런 피로감은 하룻밤 푹 자고 나면 자연스럽게 회복된다. 그런데 왜 많은 분들이 피곤함을 계속 느끼며 힘들어하는 것일까? 바로 식사, 비건강한 식습관이 원인이다. 식사의 질과 영양에 대해서는 엄청날 정도로 많이 이야기하지만, 문제는 식사의 양과 소화기관의 쉼이다.

앞 장에서 본 바와 같이 '식후 상태postprandial state'에서는 하루 중 혈액과 호르몬의 이동 변화가 가장 크게 일어난다. 우리는 식사를 하고 난 후에는 어떤 일이 진행되는지 별로 신경 쓰지 않는다. 그러나 이때부터 우리 몸의 내부 기관들은 총동원되어 긴 시간 동안 상호 작용하면서 들어온 음식물 처리에 온 힘을 기울인다. 영양분의 분해, 합성, 흡수, 저장, 독소 처리 등이 이루어지고, 다 쓰고 남은 음식물 잔재들은 장이 회수해 체외로 내보낸다. 이처럼 먹는다는 것은 영양을 섭취하는 중요한 수단임과 동시에, 내장을 풀 가동시켜 몸을 매우 피곤하게 만드는 행위이기도 하다.

자연 치료를 연구하는 미국의 건강 컨설턴트 하비 다이아몬드Harvey Diamond에 의하면, 일반적인 식사를 하는 사람은 하루 세 끼 섭취한 것을 완전 처리하기 위해서는 거의 마라톤을 할 수 있는 정도의 에너지를 사용하고 있다고까지 말하고 있다. 소화와 흡수 그리고 배설은 그 정도 힘든 일이다. 따라서 하루 세 끼 식사를 두 끼 식사로 줄이면, 단순 계산으로 3분의 1의 에너지를 다른 일에 쓸 수 있겠다. 하루에 일정 시간 동안 먹지 않는 시간을 만들어 몸을 쉬게 하는 일은 생각보다 중요하다.

하루 12~18시간의 식사 휴식 시간을 갖기 위해서는 아침식사를 하지 않는 것이 가장 편하고 좋다. 아침 한 끼를 거르면 처음에는 좀 출출하지만, 머리가 맑고 상쾌한 힘이 솟아난다. 체험해보면 정말 산뜻한 기분을 느낄 것이다. 집중력이 오르고, 일이나 공부의 효율이 높아진다. 아침을 먹지 않는 새로운 습관으로 만들어보면, 생활하면서 느끼는 그 차이는 매우 크다.

아침은 배설의 시간

왜 아침식사를 거르는 것이 좋을까? 바로 오전이 배설의 시간이기 때문이다. 오전은 배설기관이 활발하게 작동하는 시간이기에 음식물을 섭취하지 않는 것이 좋다(〈식食, 잘 먹기〉편(402쪽)에서 상세히 설명).

미국의 영양학자 웨버 박사는 다음과 같이 강조한다.

> "점심때가 되기 전에는 식사를 하지 말아야 한다. 하루에 한 끼, 혹은 두 끼로 만족해야 한다. 태양이 중천에 올 때까지는 인체에서 노폐물을 배설하는 시간이다. 아침식사를 하는 사람의 소변에서는 노폐물을 찾아볼 수 없다. 아침식사는 단지 습관적인 것이다. 한 번 습관에서 벗어나면 다시 이 습관을 되풀이하는 일은 없을 것이다. 아침식사는 생리적인 것이 아니다."

아침 시간에 우리 몸은 배설을 위해 흉추 9번 이하의 신경들이 활발하게 움직이는데, 아침을 먹게 되면 그 기능을 충분히 발휘할 수 없게 된다. 또한 오전 중에는 소화기관은 음식물을 받아들일 준비가 제대로 되어 있지 않다. 수면을 하는 동안의 소화기관의 점막은 아직 휴식 상태에 있다.

아침 단식에 대한 염려

아침을 거르고 점심을 먹으면 배가 고파서 많이 먹게 되지 않을까 염려하는 분들도 있다. 아침 단식 실행 후 잠시 동안은 본능적으로 평소의 식사량보다 조금 더 많이 먹게 되지만, 1~2개월쯤 지나면 이전의 식사량으로 자연히 돌아온다. 아침식사를 거르면 처음에는 체중이 줄어들지만 이는 체내의 노폐물이 빠져나가기 때문이고 다시 적정 체중이 된다. 제가 실제로 실천하고 확인한 결과다. 우리 몸은 평상성과 항상성을 조절하고 유지하는 지혜를 충분히 갖추고 있다.

또한 **아침을 먹지 않으면 어질어질하다고 하는 분들도 있다. 이런 분들은 이미 '당질 예비 중독자'라 할 수 있다.** 전날 저녁에 섭취한 에너지가 아직 충분히 남았음에도 불구하고 속이 비어서 힘들어한다면, 전날 저녁에 섭취한 당질로 인한 부자연스러운 공복감이다. **저녁에 당질 음식을 섭취해 혈당치가 급상승했다가 몇 시간 후 급격히 떨어진 상태로 아침을 맞이하는 '잠재적 반응성 저혈당'인 사람도 많다.**

이러한 분들이나 지금껏 삼시 세끼를 꼭 챙겨 먹던 분들이 아침식사를 바로 거르려면 힘들 것이다. 우선 당질의 섭취량과 아침 식사량을 1주일간 조금씩 줄여나가고, 그 이후에는 아침에 생수만 마시길 권한다. 아침에 생수를 충분히 마시는 것이 습관화되면, 이는 우리 몸의 최고의 활력제, 순환제, 정화제가 될 것이며, 또한 하루에 필요한 수분량을 이미 오전에 충분히 섭취하게 되는 좋은 습관이다.

장기간 단식이 아닌, 아침 한 끼 건너뛰어 식사량이 줄어든다고 영양 관리에 문제가 되는 것은 전혀 아니다. 영양실조나 기아와는 차원이 다르다. 식사 간격을 늘려 위와 장에 쉬는 시간이 주어지면, 소화 기능과 배설 기능이 좋아지고 장관의 영양분 흡수 효율이 훨씬 높아져서 삼시 세끼 식사 때보다 오히려 영양 상태가 좋아진다. 장관의 흡수 효율이 좋아지는 현상은 영양관리 측면에서 매우 중요한 사실을 내포하고 있다. 식사 때에는 특히 채소와 식이섬유를 많이, 탄수화물은 맨 나중에, 그리고 지방과 단백질도 늘리기를 권한다.

아침을 건너뛰면 몸이 가뿐해진다

우리 몸이 음식물을 소화하고 흡수하고 배설을 준비하는 데 걸리는 시간은 대략 18시간이라고 한다. 식사 후 3시간이 지나면 위는 비워지게 되지만 그 나머지 시간에 장은 계속해서 음식물을 처리하고 있다. 그러므로 하루에 한 번 18시간이라는 식사 간격을 두면 소화기관이 쉴 수 있지만, 그전에 계속 음식물이 들어오면 소화기관은 쉬지 못하고 계속해서 가동해야만 하는 부담을 안게 된다. 하루 이틀이라면 별것 아니다. 그러나 죽을 때까지 쉬지 않고 위장관을 일하게 하는 사람과 매일 적절한 휴식을 주는 사람, 그 차이는 명확하다.

젊은층이라면 일주일 이내에, 고령층이라면 1~2개월 이내에 아침을 먹지 않는 생활을 새로운 습관으로 들일 수 있다. 그러면 여러분은 전에 경험한 적이 없는 심신의 가뿐함과 상쾌함을 느낄 것이다.

아침 단식 관련 국내·외 문헌들로부터 추출한, 그리고 제가 직접 체험하고 확인한 아침 단식의 효과와 실천 원칙은 다음과 같다.

- 공복 시간에 지방이 분해되고 몸이 가뿐해진다(참고로, 저의 인바디 측

정 체지방률은 7.8%).

- 제한된 8시간 동안 마음껏 먹더라도 하루 종일 자유롭게 섭취할 때보다 적은 양을 섭취하게 된다.
- 식사 횟수를 줄이면 인슐린 분비량을 줄일 수 있어 당뇨병 예방과 치료에 도움이 된다.
- 아침 식사 대신 물을 충분히 마시면 노폐물 배설과 배변에 도움이 되고 혈액 순환도 좋아진다.
- 식사 때에는 충분히 양껏 먹기 때문에 스트레스를 받지도 않고 배가 고프지도 않다.
- 기본 원칙은 하루 16시간의 식사 간격, 사정이 있을 때는 12시간의 간격을 두고 조절한다.
- 오전에는 충분한 수분 섭취, 그리고 가능하면 운동(공복 시 운동이 훨씬 효과가 좋음).
- 점심과 저녁은 즐기면서 적절하게, 특히 저녁식사는 지금까지 드시던 대로 충분히 마음 편히.
- 그리고 간식과 야식을 끊는 것은 절대 원칙이다.

특이사항

전날 저녁 이후 물이나 차 이외에는 음식물 섭취가 없었기에 장은 충분히 휴식을 취해 이전보다 영양분을 흡수할 힘과 효율이 훨씬 향상되어 있다. 아침식사를 할 때에는 영양분을 전부 효율적으로 흡수하지 못하고 배설해왔지만, 이제는 100% 가깝게 흡수할 수 있는 상태. 아침을 건너뛰고 점심식사의 양을 줄여도 몸은 이전과 같거나 그 이상으로 영양분을 흡수할 수 있게 된다.

'실제로 유지 가능한 방법'이야말로 자신에게 가장 맞는 단식법일 것이다. 하루 내내 혹은 며칠 내내 계속 단식을 하기란 어렵다. 그러나 하루 일정한 시간 동안 먹지 않겠다는_{단지 아침을 거른다는} 의지력은 대부분 충분히 발휘할 수 있을 것으로 보인다.

식사 자리는 즐거워야 하며, 기본적으로 식생활을 비롯해 환경 유해 물질에 관해서는 '최선을 다한다'보다는 '최악을 배제한다'는 개념으로 생활하는 쪽이 훨씬 실천하기 쉽다. '하루 두 끼만 먹는다', '설탕류와 단것은 최대한 억제한다', '외식할 때는 브라질산 닭은 주문하지 않는다', '튀김으로만 식사는 하지 않는다', '대형 체인 식당은 가지 않는다', '탄수화물만 섭취하지는 않는다', '탄수화물은 맨 나중에' 등은 어렵지 않게 실천 가능한 것들이다.

배고픔 5계명

① 내 배가 비어 있다.
② 혈액이 위보다 뇌와 근육에 쓰인다.
③ 체지방과 내장지방이 빠지고 있다.
④ 배가 고픈 만큼 내 몸은 재생된다.
⑤ 배고픔을 참는 만큼 내 몸을 사랑한다.

단식을 해보려는 사람은 모처럼 도전하는 귀한 기회라는 사실을 잊지 말고 확고부동한 자세로 주변의 말에 흔들리지 않아야 한다. 누군가 걱정된다고 간섭하려고 하면 일단 단식을 한번 해보았는지 물어본 다음 대화를 이어가는 것이 좋다. 단식을 걱정해주는 사람들 중에는 단식을 해본 사람이 없고, 단식을 해본 사람이라면 결코 단식을 걱정하지 않는다.

정주영 회장이 자주 하시던 말씀이 생각난다. 회사 중역들이 어떤 사안에 대해 그냥 책상 위에서 이런저런 문제점과 걱정사항을 얘기하면, "이봐, 채금자(책임자), 해봤어?"라고 반문했다.

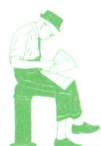

운동으로 몸관리

운동

건강은 '좋은 혈액 + 원활한 순환'에 있다

우리 몸은 생명을 유지하기 위해 모든 부위의 말단 끝까지 세포에 혈액을 보내야만 한다. 또한 내부 장기에도 곳곳에 충분한 혈액을 보내야 세포가 제대로 활동할 수 있다. 그 과정이 원활해야 손상된 곳을 회복하고 수명이 끝난 세포는 제거하고 건강한 세포로 교체해서 계속 새로운 몸으로 되어간다.

그런데 체온이 떨어지거나 다른 요인들로 혈액의 순환에 문제가 생기면 정상적인 세포 활동이 안 되어 염증 반응이 일어나고, 이것이 만성화되면 질병으로 진행되기도 한다. 질병이 생겼을 때에는 약을 먹거나 병원으로 달려가겠다는 것보다는, 어떤 습관이 이런 상황을 만들게 되었는지 차분히 살펴보는 것이 우선이다.

우리 몸에서 일어나는 일들은 꼭 원인이 있다. 그리고 이 원인의 근본에 혈액과 순환이 있다. 혈액 상태와 그 순환이 좋아지면 거의 모든 문제는 해결된다. 건강한 혈액과 원활한 순환을 위해서 우리는 무엇을 어떻게 해야 할까? 다시 근본으로 돌아온다. 좋은 혈액을 위해서 음식을 잘 먹고, 좋은 순환을 위해서 움직임을 잘하는 것이다. 좋은 음식을 즐기며 먹고, 되도록 앉지 말고 어떻게든 움직이는 것이다. 추천할 만한 가장 좋은 방법은 앞에서 설명드린 '간헐적 단식'과 지금부터 말씀드릴 '운동'과 '근육테크'다.

만병의 근원, 운동 부족과 허약한 하반신

중년을 넘기면서부터 엉덩이가 처지고 엉덩이 근육대둔근이 빠지고 허벅지 근육대퇴근, 햄스트링도 홀쭉해지는 분들이 많다. '하반신 근육 감소' 상태가 되어가는 것이다. 엉덩이 살이 빠지고, 하반신이 허전해지는 정도를 가지고 건강을 크게 걱정할 필요가 있냐고 반문하는 분들이 있을 것이다. 그러나 그렇게 간단히 보아서는 안 된다. 체력이 좀 약해지고 피로가 빨리 오는 등의 단순한 증상뿐 아니라, 근육 감소는 당뇨, 고혈압, 고지혈증, 심장질환, 통풍, 비만, 암 등의 각종 생활습관병을 모두 동반하기 때문이다.

사람은 체중의 40%남성은 40~50%, 여성은 30~40% 이상이 근육으로 구성되어 있고 그 근육의 70% 이상이 하반신에 존재한다. 나이가 들수록 하반신의 근육량이 감소하고 그에 따라 하반신 근육 속의 모세혈관 수가 감소하게 되면서 하반신에 존재하고 있던 혈액은 상반신으로 이동한다. 그렇게 되면 상반신의 혈액량이 많아지게 되고 이는 바로 고혈압의 원인이 된다.

고혈압의 근본 원인은 염분의 과다 섭취보다는, 운동과 움직임 부족으로 인한 근육량의 저하特히 하반신의 근육량에 있다. 근육량의 저하에 따른 혈액의 불균형으로 인한 고혈압은, 염분 과잉으로 인한 일시적 단순 고혈압과는 달리, 만병의 근원이 된다. 예부터 '질환과 노화는 다리로부터'라고 전해져 오고 있다. 하체 단련은 노화를 늦출 수 있고 각종 질환으로부터 몸을 지킬 수 있다.

운동은 근육량을 늘려주고 혈관을 깨끗하고 튼튼하게 하며, 미토콘드리아 수를 늘려 에너지 생산을 활성화함으로써 체온을 올리고 면역력과 체력을 강화한다. **현대인의 만성질환의 근본 원인은 움직임의 부족이고 근육의 소실이다. 운동을 해야만 늘어나는 것은 '근육'이고, 운동을 하지 않으면 늘어나는 것은 '체지방'이다.**

운동의 놀라운 효과

운동은 식사, 수면과 함께 우리의 건강을 지키는 3대 요소다. 운동의 주요 효과는, 수많은 다른 효과들도 있지만, 다음과 같이 4가지 측면에서 뚜렷하게 설명될 수 있다.

- **혈액순환을 촉진 |** 운동의 대표적인 효과 중 하나는 심혈관계의 강화다. 운동이 혈액순환에 좋다는 말은 상식이다. 운동이 '산화질소'를 활발하게 만든다는 사실 또한 중요하다. 산화질소는 혈관을 확장시켜

탄력 있는 혈관을 유지하고 혈관 내피 내벽 플라크를 청소해 심장질환을 예방하는 아주 중요한 역할을 한다. 산화질소를 생산하는 효소인 NOSNitric Oxide Synthase, 산화질소 합성효소는 근육에 많이 분포되어 있는데. 운동은 NOS의 양과 활성을 증가시켜 더 많은 산화질소를 만들게 되어 혈관의 신축성을 높인다. 혈관의 탄력과 유연성 향상의 효과만 놓고 봐도 운동의 탁월한 노화 방지 효과는 분명하고 뚜렷하다.

- **체내의 재생 시스템을 가동** | 운동은 체내의 재생 및 복구 시스템을 작동시키는 열쇠다. 운동은 노화 늦춤 스위치와 항산화 시스템과 인지 기능을 활성화하며, 특히 당뇨병 환자에게는 혈당을 낮추고 인슐린 저항성의 원인인 내장지방을 효과적으로 줄여준다. 무엇보다 운동을 하면 근육이 활성화되며 근육량이 늘어난다. 운동과 건강장수에 관한 연구 결과는 논란의 여지가 없다.

- **모든 생물학적 시스템을 최적화** | 운동은 DNA 복구를 유도하고 염증을 줄이는 데 꼭 필요한 서투인sirtuin과 항산화 효소를 활성화하고, 텔로미어를 보호하고 길이를 늘이며, 신진대사에 좋은 영향을 주어 노화를 늦추는 데 뚜렷한 도움을 준다. 또한 앞으로 설명할 마이크로바이옴과 면역계의 기능을 개선하고, 미토콘드리아세포 내 에너지 공장의 수를 늘려서 그 기능을 활발하게 만들고 ATP의 생산을 촉진한다(미토콘드리아와 ATP는 이어지는 〈근육〉편(123쪽)에서 설명).

- **노화와 질병을 예방하고 늦춤** | 수많은 연구들은 운동이 질병의 예방과 관리에 확실한 도움과 해결책을 준다고 확인하고 있다. 심장병과 고혈압은 운동을 하면 진행이 늦추어지고, 규칙적인 운동요법으로 제2형 당뇨병을 되돌릴 수 있고 암 환자의 생존 확률이 높아지고 재발

위험이 낮아진다고 밝히고 있다. 무엇보다도 운동의 가장 강력한 효과는 질병 자체를 예방함으로써 건강수명을 늘리는 것이다. 운동이 노화 관련 질병의 직접적인 위험을 대폭 줄일 수 있음은 수많은 경험 증거들이 밝혀주고 있다.

어느 피트니스 클럽의 캠페인 구호다.

"운동을 위해 시간을 내지 않으면, 질병 때문에 시간을 내야 한다."

우리 몸은 기본적으로 원시시대의 생활에 적응하게 되어 있으므로 몸을 움직이는 행위는 살아가는 데 근본이다. 우리 몸은 온종일 책상에 앉아 있거나 며칠씩 회의를 계속할 수 없는 구조로 되어 있다. 다양한 효과를 주는 운동은 마약보다 몇십 몇백 배 훨씬 신통한 약이다. 건강 회복을 위한 분들과 더욱 건강하고 행복하고자 하는 모든 분들은 이 신묘한 만병통치약을 꼭 드셔야 한다.

운동은 언제든 늦지 않다, 노년기에 더욱 효과

운동은 우리가 가동할 수 있는 최고의 노화억제 수단이다. 이는 가장 허약한 사람에게도 적용된다. **고령층의 쇠약 요인 중에 가장 중요한 것이 '근감소증**sarcopenia'**이다.** 이는 나이가 들면서 근육의 양과 힘이 서서히 줄어드는 것을 말하며, 노년의 신체장애에 직접적으로 영향을 끼친다(근감소증은 바로 이어지는 〈근육〉편(123쪽)에서 설명).

현재 이런 노화와 근감소증에 맞서는 데 확실한 효과가 밝혀진 방법은 식단과 운동 두 가지뿐이다. 지난 수십 년 동안 대부분 근감소증을 겪는 허약한 사람들을 대상으로 이루어진 모든 임상시험들은 근력 운동과 유산소운동이 허약한 노인의 근육에 상당한 도움을 준다는 것을 일관되게 보여준다.

일례로, 미국의 한 요양원에서 시행한 무작위 대조실험 결과가 좋은 예다. 가장 허약한 집단의 사람들에게 10주 동안 근력 운동을 실행한 결과, 근력이 113% 증가했다. 신체기능과 인지기능의 지표인 걷는 속도는 11.8% 증가했고, 근력을 나타내는 계단 오르는 힘도 28.4%가 늘어났다. 또 근감소증의 직접적인 척도라 할 수 있는 넓적다리 근육의 질량은 2.7%가 늘었다(R. Bross, M. Javanbakht, and S. Bhasin, 〈Anabolic Interventions for Aging-Associated Sarcopenia〉, 《Journal of Clinical Endocrinology & Metabolism 84》, no. 10 (October 1999): 3420~30 참조).

걷기, 모든 운동의 시작

언제든지, 어디서든지 할 수 있는 운동이 걷기다. 운동의 시작은 걷기부터다. 우리들은 보통 습관적으로 잘 걸으려고 하지 않는다. 귀찮기도 하고 현대문명의 편리한 시설들이 너무 많이 가까이 있기 때문이다.

일본의 한 조사에 따르면 하루 평균 걸음의 수는 다음과 같다.

하루 평균 걸음 수

무직의 고령자	2,500보	택시 기사	3,000보
자가용 샐러리맨	3,500보	주부	4,500보
초·중학교 교사	6,000보	전철 버스 샐러리맨	8,000보
세일즈맨	13,000보		

건강 증진을 위한 목표 걸음 수

연령	1분간 거리	1일 목표 걸음 수
70대	60m	6,000보
60대	70m	7,000보
50대	75m	8,000보
40대	80m	9,000보
30대	85m	10,000보

출처:《암보다 더 무서운 운동부족병》, 2008, 이시하라 유미, 랜덤하우스, 67쪽

걷기에 대해서는 이미 수많은 정보가 알려져 있고 쉽게 접할 수 있으니 여기서는 간략히 6가지 효능만 정리하고, 〈동動, 움직임〉편(407쪽)에서 적정 걸음 수와 만 보 걷기의 효용에 대해 설명하고자 한다.

걷기의 효능

- 혈압을 내려 뇌졸중을 예방한다.
- 심장병과 치매를 예방하고 개선한다.
- 요통과 무릎 통증 및 골다공증을 예방·개선한다.
- 당뇨병, 고지혈증, 지방간, 비만을 예방·개선한다.
- 폐기능을 강화시킨다.
- 발바닥의 '경혈'을 자극한다.

걷기만 하지 말고, 근력 운동도 하자

많은 분이 체중 조절을 위해, 당 조절을 위해, 건강을 위해 주로 걷기만 하는데 이렇게 걷기만 하는 것은 발을 혹사시키고 운동 효율은 떨어진다. 투자하는 시간 대비 운동의 효율을 높이려면 걷기를 줄이고 다른 운동을 추가하는 것이 훨씬 좋다.

운동은 유산소운동과 무산소운동 근력 운동을 모두 해줘야 하고, 중강도와 고강도 운동을 적절히 섞어서 해주면 더 좋다. 그러면 어떤 조합으로 운동을 하는 게 좋을까? 개인의 목표와 건강 상태에 따라 다르지만 운동에 익숙지 않거나 그동안 걷기 운동만 1시간씩 했던 분들에게는, 걷기 운동은 30분 정도 하고 대신 나머지 시간에 근력 운동을 하는 것을 권장한다. 일주일에 3일 정도 운동한다면 하루에 중강도 유산소운동을 30분 정도 하고, 추가로 고강도 근력 운동은 10~15분 정도 해주면 좋을 것이다.

근력 운동은 힘들다고 잘 안 하는 경우가 많은데, 한 번이라도 그 매력에 빠지면 벗어나기 힘들다. 며칠만 해봐도 근육이 붙는 느낌이 오고 생활에 활력이 생긴다. 통증도 저절로 없어지는 걸 경험할 수 있다. 뿐만 아니라 근육에서 나오는 여러 가지 호르몬의 작용으로 몸이 가뿐해지고, 혈액 순환도 좋아지고, 머리가 맑아지면서 확실히 건강해지고 있다는 걸 직접 느끼게 된다. 근력 운동을 강조하는 또 다른 이유는 근력 운동을 하지 않을 때에 생기는 신체의 부조화와 부작용 때문이다. 근력 운동을 하려면 무엇을 어떻게 해야 할까? 〈3대 몸관리-실천편〉(402쪽)에서 집중적으로 다루고자 한다.

유산소는 숨 쉬고, 무산소는 숨 참고?

그저 단순히 걷는 것보다 중요한 건 우리 몸에 필요한 운동을 바로 알고 적절하게 실행하는 것이다. 운동에서도 어느 정도의 균형과 조화가 필요하며, 유산소운동과 무산소운동을 모두 필요로 한다.

유산소, 무산소 하니까 '숨 쉬고 하는 운동', '숨 참고 하는 운동'으로 대충 알고 있는 분들이 많은데 그런 뜻은 아니다. 내가 호흡을 하고 안 하고의 차이가 아니라, 근육에서 에너지를 생성하는 과정에서 산소를 이용하느냐 안 하느냐의 차이다. 운동할 때 근육이 수축하기 위해서는 아데노신3인산ATP, adenosine triphosphate이라는 에너지가 필요하다. 이 ATP는 근육에 저장되어 있는 것도 있고, 운동을 하면서 근육이 계속 만들어내기도 한다. ATP를 만들 때는 체내의 당과 지방을 사용하는데, 산소 없이 빠르게 소량의 에너지를 만들기도 하고, 세포 내 미토콘드리아에서 산소를 사용하면서 천천히 대량의 에너지를 만들기도 한다.

유산소운동과 무산소운동의 종류 | 미국스포츠의학회ACSM의 정의에 따르면, 유산소aerobic 운동은 대근군large muscle group을 사용하고 지속적으로 실행할 수 있는 활동이며, 무산소anaerobic 운동은 지속 시간이 매우 짧고, 수축된 근육 내 에너지원에서 연료를 공급받으며, 산소를 에너지원으로 사용하지 않는 신체 활동으로 정의하고 있다. 유산소운동은 심장질환 위험을 낮추고 인지기능을 향상시키고, 무산소운동은 근육을 생성하고 지구력과 피로를 이겨내는 능력을 높이며 체지방을 줄인다.

유산소운동에는 일반적으로 중간 정도의 강도로 장시간 동안 지속하는 운동으로 걷기, 계단 오르기, 등산, 조깅, 자전거, 수영 등이 있다. 이런 활동을 유산소라고 부르는 이유는, 신체가 산소를 이용해 탄수화물, 단백질, 지방으로부터 ATP를 만들기 때문이다.

무산소운동은 짧고 강도 높은 집중된 운동이다. 근육과 파워를 증가시키는 운동으로 근육 운동과 단거리 달리기 등이 있다. 피트니스 클럽에서 헬스 기구를 이용해 근육을 키우는 웨이트 운동이 여기에 해당된다. 저항성 운동이라고도 하고 근력 운동이라고도 한다. 보통 단시간에 집중되는 강한 힘과 노력을 필요로 한다.

피트니스 예찬 禮讚

언제부터인가 피트니스가 삶의 일부가 되었습니다.
힘을 쓰고, 땀을 흘리고, 소리를 낼 수 있는 피트니스 클럽,
피곤함과 스트레스 발산의 최적의 장소입니다.
살면서 스트레스는 끊임없이 생기고 쌓이게 되지요.
잔 칼망의 얘기대로, 스트레스에 대한 면역력을 키우면 됩니다.
그리고 우리는 현명하게 발산하면 됩니다.
운동으로 얻는 것은 건강, 스트레스 발산, 멋진 몸뿐만 아니라,
자신의 몸과 진솔한 대화를 할 수 있는 귀중한 시간입니다.
피트니스 클럽은 오아시스입니다.

근육

근육은 건강장수의 열쇠

건강하고 행복한 노년을 위해서 넉넉한 근육이 필수다. 노화로 인한 근육 손실은 행복 상실로 이어진다. 어느 나이에 어떠한 삶을 살든지 근육은 꼭 필요하다. 튼튼하면서 동시에 부드러운 근육을 만드는 방법은 오직 운동뿐이다.

근육은 우리 몸에서 가장 큰 장기다. 근육량은 여성은 대략 체중의 30~40%, 남성은 대략 체중의 40~50% 정도를 차지한다. 꾸준히 운동하는 사람은 비중이 더 높다. 근육은 원활한 신체활동과 혈액순환을 위해서 매우 중요하다. 근육은 근섬유로 불리는 세포로 구성되어 있는데, 한 개의 근섬유 주위에는 여러 개의 모세혈관이 있으며 이 모세혈관을 통해 산소와 영양분이 공급된다. 혈관은 근육이 있는 곳에 있다. 근육이 혈액을 저장하며 동시에 혈액을 순환시키는 역할을 한다. 근육이 충분한 사람은 좋은 혈액순환과 함께 혈관질환의 리스크가 훨씬 줄어든다.

심장 혼자만으로는 전신에 혈액을 보내고 몸속 구석구석의 혈액을 다시 심장으로 되돌려 올릴 수는 없다. 이때 심장을 돕는 것이 하체 근육이다. 몸이 움직이면 근육이 수축과 이완을 반복하고, 근육에 있는 혈관도 수축과 이완을 반복하면서 피가 신체 내에서 잘 순환되도록 돕는 것이다.

노화로 인한 근육량 감소가 일으키는 문제들 | 개인 차가 크지만 남녀 모

두 40세 이후부터 근육량이 감소한다. 이는 자연스러운 노화의 과정이라 할 수 있다. 하지만 근육량 감소가 지방 연소 능력을 떨어뜨리기 때문에 우리 몸은 복부비만이 빠르게 진행되고 혈압, 혈당, 콜레스테롤 수치가 올라간다. 특히 복부에 집중된 지방조직인 복부비만은 지방산과 염증성 사이토카인을 분비하며, 간의 중성지방 증가, 고밀도 콜레스테롤 감소, 췌장 손상, 인슐린 저항성, 고혈압 유발 등 갖가지 악성 문제들을 불러온다.

분당서울대병원에서 65세 이상 고령층을 대상으로 조사한 결과, 복부비만이면서 근육량이 적은 '근감소성 비만' 고령자들은 정상인 고령자들에 비해 대사증후군 유병률이 8.28배, 당뇨병은 3배 이상, 고지혈증과 고혈압은 2배 이상 높게 나타났다. 엄청난 차이다. 고령자들에게는 근력 운동을 통해 근육을 키우고 유지하는 것이 생각보다 훨씬 중요하다. 손발을 움직이고 힘을 쓰는 정도로 근육을 생각하기 쉽지만, 근육의 역할은 그보다 아주 크고 다양하며 매우 중요하다.

근육은 우리 몸의 '수호천사'다. 가장 중요한 '움직임의 원천'이고, '에너지 공장'이다. 또한 근육은 우리 몸의 '소각장'이기도 하고, 물리적으로 골격과 내부 장기를 보호하는 역할도 하고, 그 외에 호르몬 작용을 통해 전신 건강에 영향을 미친다. **우리 몸의 수호신, 즉 '규칙적인 운동'과 '꾸준한 근육 테크'는 100세 시대의 가장 확실한 첫 번째 장수 비결이다.**

5대 노년증후군

쇠약	일상생활이 불편해지기 시작한다. 자꾸 눕고 싶은 것은 쇠약의 신호다.
근감소증	노년증후군의 근본적인 원인은 단순 노화가 아니라 근감소증에서 비롯되고 있다.
낙상	넘어질까 봐 안 걷고 안 걸어서 결국 넘어진다. 낙상은 장기 요양과 와병의 지름길이다.
보행	건강수명을 좌우하는 보행 기능은 낙상 위험과 직결된다. 보폭을 조금 더 넓게 해보자.
요실금	빨리 걷고 하체 근력을 강화하고 보행 기능을 잘 유지하면 괜찮다.

노년증후군을 예방하고 개선하는 8가지 주요 근육

둔근 몸의 중심축	엉덩이는 우리 몸의 중심이다. 위로는 상체를 받치고 있고 아래로는 다리와 이어지므로, 엉덩이 근육이 약해지면 상체가 불안정해지고 걷거나 일어서는 보행 관련 동작에 문제가 생긴다.
복근 힘찬 활동	기본적으로 복근은 내장을 보호하지만, 더 중요한 역할은 보행 기능과 자세 유지에 있다.
척추기립근 바른 자세	노년의 구부정한 허리와 상체는 척추기립근의 약화에서 비롯되며 척추기립근 운동이 필요하다.
장요근 걷기에 중요한 근육	보행기능과 낙상 예방, 좋은 자세 유지에 중요한 근육으로 허벅지를 들어올리는 역할을 한다.
내전근 바른 걸음걸이	내전근은 다리를 모으고 골반을 안정시키는 역할을 한다. 내전근이 약해지면 있을 때 '쩍빌' 자세와 팔자걸음이 심해신나. 요실금과 보행자세의 개선에도 내전근 운동이 필요하다.

대퇴사두근 일상생활을 좌우	허벅지 앞부분에 위치한 대형 근육군으로, 대퇴사두근의 약화는 허약, 보행 기능 저하, 낙상 등과 같은 노년증후군뿐 아니라, 일상생활 전반에 걸쳐 불편을 초래하는 요인이 될 수 있다.
종아리 근육 제2의 심장	보행 기능에 중요한 역할을 하는 종아리 근육이 약화되면 보행에 힘이 없고 보폭이 좁아진다. '제2의 심장'으로 불리는 종아리 근육은 하체의 혈액을 다시 펌프질해 심장으로 보내는 중요한 역할을 한다.
전경골근 낙상을 예방	보행 기능에 중요한 역할을 하는 전경골근은 평상시 발뒤꿈치를 들어올리는 동작을 통해 강화시킬 수 있으며, 이를 통해 낙상 위험도 줄어들고 보행 기능도 좋게 유지할 수 있다.

노년 질환의 근원, 근감소증 Sarcopenia

근감소증은 근육이 없어지는 병이다. 나이가 들면서 근육이 줄어드는 것은 자연 현상이지만, 정도가 심하면 병이다. 우리나라도 2021년부터 '근감소증'을 질병으로 인정하고 있다. 근육 손실은 40세부터 서서히 진행되어 65세에는 25~35%, 80~90세에는 50% 이상 감소한다. 우리나라 65세 이상의 40% 정도, 80대 이상은 절반이 넘는 분들이 근감소증을 가진 것으로 발표되고 있다.

근육은 손상과 재생이 계속되는 조직이다. 손상된 후에는 재생 과정이 뒤따른다. 새로운 근섬유를 만들면서 근육은 더 크고 튼튼해진다. 이러한 근육의 재생 능력은 나이가 들면서 차츰 저하된다. 손상된 만큼 재생되지 않으면 근육은 조금씩 감소하고 위축된다. 또한 노화가 진행되면서 근섬유의 크기가 작고 가늘어져서 전체적인 근육량이 감소한다.

또한 나이에 관계 없이 신체활동이 줄어들면 누구나 근육량이 감소한다. 병이나 부상 등으로 계속 침상에 누워 있으면 하루 만에 몸 전체 근육의 0.5%가 감소한다. 우리 몸의 근육은 정상적인 생활을 하는 사람도 노화에 따라 1년에 1%씩 감소하는데, 만약 병상에 누워 있게 되면 반년 치에 해당하는 근육량의 감소가 단지 하루 만에 일어나는 것이다.

근감소증 최선의 예방은 단백질 섭취와 근력 운동 | 근감소증은 일상생활에 지장을 준다. 정상적인 걷기와 몸의 균형을 잡는 게 어려워지고, 낙상 위험도 커진다. 하지만 근감소증을 치료할 수 있는 약은 당분간 없을 것이고, **최선의 예방은 단백질 섭취와 근력 운동뿐이다. 근육은 사용**운동**하면 강화되고 유지되고, 쓰지 않으면**자꾸 앉으면 **사라진다.**

근육 감소를 억제하는 효과는 어떤 운동을 하느냐에 따라 차이가 크다. 유산소운동은 혈액순환에는 좋지만 근육 보강에는 무산소운동저항성 운동이 훨씬 더 좋다. 근력 운동저항성 운동은 근육을 직접 자극하는 가장 정확하고 빠른 방법이다. 반가운 소식은 80대 고령층이라도 운동을 지속하면 근육 감소나 쇠퇴 현상을 방지할 수 있을 뿐만 아니라 그동안 잃었던 근육과 힘도 얼마든지 되찾을 수 있다는 사실이 임상 실험으로 입증되었다.

근감소증을 의심해야 할 증상 | 근감소증을 의심해야 할 증상은 다양하다. 종아리가 예전에 비해 가늘어졌거나, 계단 오르기가 어렵고 걸음걸이가 현저히 느려진 경우, 예전에 비해 무거운 것을 들기 힘들거나, 앉았다 일어서기가 느려지고 자주 넘어지는 경우 등은 근감소증을 의심해볼 수 있

다. 근감소증의 진단 기준은 아직 정립되지는 않았지만, 우선 간편하게 보행 속도, 앉았다 일어서기, 계단 오르기, 악력 등의 몇 가지 방식으로 평가하고 진단하고 있다.

근감소증 의심의 대상은 다음과 같다.

- 걷는 속도가 1초에 0.8m도 미치지 못할 정도로 느리게 걸을 때
- 의자에서 앉았다 일어나기 5회를 10초 안에 하지 못할 때
- 계단 10개를 쉬지 않고 오르기 힘들 때
- 4.5kg 무게를 들기 어려울 경우
- 평균 악력은 남성 40~50kgf, 여성 25~30kgf인데, 각각 26kgf, 16kgf 이하일 때 kgf: 킬로그램힘

가장 간편하고 명확한 방법은, 제2의 심장인 종아리의 굵기를 재는 것이다. 양손의 엄지와 검지로 원형을 만들어 종아리의 가장 굵은 부분에 댄다. 종아리 근육이 원형을 넘치거나 빡빡하게 느껴지면 근육이 넉넉하거나 적당한 것이고, 헐렁하거나 여유가 있으면 근감소증이나 근육 부족으로 판단하고 있다. 연구 조사에 따르면 근감소증 환자의 82%는 종아리 둘레가 32cm 미만인 것으로 밝혀졌다.

또 다른 근육 문제, 근지방증

근육의 질이 당뇨병, 고혈압, 동맥경화 등 대사질환 발생에 영향을 미친

다는 연구결과가 최근 주목을 끌고 있다. 간에 지방이 쌓이는 지방간처럼, 근육에 지방이 쌓이는 '근지방증' 현상이다.

2015년 캐나다의 라헤미H. Rahemi 연구팀은 근육이 쇠퇴하는 데에는 근육량의 감소뿐만 아니라 나이에 따라 근육의 질도 변화하기 때문이라는 새로운 연구 결과를 발표했다. 젊고 건강한 사람의 근육은 보통 1.5% 이하의 지방 그리고 비만인이라 해도 근육의 지방량은 5% 정도인데 반해, 쇠약한 고령층의 근육에서는 지방량이 놀랍게도 11% 이상이나 된다는 결과를 밝혔다. 특히 고령층의 높은 지방량이 관심을 끄는 이유는 근육이 빠져나간 빈자리에 지방이 들어차면서 근력이 현저히 떨어진다는 것이다. 떨어진 근력은 근육의 움직임을 둔화시키고, 움직임의 둔화는 다시 근육량 감소로 이어지는 악순환을 만들게 된다.

또한 2024년 7월 18일자 《헬스조선》에 의하면, 3년 전부터 서울아산병원 건강증진센터 의료진은 검진 과정에서 근육의 질을 측정하는 검사를 시행하고 있으며, 근육 내 지방이 적은 질 좋은 건강한 근육과 근육 내 지방이 축적된 건강하지 않은 근육을 시각화하고 둘의 비율을 수치화한 근육질 지표를 개발했다. 건강검진 수검자 2만 명을 대상으로 복부 CT 영상을 통한 근육질 지표를 분석한 결과, 고혈압이나 당뇨병 등 대사성 질환이 없는 건강한 사람과 그렇지 못한 사람 간에, 전체 근육량은 큰 차이가 없었으나, 대사적으로 건강한 사람에게서 질 좋은 근육이 현저히 많다는 사실을 확인했다.

근지방증의 문제점 | 근육은 인슐린에 반응해 혈당을 흡수 관리하고 소모하는 역할을 하는데, 근육에 지방이 많이 축적되어 근육의 질이 떨어지

게 되면, 인슐린에 대한 반응이 감소해 혈당 흡수가 안 되어 고혈당으로 이어지면서 인슐린 저항성이 생겨 당뇨병으로 진전될 수 있다. 근육의 질이 좋은근육에 지방이 적은 사람은 당뇨병 위험도가 낮고, 고혈압 발생도 적고, 간 섬유화와 지방간도 적은 것으로 나타났다.

이러한 근지방증의 문제가 노령층에서 당뇨의 위험이 커지는 이유를 명확히 설명할 수 있다. **노년에 근육 보강을 게을리하고 그냥 방치하게 되면, 근육의 질이 현저히 떨어지고 이 자리를 당뇨 위험인자가 자리 잡게 되는 것이다. 젊을 때보다 노년일수록 더욱더 근육 운동이 절실히 요구되는 이유이기도 하다.** 우리나라 성인 당뇨병 환자는 해마다 증가해 이미 600만 명을 넘어섰는데, 고령층의 근육의 질 저하로 인한 당뇨 위험인자의 증대가 또 하나의 심각한 요인으로 작용하고 있는 것으로 보인다. 고령층의 근육 운동은 장수뿐 아니라 질병 예방을 위해서도 필수적이다.

근육 운동으로 노화 늦추기

우리나라는 노년기의 운동에 대해 별로 관심이 없었다. 나이가 들면 몸조심하고 부상의 위험을 피하는 데 집중해왔다. 최근 미국에서는 장년기 이후의 근육에 대한 연구가 활발하게 진행되고, 많은 연구들이 고령층에게도 운동을 통한 근육 발달이 충분히 가능하다는 것을 증명하고 있다.

일본만 해도 노년기 근육에 대한 인식은 우리와 큰 차이를 보인다. 한 연구에서는 일본인의 관절 나이가 한국인의 관절 나이보다 20년 젊다는 연구 결과가 나왔다. 일본은 근육 운동량이 우리나라보다 훨씬 많다. 일본의 피트니스 클럽에 가보면 10대에서 80대까지의 모든 연령의 사람들이 함께 운동하는 모습을 쉽게 볼 수 있다.

노년기의 활동에는 특히 관절의 건강이 매우 중요하다. 직립으로 상하 압박을 받으며 70~80년간 사용해온 관절에 아무런 문제가 없다면 이상할 정도다. 건강한 관절을 유지하려면 관절 주변의 근육이 살아 있어야 한다. 관절 또한 근육이 좌우한다. 부상이 무서워 가만히 앉아 있다가는 그나마 남아 있는 근육마저 잃어버릴 수 있다.

규칙적인 근육 운동이 필요하다

가벼운 유산소운동이나 멋있어 보이는 요가나 댄스보다 매일 20~30분씩 규칙적인 근육 운동을 해야 한다. 소일 삼아 슬슬 하는 정도의 운동이 아니라, 노년기에도 실질적으로 일정 수준 이상의 강도를 가진 운동을 해야 한다. 오히려 근육 챙기기를 가장 성실하게 해야 할 때가 바로 이 시기다.

근지방증을 연구 발표한 아산병원 의료진들도 "비만한 사람은 살 빼는 데 치중해 유산소운동만 하려고 하는데, 근력 운동을 병행해서 체지방도 줄이고 질 좋은 근육도 늘려야 한다"며 "마른 사람도 걷기 운동만 하는 경우가 많은데 질 좋은 근육을 늘리기 위해서는 근력 운동을 꾸준히 해야 한다"고 강조하고 있다. 다시 반복하지만, 근육을 유지하고 증가시키는 방법은 근력웨이트 운동에 적절한 영양소단백질 섭취가 유일하다. 사람들은 담배를 끊고 몸에 좋은 음식을 먹으려고 많은 노력을 하지만, 운동부족에 대해서는 관대한 경향이 있다. 하지만 건강장수를 위해서는 어쩌면 금연보다도 더욱 중요한 것이 운동, 특히 근력 운동이라고 할 수 있다.

근육의 구조와 역할

우리 몸에는 약 200종 600여 개의 근육이 있다. 평균적으로 남성은 체중의 약 45%, 여성은 35%를 차지하고 있다. 충분히 운동을 하는 사람은 체중의 50~60%를 넘는 경우도 있으며, 운동이 부족한 사람이나 비만인 사람은 30% 이하가 되기도 한다.

보통 근육이라 하면 주로 골격근을 말하지만 그 외에 심근과 민무늬근_{평활근 또는 내장근}이 있다. 골격근은 근섬유로 이루어져 있고 근섬유는 여러 개 모여 근섬유다발을 형성하고 있다. 골격근의 양쪽에는 힘줄이 있고 힘줄은 뼈에 부착되어 있어 근육이 수축하면 뼈를 움직일 수 있게 해준다. 민무늬근은 내장과 혈관을 보호하는 기능을 하고, 심근은 심장에 있는 평생 움직이는 가장 튼튼한 근육이다.

피트니스에 가서 무턱대고 기구를 들어올리는 것보다는, 근육의 구조를 이해하고 올바른 자세로 운동을 해야 제대로 근육에 자극을 줄 수 있다. 각각의 근육들을 모두 알아야 할 필요는 없지만, 근본이 되고 중요한 핵심 근육들은 기억할 필요가 있다. 몸의 앞뒤로 각각 6개의 핵심 근육들부터 시작해보자. 운동을 하다 보면 근육 관련 지식도 늘어날 것이다.

- 전면 근육 – 삼각근, 대흉근, 상완이두근, 복직근, 대퇴사두근, 전경골근
- 후면 근육 – 승모근, 광배근, 상완삼두근, 대둔근, 햄스트링, 종아리근

근육은 몸과 팔 다리를 움직이는 작용이 기본이지만 다음과 같은 중요한 역할들을 하고 있다.

- 신체를 움직이며, 일어서거나 자세를 유지한다.
- 혈액순환을 돕고, 혈액을 저장한다(혈액순환량의 20%).
- 내장을 보호한다(복근).
- 음식을 씹고 삼키고, 호흡을 돕는다.
- 대변의 실금을 막는다.
- 희로애락의 표정을 만든다.

인체의 뼈와 근육 그리고 내부 장기에 관한 해설과 시각적 자료들은 〈서울대학교병원 신체기관 정보〉https://terms.naver.com/list.naver?cid=51006&categoryId=51006에 잘 설명되어 있어 참고하기 좋다.

또한 〈Kenhub〉https://www.kenhub.com 들어가보면, 인체 해부학장기와 근육 등에 대한 고품질의 이미지와 설명을 영어와 한국어로 제공하고 있다.

잘 키운 근육, 질병을 예방 - 근육테크

근감소가 노년에 얼마나 치명적인 영향을 주는지 경각심이 생겼다면, 그것만으로도 큰 수확이다. 근감소증은 질병으로 인정은 받았지만 아직은 치료법이 없기 때문에 지금으로서는 예방이 최선이다. 다행히도 예방하는 방법은 어렵지 않다.

근감소증을 예방하는 건강생활습관 첫 번째는 당연히 운동이다. 운동은 걷기 운동만 해서는 안 되고, 반드시 근력 운동을 같이 해야 한다. **근육을 키우기 위해서는 별도로 저항성 근력 운동을 해야 하는데, 나이가 들**

수록 상체보다는 하체 근육이 더 중요하다. 하체가 튼튼해야 넘어지지 않고, 도움 없이 독립 보행이 가능하다. 또한 허벅지대퇴부, 햄스트링와 엉덩이 근육둔근은 전체 근육량의 절반 이상을 차지할 정도로 크기 때문에, 근육을 키워서 혈당 조절과 기초대사율을 높이고자 할 때에도 하체를 집중적으로 키우는 게 효과적이다.

근감소증을 예방하는 건강생활습관 두 번째는 영양 섭취다. 운동을 열심히 했는데 근육이 별로 안 생기거나, 운동을 하면 더 피곤하고 지치거나 운동 후 회복이 오래 걸리는 분은 영양부족일 가능성이 높다. 우리나라 65세 이상의 절반은 단백질 부족이라고 한다.

균형 잡힌 영양소들을 잘 챙겨 먹고 꾸준히 운동하는 것이 바로 재테크보다 중요한 '근육테크'다. 혹시 '이 나이에 무슨 근육이냐?'라는 생각이 들 수도 있지만, 근육테크는 몸짱이 되려는 게 아니라 나의 건강수명을 늘리고 노화를 늦추기 위한 가장 확실한 비결이기 때문에 하는 것이다. 오래도록 나의 두 발로 걷는 행복을 누리고, 누워서 남의 도움을 받는 기간을 최대한 줄이기 위한 것이다. 당뇨가 있는 사람이라도 근육을 만들면 인슐린 주사보다 나은 효과를 경험할 수 있다. 걷는 것으로 효과를 보았다면 근력 운동으로는 기적에 가까운 체험을 할 수 있다. **근육은 과잉의 지방을 태우며 혈액순환을 도와 질병치료까지 기여한다.**

"간단해요, 흔들리면 그건 지방이에요."

● 아놀드 슈워제네거

비만Fatness vs 체력Fitness

비만이란? | 모두가 잘 알고 있는 말이 있다. "열심히 운동하면 건강해진다." 그리고 "비만은 만병의 근원이다." 좀 더 정확히 표현하면, "비만한 사람은 그렇지 않은 사람에 비해 '대체로' 건강하지 못하다."가 보다 설득력이 있다.

실제로 모든 비만인이 질병이 더 많거나 조기 사망률이 높은 것은 아니다. 또 모든 날씬한 사람이 질병이 없고 오래 사는 것도 아니다. 비만의 판단 기준으로 활용되는 지표로 BMIBody Mass Index, 체질량 지수가 있다. BMI란 몸무게kg를 키의 제곱m²으로 나눈 값인데, 아시아에서는 18.5 이하 저체중, 18.5~22.99 정상 체중, 23~24.99 과체중, 그리고 25 이상을 비만으로 판단한다. 반면 서양에서는 BMI가 25 이상일 경우 과체중, 30 이상을 비만으로 본다.

체력이란? | 체력은 신체 활동을 원활하게 하고, 각종 변화에 대응해 건강을 유지하는 방어적 능력이라고 할 수 있다. 이를 위해서는 근력, 근지구력, 심폐지구력, 그리고 유연성 등이 필요하다. 이런 능력을 원활하게 수행하려면 일정 수준 이상의 근육량이 필요하고, 건강에 유해한 지방체지방과 내장지방은 일정 수준 이하로 유지해야 한다.

만병의 근원은 저질 체력이다

운동하면 살이 빠져서 건강해지는 것이 아니라 운동 그 자체가 주는 효과로 건강해지는 것이다. 운동을 규칙적으로 해서 체력이 좋아지면, 체중 감량이 별 효과가 없더라도, 건강지표특히 당뇨나 심혈관 질환 관련들은 좋아진다.

핵심은 살이 아니고 체력이다. 만병의 근원은 비만이라기보다는 '저질 체력'이라고 하는 게 훨씬 핵심을 찌르는 표현일 것이다. 건강장수를 위해 비만보다 중요한 체력을 기르기 위해서는 땀 흘리며 힘들게 더 많이 운동하는 것이 최선의 지름길이다.

미토콘드리아, 세포의 에너지 발전소

인체가 필요로 하는 활력과 생명력은 우리가 섭취하는 음식물과 산소에서 시작된다. 좀 더 정확한 표현은 섭취하는 음식물로부터 변환된 세포의 에너지다. 세포에 있는 소기관으로 세포의 발전소로 불리는 미토콘드리아가 음식물을 에너지아데노신3인산, ATP로 변환시키는 중요한 역할을 한다. 미토콘드리아의 양이 많고 기능이 원활하면, 고강도 운동을 할 때도 문제없이 에너지를 공급할 수 있지만, 그렇지 못하면 에너지 공급에 지장이 생기게 된다.

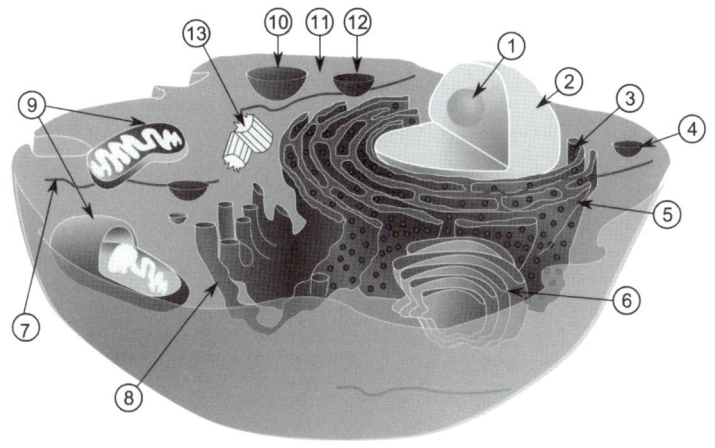

세포소기관
❶ 인nucleolus, ❷ 세포핵, ❸ 리보솜, ❹ 소낭vesicle, ❺ 조면 소포체RER, ❻ 골지체, ❼세포골격, ❽ 활면소포체SER, ❾ **미토콘드리아**, ❿ 액포vacuole, ⓫ 세포질, ⓬ 리소좀, ⓭ 중심체

– 출처: 〈위키백과〉

미토콘드리아를 넉넉하게

　미토콘드리아의 양은 '운동 강도'와 비례해 증가한다고 알려져 있다. 짧게 하더라도 힘들게 운동하면, 천천히 오래 운동하는 사람보다 근육에 더 많은 미토콘드리아를 가질 수 있다. 그런데 미토콘드리아는 한번 만들어졌다고 해서 오랫동안 보존되거나 유지되지 않는다. 어떤 이유로든 운동을 중단하고 2~3주만 지나면, 열심히 운동해서 그동안 만들어놓은 미토콘드리아는 30% 이상 없어진다.

　젊었을 때 열심히 한 운동은 이미 소멸시효를 한참 넘겼고 중요한 건 '지금'이다. 지금 얼마나 열심히 운동하고 있는지가 자신의 근육 내에 미토콘드리아가 얼마나 많이 있고 또 얼마나 에너지를 잘 만들어낼 수 있는지를 결정한다. 앞에서 언급한 두 문장을 다시 수정해 표현하면 다음과 같다.

"규칙적으로 운동하는 사람은 건강하다. 규칙적인 운동, 특히 근육 운동은 미토콘드리아를 활성화시켜 만병의 근원인 '저질 체력'을 '양질 체력'으로 변화시킨다."

"비만한 사람은 그렇지 않은 사람에 비해 대체로 건강하지 못하다. 하지만 규칙적인 근육 운동은 비만의 비건강을 충분히 상쇄시킨다."

마이오카인Myokine, 근육의 만능 호르몬

우리가 근육을 만들어야 하는 또 하나의 이유는 근육 호르몬, 즉 2008년 《네이처》지를 통해 보고된 '마이오카인Myokine'에 있다. **마이오는 근육, 카인은 움직임**을 뜻한다. 운동을 하면 근육에서는 수많은 호르몬이 만들어진다. 그중 마이오카인은 근력 운동을 하면서 근육에 피로감이 생기고 운동 강도가 높아질수록 잘 분비된다. 이 호르몬의 작용기전과 직간접 효능은 다음과 같다.

- 혈당을 낮추고 지방간, 인슐린 저항성, 대사증후군까지 개선한다.
- 체지방, 특히 내장지방을 줄이고 더욱 건강한 몸을 만든다.
- 염증물질을 제거하고 지방을 분해한다.
- 혈류의 흐름을 원활하게 하고 혈압을 떨어뜨린다.
- 기분을 좋게 하고 우울증 증상의 감소와 인지 기능을 촉진한다.

운동을 하면 1차적 효과로는 칼로리를 소비해 살이 빠지고 근육량 증가로 기초대사량도 커져서 쉽게 살이 찌지 않는 것이다. 하지만, 그것보다는 중·고강도 운동으로 분비되는 마이오카인을 비롯한 호르몬들의 신체 방어기전의 효과가 훨씬 크고 중요하다고 알려지고 있다.

바람직한 운동 강도

건강을 위해서 이런저런 다양한 운동을 하는 사람들은 많지만, '운동강도'에 대해서는 깊이 생각하지 않는 것 같다. 운동으로 좀 더 건강 증진 효과를 누리려면 자신이 적절한 강도로 하고 있는지 체크하면서 마이오카인이 잘 작용되도록 할 필요가 있다. 마이오카인은 운동 후 근육의 재합성과 함께 나오며, 마이오카인의 분비를 위해서는 낮은 강도가 아닌 적절한 중·고강도 운동이 효과적이다.

건강해지려면 기본적으로 운동을 얼마나 어떻게 해야 할까? 자주 눈에 띄는 운동 권장 캠페인에서, "걷기는 최고의 운동", "무엇보다 좋은 걷기", "1주일에 3~4일 하루 30~40분 걷기" 등과 같은 구호를 접하게 되는데, 혹시라도 일반 사람들에게 그 정도의 운동이면 건강에 좋구나 하는 오해를 줄 소지가 있다. 권장 구호는, "건강에 좋다"가 아니라, 일찍 돌아가시지 않으려면 최소한 이 정도의 운동은 해야 한다는 권고일 뿐이다. 1996년 미美 질병통제예방센터에서는 〈신체 활동과 건강: 외과의 요약 보고서 Physical Activity and Health: A Report of the Surgeon General Executive Summary〉를 통해 '더 많이, 더 힘들게, 가능한 매일' 운동해야 확실한 건강증진 효과를 얻을 수 있다고 밝히고 있다.

근육은 마이오카인을 비롯한 많은 호르몬들을 효율적으로 잘 저장하고 있는 보물창고다. 운동은 적절한 시간 내에서 과도하게 무리하지 않는 수준에서, 가능한 한 더 많이, 더 힘들게, 그리고 더 자주 할수록 더 많은 마이오카인이 분비되어 우리의 건강을 책임질 것이다.

마이오카인을 위한 운동

최소한의 운동

미국 심장협회에서 권고하는 최소한의 운동 기준은 아래와 같다. 일반 성인의 기준이며 노령층은 적절한 조정이 필요할 수 있다.

- **주당 최소 150분 이상** | 세계보건기구WHO와 미국심장협회에서 권장하는 운동량. 일반 성인의 경우 주당 최소 150분의 중강도 유산소운동 또는 75분의 고강도 유산소운동. 혹은 두 가지를 조합해서 시행한다.
- **앉아 있는 시간을 최소화** | 최대한 일어서서 활동. 서서 움직이는 활동은 앉아서 발생할 수 있는 심각한 건강 위험을 예방한다.
- **운동 강도** | 적절한 중강도의 유산소운동이 좋고, 심장이 더 빨리 뛰고 숨이 차도록 운동한다.
- **유산소운동에 근육 운동 추가** | 유산소운동에 일주일에 최소 두 번은 중·고강도 근력 운동웨이트 저항성 운동을 추가한다.

대표적인 마이오카인 운동

- **수영** | 물속에서는 팔만 흔들어도 부력의 저항 때문에 온몸의 코어 근육들이 쉽게 활성화된다. 영법 중 자유형이 가장 안전하고 효율적인 운동이며, 건강을 위해 운동을 한다면 자유형을 추천한다. 또한 '물속에서 빠르게 걷기', '뒤로 걷기' 등의 운동은 고령층과 코어가 약한 사람에게는 적극 권장된다.

- **등산** | 등산은 심폐기능, 근력, 근지구력 등 유산소와 무산소 복합 운동에 정신 건강까지 함께할 수 있는 좋은 운동이다. 등산을 통해 천연의 선물인 햇빛을 충분히 쐬면, 행복 호르몬 세로토닌 분비와 비타민 D 합성을 통해 암을 예방하고 뼈를 튼튼하게 하고 혈압을 감소시키며 수면의 질을 높일 수 있다. 산속에 있는 피톤치드 또한 면역 강화, 항염, 항균, 항암 작용 등 많은 이로운 효과를 듬뿍 준다. 등산하고 난 다음 날 혈액 내 베타 엔돌핀의 양이 그 전날에 비해 10~20% 상승한다고 한다. 관절이 허락만 한다면 좋은 명산을 다니며 맘껏 맑은 공기를 마시고 적극 햇볕을 쐬기를 강추한다.

- **자전거 타기** | 저강도 운동은 효과가 거의 없으며, 심장이 빨리 뛰고 호흡이 가빠지는 중강도 정도는 해야 한다. 최근에는 '고강도 운동'이 강조되고 있는 추세이며, 실외이든 실내이든 마이오카인 분비를 위해서는 페달에 적절한 저항이 있어야 하고 운동시간은 최소 20분 이상은 되어야 한다.

- **계단 오르기** | 계단 오르기는 수시로 꾸준히 지속하기에 좋은 운동이다. 숨이 차고 허벅지 근육에 근육통이 생길 정도의 강도로 하면 마

이오카인 분비에 효과적이다. 한 번에 두 계단씩 오르는 것이 마이오카인에 더욱 효과적이다. 우선 자신의 체력에 맞는 강도로 시작하여 점진적으로 운동량을 늘려가면 좋다.

- **제자리 뛰기** | 무릎관절에 부담이 적어 고령층도 하기 좋은 운동이다. 언제 어디서든 할 수 있고, 고강도로 하면 온몸의 근육이 동원되는 좋은 운동이다. 제자리 뛰기로 마이오카인을 분비하려면 달리기를 할 때처럼 팔을 앞뒤로 크게 흔들고 무릎을 배꼽까지 올리며 가능한 한 빠른 속도로 뛰면 된다. 빠르게 뛰면 복근에 엄청난 힘이 들어가고 전신의 근육에서 마이오카인이 생성된다.

- **달리기** | 달리기는 좋은 운동이지만 근력 운동 이후 10~20분 숨이 약간 가쁜 상태를 유지하는 유산소운동으로 병행해주면 좋다. 그냥 달리는 것보다는 고강도 인터벌 트레이닝HIIT, High-Intensity Interval Training으로 시행하면 심폐지구력, 혈관 탄력, 체지방 감소에 더 좋다고 알려져 있다. HIIT는 짧고 강도 높은 운동과 짧은 휴식 또는 저강도 운동을 반복하는 운동으로, 짧은 시간 내에 높은 운동 강도로 많은 칼로리를 소모할 수 있는 방법이다. 하지만, 운동 효과와 관절의 마모를 감안할 때, 달리기보다는 계단 오르기, 실내 고정식 자전거, 제자리 뛰기가 더 추천되는 운동이다. 따라서 중년 이후에는 달리기는 보조 운동으로 활용하는 것이 좋겠다.

뼈 건강을 지켜야

나이 들어 구부정하게 다니고 싶지 않다면 꼭 지켜야 하는 게 뼈 건강이다. 성인이 되기까지 뼈는 계속해서 성장하고, 성인이 된 후에도 뼈는 계속 변하고 있다. 오래된 뼈를 없애는 파골세포와 새로운 뼈를 만들어내는 조골세포는 늘 함께 일하면서 1년마다 우리 몸의 10~15%의 뼈를 교체한다. 7~10년이 지나면 모든 뼈는 새로운 뼈로 교체된다. 그런데 파골세포와 조골세포의 균형이 깨지면 골밀도가 감소하게 되고 심해지면 뼈에 구멍이 숭숭 뚫린다. 이렇게 뼈가 약해지는 것을 골다공증 또는 골밀도감소증이라고 한다.

골다공증은 생각보다 흔한 질병이다. 대한골대사학회의 2023년 보고서에 의하면 우리나라 50세 이상 여성의 37.3%가 골다공증을 갖고 있고, 48.9%는 골다공증의 전 단계인 골감소증 상태다. 골다공증은 증상이 없기 때문에 인지하지 못하고 있는 경우가 많다. 하지만 뼈가 약한 상태에서는 작은 충격에도 쉽게 골절이 생길 수 있다. 노화 및 호르몬 감소에 따른 골밀도 저하는 자연스러운 생체 현상으로 그냥 넘길 수도 있지만, 뼈에 대해 잘 이해하고 뼈 건강을 지킨다면 끝까지 허리를 꼿꼿하게 펴고 살 수 있다.

골다공증이 있다고 해서 뼈가 부러지는 것은 아니다. 골다공증이 있더라도 다치지 않으면 크게 문제가 되지 않는다. 하지만 노년기에는 넘어지거나 떨어져서 몸을 다치는 낙상 사고가 생각보다 매우 흔하게 발생한다. 매년 65세 이상의 30%, 80세 이상의 50%가 낙상을 경험하고 있다. 뼈가 약해진 상태에서 발생하는 낙상은 골절로 이어지는 경우가 많다.

넘어지면 안 된다

2023년 10월 대한노인재활의학회 주최한 〈낙상 예방 심포지엄〉에서 진행된 주제 발표 내용을 요약하면

- 건강한 노령층도 엉덩이뼈 부러지면 절반이 두 달 내 숨진다. 만성질환보다 무서운 낙상이다. 우리나라에서 한 해 낙상으로 사망하는 65세 이상 노령층은 83만여 명, 교통사고에 이은 노령 사고 사망 원인 2위다. 전체 사망원인으로는 암에 이어 5위다.
- 낙상은 11~2월 사이에 집중적으로 일어나고 이유로는 바닥이 미끄러워서(25%), 문이나 보도의 턱에 걸려서(17.9%), 어지러워서(17.9%)다. 입원하면 일주일에 근육 10%씩 감소. 한 달을 누워 있으면 입원 전에 비해 50%가 준다. 무릎·허리·엉덩이고관절·어깨·발목·머리 순으로 많이 다친다. 팔·손목 등 상지 부위는 생명에 문제가 되지 않는다. 하지만 하지 쪽이면 상황이 달라진다.
- 사망으로 이어지느냐 아니냐는 걸을 수 있느냐 없느냐에 달렸다. 다리가 부러졌을 뿐인데 두세 달 만에 돌아가실 정도로 상태가 악화한다.
- 근육이 소실되면 몸에 큰 변화가 생긴다. 근육에 분포되었던 혈액과 수분이 몸통으로 집중되면서 내부 기관들이 과부하에 걸린다. 젊은 층은 곧 회복되지만 노령층에서는 과부하를 견디지 못해 이상을 일으킨다. 혈관과 내장기관, 그리고 면역세포 기능 역시 크게 약화된다.
- 작은 감염에도 속수무책으로 당할 수 있다. 요로감염과 폐렴, 심부

전 등에 걸려 결국 패혈증으로 사망에 이르는 수순이다.

심포지엄은 결론으로 방, 화장실, 욕실, 계단, 운동, 여행, 등산, 빙판 등으로 낙상을 당하는 일이 없도록 우선 조심하고, 특히 근육·근력 운동에 꾸준히 투자하고, 앉아 있지만 말고 되도록 서기와 걷기를 생활화할 것을 강력히 권고하고 있다.

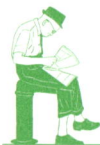

의학으로 몸관리

서양의학 vs 동양의학

서양의학과 동양의학의 차이

서양의 철학은 수렵 문화에 기반해 자연을 정복하려는 데 관심을 두고 자연과 갈등하며 투쟁 속에 이어져 왔다. 반면에 동양의 철학은 농경 문화에 기반하여 자연과의 조화를 이루는 데에 관심을 두고 자연과의 공생 관계를 맺어왔다. 서양에서는 의학의 주된 관심이 질병의 외적인 요인을 과학적 접근법으로 발견해 그것에 대항할 무기를 개발하는 데 있었다.

20세기 중반에 항생제가 발견되고 세균으로 인해 생기는 전염병과 싸워 위대한 승리를 거두게 된 것은 혁명적인 성공이었다. 또한 외과적 치료와 수술이 필요할 때와 응급 상태의 진단과 치료 등에서 놀라운 성과를 이뤄 내고 있다.

반면에 동양에서 의학의 관심은 질병에 대한 내적인 저항력을 향상시키는 방법이었고 그 과정에서 인체에 치유 효과가 있는 다양한 자연물질을 발견했다. 서양의학이 오랫동안 인류를 위해 크나큰 혜택을 주었지만, 시급을 다투는 외과적 부상이나 급성질환이 아닌, 생활습관이나 식습관의 문제로 나타나는 만성질환이나 자가면역질환에는 동양의학이 비교적 더 좋은 효과를 발휘하고 있다.

서양의학의 한계와 그 보완으로 동양의학 | 서양의학은 대부분의 만성질환 치료에 있어 숲을 보지 않고 나무만 바라보는 경향이 있다. 눈앞에 보이는 것에 집중하면서, 위가 아프면 위만 고치려 하고, 간에 문제가 있으면 간을 고치고자 한다. 반면에 동양의학은 숲을 보는 관점이다. 인체의 부분이 아닌 전체를 보기 때문에 균형과 조화에 초점을 맞추어 전인적 진단·치료·치유를 하게 된다.

또한 서양의학은 기본적으로 세균을 적대시하면서 세균과의 전쟁을 통해 발전해왔다. 하지만 동양의학은 자연친화적 관점에서 질환의 근본을 치유하려 한다. 우리 인간의 신체는 각 기관들이 각기 따로 존재하는 것이 아니라, 상호 긴밀한 연계와 보완 관계에 있는 유기적인 생명체이며 시스템 네트워크다. 당뇨에는 당뇨약, 고혈압에는 고혈압약, 암에는 항암제 등으로 인체를 각 부위별로 부분적 진단과 치료를 하게 되면 아무래도 완치에는 부족할 수밖에 없다.

치료의 서양의학과 치유의 동양의학 | 서양의학은 치료治療, treatment에 집중하고, 상대적으로 동양의학은 치유治癒, healing에 더 중점을 둔다. 치료는

외부로부터 비롯되며 치유는 내부로부터 온다. '치유'라는 말은 '온전하게 만든다'는 뜻이고, 균형을 회복시킨다는 것이며, 중심 주제는 **"인체는 스스로를 치유할 수 있다"**는 것이다.

동양의학	서양의학
천연 식·약재	인공 화학물질
근원 치유	증상 치료
비폭력적 치유	폭력적 치료
몸을 살림	병을 죽임
심신의 상호작용 강조	물질적 신체정보 중심
환자 중심 치유	의사 중심 치료
전인적 치유	국부 집중 치료
쌍방 소통	일방 지시
생명 중심	질병 중심

늙은 쥐의 지혜

어느 날 저녁 한 여인이 맛있는 음식을 장만한 뒤 솥 속에 넣은 다음 무거운 돌로 뚜껑을 눌러놓고 밖으로 나갔다. 쥐들은 그 음식을 훔쳐 먹고 싶어 안달이었지만 도저히 뚜껑을 열 수 있는 방법이 없었다. 쥐들은 늙은 쥐에게 가서 방법을 물었다.

"솥에 발이 세 개 있지. 그중 하나가 얹혀 있는 곳을 모두 힘을 합쳐 파내거라. 몇 치 파내려가지 않아 솥은 자연히 그쪽으로 기울어질 것이고 솥뚜껑은 저절로 벗겨질 것이다."

● 조선 중기 태촌 고상안의 《효빈잡기效嚬雜記》에서

이것이 동양철학의 일면이다. 세상에는 단편적 시각으로는 해결할 수 없는 일들 또한 많다. 뚜껑을 열 생각만 해서는 뚜껑을 열 수 없다. 땅을 파서 솥을 기울이고 뚜껑을 열자는 아이디어는 하나의 문제를 조화와 균형의 관점에서 총체적으로 보았기 때문에 나올 수 있다.

현대서양의학에 관해서는 이미 많은 분야에서 어마어마한 연구결과와 서적들이 충분히 나와 있으므로, 여기서와 〈동양의학 주요 양생법〉편(277쪽)에서는, 상대적으로 부족한 동양의학에 대해 좀 더 비중을 두면서 핵심 개념을 중심으로 살펴보고자 한다.

동양의학의 핵심 개념, 기와 치유

기氣는 있고도 없는 것이다. 없다고 믿는 사람에게는 있을 수가 없고, 있다고 믿는 사람에게는 없을 수가 없다. 허나 일단 체험하면 믿지 않을 수 없는 것이 기다. 기공, 단전호흡, 기 체조… 이런 수련을 어느 정도 하면 피가 돌듯이 온몸에 또 다른 에너지의 강한 흐름이 있음을 느끼게 된다.

동양의학에서는 사람은 유기적인 생명체이며, 그 생명체는 정精·기氣·신神의 세 가지 보물, 즉 삼보三寶로 이루어져 있다고 본다. '정'은 육체이고 '신'은 정신이다. 그런데, 육체와 정신 둘만으로는 생명체가 될 수 없다. 여기에 '기'가 들어오면서 '정'과 '신'을 긴밀히 연결하여 살아 숨 쉬는 생명체가 된다.

기라는 것은 눈에 보이는 것이 아니므로 설명하기 쉽지 않지만, 존재하지 않는 것은 아니다. 일상 생활에서도 우리는 기의 존재를 느끼고 실제로 그와 관련된 다양한 표현들을 하고 있다. 힘이 넘치면 '기운氣運 좋다, 기가 통하면 '기통氣通' 차다, 기가 잘 분산되면 '기분氣分' 좋다, 기가 끊기면 '기절氣絶'했다, 기가 막히다, 기가 죽다, 냉기, 온기, 열기, 생기, 기세, 기백, 기운, 분위기… 찾으려면 끝도 없다.

기는 태양 에너지이며 우주의 생명력이다. 외부의 에너지를 우리 인체는 호흡을 통해 받아들이면서 생명이 시작되는 것이다. 나무들은 태양 에너지를 받아들여 광합성으로 생명을 이어간다. 우리 인간도 우주(태양)의 기운을 몸 안에 받아들여 생명력을 이어간다.

동양의학에서의 치유와 치료

한편 동양의학에서의 치유와 치료의 주요 개념은 다음과 같다.

- **통즉불통**通則不痛 | 막힌 것을 통하게 해주면 아프지 않고, 막혀서 통하지 않으면 아프다. 기혈氣血이 통하면 건강하고, 막히면 아프고 병이 된다.
- **이병동치**異病同治 | 여러 증상이 하나의 처방으로 낫는 현상. 병명으로 치료하는 것이 아니라 환자의 기와 혈의 흐름이 나빠진 곳을 개선.
- **동병이치**同病異治 | 같은 당뇨 환자라도 다른 처방을 내리는 경우가 있음. 체질은 사람에 따라 각각 다르니 그 사람의 기와 혈의 흐름을 개선하는 방법도 그 사람에 맞게 함.
- **약식동원**藥食同源 | 음식과 약은 그 근본이 같다. 음식이 곧 약이다. 병을 낫게 하는 것은 사람에게 원래 갖춰진 면역력과 적절한 음식과 자연에 있는 생약이다.

이와 같은 동양의학의 기의 개념과 치유와 치료의 개념들은 이어지는 자가치유, 자기주도, 양생법 등에서 좀 더 고찰하고자 한다.

> "진리에 관해 들으면, 똑똑한 사람은 열심히 따르고, 보통 사람은 반신반의하고, 모자라는 사람은 크게 비웃는다上士聞道 勤而行之 中士聞道 若存若亡 下士聞道 大笑之."
>
> ●《노자》41장

우리나라 사람의 병은 서양 사람과 같지 않다

문화와 언어도 다르지만 건강과 질병 그리고 치료 방법에서도 우리나라 사람은 서양 사람과 차이가 많다. 서양 사람에게 가장 많은 질병은 심장병과 암이다. 반면 우리나라 사람의 심장병 발생은 서양 사람의 10분의 1도 안 된다. 또한 암은 서양인에게는 대장암, 전립선암, 유방암 등 비만과 관련된 암이 많지만, 한국인에게는 위암과 간암이 많다.

영양 섭취를 보면 서양 사람은 지방 섭취가 많아 문제인 반면, 우리나라 사람은 대체로 균형식을 섭취하지만 나이가 들수록 오히려 지방 섭취가 부족해진다. 몸에 나쁘다고 하는 콜레스테롤, 포화지방, 트랜스지방들도 우리나라 사람들의 섭취량은 실상 위험한 수준이 아니다.

서양 사람에게 건강 관련 주 관심사는 심장병, 비만, 암 예방이다. 헌데 우리나라 언론에서 보도되는 건강정보의 대부분은 서양 사람을 대상으로 한 연구에서 나온 것들이다. 이런 정보를 그냥 무심코 따라가다 보면 우리들에게는 도움이 안 되는 경우가 꽤 있을 수 있다. 건강정보를 들으면 그것이 서양 사람을 대상으로 한 것인지, 우리나라 사람을 대상으로 한 것인지 따져봐야 한다. 서양 사람을 대상으로 했다면 그대로 따라 하지 말고, 나에게는 어떤 의미가 있는지 챙겨보아야 한다. 언론에서 소개하는 몸에 좋다는 것들의 대부분은 사실 서양 사람들에게 좋다는 것이다.

서양과는 달리, 우리나라의 고령화와 질병 패턴은 일본과 비슷한 점이 많다. 초고령사회 선배 나라인 일본의 건강 관련 정보는 참고하여 따라갈 필요가 있다고 본다. 대략 10년 간격으로 일본을 따라가는 우리의 인구 고령화와 질병 발생 패턴이기에 현재 일본의 건강 관련 동향과 진전 방향이 어디인지를 보고 따라 실천하면, 우리의 건강 수명도 효율적으로 올릴 수 있을 것이다. 일상생활에 제약이 없이 살아갈 수 있는 '건강 수명'으로 볼 때, 일본은 현재 건강 수명이 남자는 72.7세, 여자는 75.4세다. 우리나라는 남자 65.1세, 여자 66.6세 정도로 일본에 많이 못 미치고 있다.

우리들은 우리에게 맞는 화두를 다시 던져봐야 할 필요가 있다.

"지금 이 정보는, 과연 내 몸에 좋은 것이고, 나에게 필요한 것인가?"

현대서양의학의 한계

3분 진료의 현실

서울아산병원의 종양내과에서 일하는 40대 의사의 셀프 인터뷰가 책 《3분 진료 공장의 세계》, 2023, 김선영, 두리반)으로 출간되어 재미있게 본 내용 중에서 몇 문장 골라서 소개한다.

> "현대서양의학에서는 대부분의 질병들은 '표준화된 진료 지침'이라는 게 있어요. 많은 연구와 토론을 통해 정해진 최선의 진료 방향이고, 치료는 그 안에서 대부분 결정됩니다. 또한 대형병원에서는 위암을 보는 의사는 위암만 보고, 폐암을 보는 의사는 폐암만 봅니다."
>
> "종합병원에서의 진료는 굉장히 분업화되어 있습니다. 공장의 라인처럼 계속 쉴 새 없이 돌아갑니다. 한 파트는 한 사람의 의사가 결정한 대로 검사와 치료가 진행되지만, 다른 치료가 필요한 환자는 그것을 담당하는 파트로 보내집니다. 각 파트에서는 그 질환만 보는 전문가가 진료하게 됩니다. 그래서 간혹 '환자가 산으로 가는' 사태도 벌어지기도 하지요."
>
> "환자 한 명당 진료는 3분가량인데 내가 해결해야 할 문제를 파악하고 치료 계획을 세우는 데만 해도 너무 빠듯해요. 다른 과 진료가 어떻게 진행되고 있는지는 챙겨보기가 정말 어렵습니다."
>
> "한 환자당 사용할 수 있는 시간이 제한되어 있으니, 꼭 필요한 것만 체크하고 환자가 궁금해하는 것에 대해서는 대화를 나누지 못하지요. 환

자들은 많이 궁금하겠지만 '모든 건 검사 후에 말씀드리겠습니다'라는 답변만 들을 수 있죠."

"환자와 눈을 마주치는 것을 생략하면, 진료 속도가 놀랄 만큼 향상됩니다. 눈을 마주치지 않으면 대부분의 경우 환자들은 궁금한 것이 있어도 묻지 않게 됩니다. 환자들로부터 '의학적으로는 중요하지 않은(그러나 환자에게는 꽤 중요한)' 그들의 걱정거리나 궁금한 사항들에 대한 대화 과정은 빠지고 컴퓨터 영상을 중심으로 몇 마디 하는 루틴만 남게 됩니다. 이것이 병원이 추구하는 진료 효율의 극대화이고 속전속결의 비결입니다."

병원 진단의 허와 실

일반인들이 가끔 착각하는 게 하나 있다. '의사는 사람들의 건강을 돌보아준다'라는 생각이다. 헌데 대부분의 의사들은 질병에 대해서는 많이 알지만 주로 자신의 전문분야 중심으로 알기 때문에 건강 전반에 대해서는 일정한 한계를 보이고 있다.

또한 진단기기들은 기준치를 벗어나야 진단이 되고, 기준치 이내이면 '이상 없음'으로 나타난다. 건강검진에서는 이상이 없다는 소견을 받았는데, 속이 불편해서 병원에 갔더니 '위암'이라는 판정을 받았다고 하는 일들이 가끔씩 발생하는 이유다. 이런 경우 건강검진이 잘못된 것이 아니고, 진단 당시의 기준으로는 아니라는 것뿐이다. 의사의 잘못도 아니고 진단기기의 잘못도 아니다.

또 다른 문제는, 한 사람의 환자를 놓고 진료하는 의사는 파트별로 여러 사람이다 보니 전체적으로 환자의 건강 상태를 판단하는 데에 한계가 있다. 고혈압이라고 진단이 나오면 고혈압약을 먹어야 하고, 당뇨가 나오면 당뇨약을 또 먹어야 한다. 또한 혈압에는 다양한 개인차가 있는 게 당연한데도, 140mmHg/90㎜Hg 이상이면 무조건 혈압약을 먹도록 한다.

좀 생뚱맞은 이야기지만, **의사들은 자신이 환자가 되면 어떻게 할까?** 의료 서비스를 받는 소비자의 관점에서 볼 때, 의사들은 의외로 일반인들과는 다른 선택을 보이는 경향이 있다. 건강검진을 받는 비율이 상대적으로 매우 낮고, 인공관절이나 척추, 백내장, 스텐트 등의 수술을 받는 비율도 현저히 떨어지고, 항암치료 참여율은 아주 많이 떨어진다. 검사도 덜 받고, 수술도 덜 받고, 대부분의 경우 가능하면 몸에 손을 대지 않으려고 한다.

가족이나 친구들 중 의사에게 한번 질문을 해보자. 이런저런 다양한 질문에도 대답은 거의 비슷할 것이다. "괜찮아. 차분히 조금 더 있어봐. 좋아질 거야." 이런 양상은 의사들 자신의 전문 분야에서 더욱 두드러진다. 정형외과 의사들이 무릎이나 어깨 수술을 받는 일은 그들의 사회에서는 뉴스가 될 만큼 드물다고 한다. **의사들은 자신의 환자들에게 권유하는 처방들을 왜 자신을 위해서는 별로 선택하지 않을까?**

병원에 가도 속 시원하지 않은 이유

사람은 몸에 다양한 이상 증세를 안고 살아간다. 특히 나이가 들면 이런저런 이상을 느껴 병원을 자주 찾게 된다. 그런데 병원에 가면 모든 것이 해결되느냐 하면 결코 그렇지가 않다. 의사에게 몸의 이상 증세를 호소해도 속 시원히 해결되는 경우는 그리 많지 않다. 여러분 중에도 병원과 의사에게 다음과 같은 불만을 가진 사람이 적지 않을 것이다.

"의사는 '지금은 확실히 말씀드리기 어렵습니다', '상태를 지켜보십시다'라고만 말한다."
"처방받은 약을 다 복용했는데도 나아질 기미가 보이지 않는다."
"검사받느라 힘들고 지친다. 검사받다가 병이 더 나빠질 것 같다."
"약 부작용으로 여러 가지 많이 불편하다."
"뭔가 나아졌다는 느낌이 시원하게 들지 않는다."

이런 불만을 갖게 되는 원인은 바로 의사의 현실적인 제약과 환자의 오해에서 비롯되고 있다.

- 환자를 각기 다른 개인으로 보기 어렵다.
- 개인별 특정 상황에 맞게 진찰할 수 없다.
- 몸 전체를 전인적 관점에서 진찰할 수 없다.
- 의사의 도움 없이 해결할 수 있는 것까지 의사에게 맡기려고 한다.

대부분의 일반인들은 의사와 병원에 대해 깊은 신뢰와 존경을 가지고 있다. 일반적인 인식은 다음과 같다.

> "검사를 하면 차질 없이 병명을 밝혀내고 가장 효과적인 치료법을 찾아 줄 것이다."
>
> "명의를 만나면 최상의 치료를 받을 수 있고 빠른 시일 내에 나아질 수 있을 것이다."

하지만 일반적으로 병원에서 이루어지는 의료 서비스는 결코 만능이 아니다. 해결할 수 있는 일도 많이 있지만 할 수 없는 일도 꽤 있다. 뛰어난 분야도 있지만 취약한 분야 또한 존재한다.

의료에는 한계가 있다는 사실을 명심하자. 의료에는 한계가 있다는 사실을 간과한 채, 모든 것을 병원과 의사에게 맡기면 결과는 어떻게 될까? 당연히 나을 병이 잘 낫지 않을 수도 있고, 건강한 몸이 오히려 해를 입을 수도 있다. 특히 만성질환 생활습관병과 관련해서는 더욱 그렇다. 앞으로는 '어떤 병이든 의사가 잘 고쳐줄 것이다', '병원에 가면 빨리 나을 것이다'라는 단순한 생각은 하지 않는 편이 현명할 것이다.

그렇다면 어떻게 해야 할까? 일본 최고의 명의로, 의사와 의학자로서 경력의 대부분을 진료와 의료 연구에 쏟아온 아쓰미 가즈히코 동경대학 명예교수가 결국 마지막에 정리한 답은 '의사에게 기대지 않고 사는 법'이다. 그의 저서 《의사에게 기대지 않고 사는 법》(2013, 이진원, 한스미디어)에서 제시하는 여러 조언들로부터 추출한 꼭 염두에 두어야 할 세 가지 원칙이다.

- '병원에서 잘할 수 있는 것'과 '병원에서 할 수 없는 것'을 제대로 알자.
- '의사에게 맡길 것'과 '의사에게 맡기지 않아도 될 것'을 구분하자.

• 가능한 한, 자신의 몸은 자신이 돌본다는 원칙을 세우자.

과잉 진단 · 과잉 치료

"이발사에게 머리를 자를 때가 됐느냐고 묻지 말라."
"망치를 쥔 사람의 눈에는 주위의 모든 것이 못으로 보인다."

아마도 이런 비슷한 말들을 들어보았을 것이다. 우리는 의사의 말에 따라 의사에게 경제적으로 득이 되는 여러 가지 진단 검사와 치료를 서슴없이 기꺼이 받고 있다. 의료서비스 분야에서 경제적 이익 상충은 복잡하게 얽혀 있고, 의사들이 선의로 하는 여러 치료들 중에는 효과가 없는 것도 꽤 있다. 병원은 많은 과오가 발생하는 자칫 위험한 곳이기도 하다.

영국의 저명 의학저널《브리티시 메디컬 저널BMJ, British Medical Journal》은 2002년 특집호에서 '과잉의료Too Much Medicine?'라는 표제로 의료 문제를 제기했다. 10년 후 검사의 오남용과 과잉진단에 관한 데이터가 누적되자, BMJ는 동일한 표제의 특집호를 다시 발행했다. 이번에는 물음표를 떼고, '과잉의료Too Much Medicine!'로 표현했다.

과잉의료의 시대에 우리가 할일 | 우리는 과잉 진단overdiagnosis과 과잉 치료overtreatment의 시대를 살고 있다. 선진국에서도 심장 질환과 암에 이어 의학적 과오가 주요 사망 원인 3위일 정도다. 과잉 진단은 만연해 있으며, 각종 미디어들 또한 필요 이상으로 건강을 염려하게 만들고 있다.

병이 생길 경우 우리 스스로 할 수 있는 것이 있다. 보다 많은 정보에 기초하고 의료 전문가의 여러 제안 가운데 효과나 위험성을 감안해, 무엇을 받아들이고 무엇을 거절할지 스스로 결정할 수 있다. 자신의 병을 치료하는 의사결정 과정에 참여하며 최선을 다할 때 마음의 편안함이 찾아온다. 결과가 좋든 나쁘든 간에, 상황에 대처하거나 최종 결과를 받아들이기에도 훨씬 편해진다.

어떤 환자는 의사결정을 의사에게 맡기는 편을 선호한다. 이유는 대개 의사를 믿기 때문이지만, 어떤 이들은 자신이 의사결정 과정에 기여할 것이 아무것도 없다고 생각한다. 하지만 의료와 건강에 대한 어느 정도의 기본 지식만 갖추어도 환자는 마땅히 기여할 것이 있다. 어느 누구보다도 자기 자신을 위해서 그렇게 해야 한다.

자유롭고 주도적으로 사는 지혜로운 삶과 스스로 피동적 환자가 되어 의사와 병원에 매여 있는 삶은 하늘과 땅 차이다. 앞서 언급한 아쓰미 가스히코 동경대학 명예교수의 '의사에게 기대지 않고 사는 법'을 다시금 되새겨 볼 필요가 있다.

과잉 진료의 원인 | 의사가 과잉 진료를 하게 되는 주요 요인은 다음과 같다.

- 의사는 환자의 호소보다 검사 기록으로 판단한다.
- 의사는 자신의 진단을 과신한다.
- 의사는 검사나 처방의 필요성을 깊이 생각하지 않는다.
- 의사는 검사와 처방을 할수록 돈을 더 번다.

- 불필요한 검사와 정기 건강검진은 과잉 의료를 야기한다.

의료에는 많은 불확실성이 존재하며, 이로 인해 더욱더 불필요한 검사와 치료가 만연해지고 있다. 한편 현실적으로 의료 과실 관련한 소송에서는 '환자를 위한 장·단점과 득실을 깊이 고민했는가'보다는 '충분한 검사나 치료를 했는가'의 이슈가 쟁점이 되고 있다. 의사 입장에서는 고심해서 안하는 것을 선택하는 것보다는 뭔가를 일단 해놓고 보는 쪽을 택할 수밖에 없다.

의사에게 당하지 않기 위해서 명심할 것

곤도 마코토 교수의 저서 《의사에게 살해당하지 않는 47가지 방법》(2013, 이근아, 더난)에서 제시된 조언들(꽤 과격한 측면이 있지만…) 중에서, 한 번쯤 반추해볼 만한 몇 가지 사항을 간추려본다.

- **병원에 자주 가는 사람일수록 빨리 죽는다.** | 미국 의료보험 가입자 5만 명을 대상으로 장시간에 걸쳐 조사한 결과, 병원에 대해 좋은 느낌을 가지고 만족도가 가장 높은 그룹이, 병원을 불신하며 만족도가 가장 낮은 그룹에 비해 사망률이 26% 높게 나온 결과가 있다.
- **노화 현상을 질병으로 봐서는 안 된다.** | 나이가 들면 혈관의 탄력은 떨어지고 굳어가기 때문에 혈압이 좀 높아야 혈액이 몸속 구석구석까지 잘 흘러간다(물론 너무 높으면 안 되지만 정상 수치보다 높아지는 게 당

연한 거다). 콜레스테롤은 세포를 튼튼하게 해주기 때문에 어느 정도는 굳이 줄이지 않아도 된다(물론 너무 높으면 안 된다).

- **감기에 걸렸을 때 항생제를 먹지 말자.** | 빨리 낫는 방법은 몸을 따뜻하게 하고 편히 쉬는 것이다. 항생제는 바이러스에 효과가 없다.

- **항암 치료가 시한부 인생을 만든다.** | 암은 건드리지 말고 방치하는 편이 낫다. 전이가 되어도 암에 의한 자각 증상이 없으면 당장 죽지 않는다. 바로 죽는 경우는 항암제 치료나 수술을 받았을 때다. 위암, 식도암, 간암, 자궁암 같은 암은 방치해도 통증으로 고통스럽지 않으며 통증이 있더라도 모르핀으로 조절시킬 수 있다.

- **술, 알고 마시면 약이 된다.** | 과음은 금물이지만, 약간의 술은 혈관을 확장시켜 일시적으로 혈압을 낮추며 긴장 완화 및 스트레스 해소에 도움을 준다.

- **염분이 고혈압에 나쁘다는 것은 맞지 않다.** | 일본인의 고혈압 증상은 98% 이상이 소금과는 무관하며, 신장이나 호르몬, 혈관이나 혈액의 문제 때문이었다.

- **지나친 청결은 도리어 몸에 해롭다.** | 우리 몸의 면역 상태는 자연계의 지저분한 것, 기생충, 세균 등에 접촉하면서 성숙해간다. 지나치게 청결한 환경에서는 오히려 몸의 면역력은 약해진다.

- **큰 병원에서 환자는 피험자일 뿐이다.** | 큰 병원일수록 모든 진료 과정이 일률적 기계적으로 진행되고 있으며, 실험적인 부분임상 실험이나 신약 실험 등에 주력하는 경향이 있다.

- **걷지 않으면 모든 것을 잃는다.** | 걷게 되면 발바닥이나 하반신의 여러 근육을 통한 신경 자극이 대뇌 신피질의 감각 영역에 전달되며 그 과

정에서 뇌간을 자극하게 되고, 뇌 전체의 혈행도 좋아진다. 통증이 있다고 아픈 부분을 보호만 할 것이 아니라 어떻게든 조금씩이라도 움직여주는 편이 빨리 회복된다. 재활 훈련이 그런 것이다.

과잉 약 처방

다중약물사용Polypharmacy은 약물의 과잉 처방을 말한다. 평균적으로, 65세 이상의 몸이 불편한 분들은 하루에 4~5가지 약물을 복용한다. 고령자들은 각기 다른 병으로 여러 병원 여러 진료과에 다녀야 할 때가 많고, 각 분야의 의사들은 각자의 진단과 처방대로 약을 준다. 의사들이 해당 환자의 약 처방을 함께 논의하기는 사실상 힘들다.

이것을 이해하면서 현재의 의료를 활용해야 한다. 표현에 다소 무리가 있지만, 어떤 의미에서는 의사는 면죄부를 받기 위해 약을 처방하고 있다. 표준치료가 정해져 있는 것은 의사와 환자 모두에게 편리하다. 현행 의료제도에서 정당한 치료법으로 인정되고 소송을 당하지 않는 방법으로는, 수술과 방사선치료 그리고 약 이외에는 없다.

약은 사람의 몸에 이물질이며, 면역력을 파괴한다. 약은 교감신경을 흥분시켜 부교감신경과의 밸런스를 무너뜨린다. 또한 약은 합성물질이면서 인간에게는 이물질한편 독성 물질이기 때문에, 체내에 들어온 약물을 해독하고 대사하기 위해서 우리의 몸, 특히 간과 신장은 엄청난 부담을 안게 된다. 간과 신장이 해독능력의 한계를 넘으면 자가치유력이 크게 손상될 수 있다.

노인이 약을 복용할 때 주의가 필요하다 | 한편, 노인이 복용하는 약은 노인에게 따로 연구된 바는 없다. 약물의 용량과 투약 횟수를 정하는 기준은, 대부분의 경우, 질병이 없는 건강한 사람을 대상으로 한 연구를 통해서 데이터를 얻게 된다. 따라서 현재 노인에게 투약되는 약의 효과와 부작용을 판단하기가 쉽지 않다.

허나, 현실에서는 65세 이상 고령층의 75%가 이런 저런 약들을 복용하고 있으며, 고령층에게 처방되는 약은 전체 처방약의 3분의 1을 차지한다. 고령층은 하루 평균 4~5가지 약을 복용하고 있는데, 주로 혈압약, 당뇨약, 심혈관계 약물, 변비/소화불량 약물, 전립선비대증/요실금 약물, 진통소염제, 항우울제, 수면제 등이다. 2020년 조사에 따르면 고령층의 82%는 약을 3개월 이상 복용하고 있었고, 56%는 1~2종류, 21%는 3~4종류, 4%는 5종류 이상의 약을 복용하고 있었다.

하지만, 분명히 약이 필요하고 꼭 먹어야 하는 경우도 있다. 빠른 시간 안에 해결해야 하는 응급 상황의 경우에는 약이 제대로 효과를 발휘한다. 즉각적인 효과를 기대할 수 있으므로 당장의 위기를 넘기기에 뛰어난 선물이다. 약은 충분히 효과적으로 사용할 수 있고, 안이하게 일상적 습관적으로 사용하지만 않는다면 아무런 문제가 없다. 그러지 못할 경우에만 문제가 될 뿐이다. 약은 원래 독이고 독은 또한 약이다. 최소한으로 꼭 필요할 때만 먹고 일상적인 복용은 피하고 되도록 안 먹는 것이 현명한 습관일 것이다.

> "만약 이 세상의 모든 의약품이 바다 밑으로 가라앉는다면 인류에게는 더할 나위 없는 행운이겠지만 물고기에게는 재앙이 될 것이다."
> ● 올리버 웬들 홈스(미국의 의학자, 문필가)

4종류가 넘는 약은 의학의 영역을 넘어선다

의사가 명심할 점을 담은 책 《닥터스 룰 425Doctor's Rule 425》(미국의 의료현장 의사들에게 필요한 규칙과 격언을 모은 책, 의사들의 바이블)의 173항목에 다음과 같은 말이 적혀 있다.

- 4종류가 넘는 약을 먹는 환자에 대한 비교대상시험은 지금까지 시행된 적이 없으며, 3종류의 약을 먹고 있는 환자에 대한 실험도 극히 조금만 시행되었다There are no controlled studies of patients taking more than four drugs and very few of patients taking three.
- 4종류가 넘는 약을 먹고 있는 환자는 의학의 지식을 넘어선 영역에 있다Any patient on more than four drugs is beyond medical science.
- 약의 수가 늘어나면 부작용이 일어날 가능성은 기하급수적으로 높아진다The likelihood of an adverse drug reaction rises exponentially with any increase in the number of drugs administered.

장수하는 사람들은 약을 거의 먹지 않는다. 요양시설의 노인들 중에는 입소한 지 얼마 안 돼 세상을 떠나는 분도 있고 오래 사는 분도 있다. 이들의 뚜렷한 차이 중에 하나는, 약을 많이 먹느냐 거의 먹지 않느냐, 약을 좋아하느냐 싫어하느냐에 있다. 약을 싫어하는 사람들은 감기약조차 잘 먹으려 하지 않으며, 일반적으로 이런 노인들은 건강하게 오래 산다. 또한 약을 먹지 않아도 괜찮도록 그들 나름대로의 건강습관을 가지고 있다.

고령층의 수술과 입원

수술이 필요한 질병과 손상의 경우에 수술은 뛰어난 효과를 발휘한다. 수술의 놀라운 혜택은 어느 누구도 부정하지 않는다. 다만 고령자에게는 주의가 필요하고, 가능하다면 수술은 되도록 받지 않는 것이 좋다. 주요 이유는 다음과 같다.

- **고령** | 쇠약사한 고령자를 해부한 결과, 80퍼센트의 고령자에게서 암이 발견되었다. 그러나 이 중에 암에 걸려 고생하거나 암으로 사망한 고령자는 없었고, 모두들 자연사 형태로 편안하게 눈을 감았다.
- **공기** | 내장 기관이 공기에 노출되면 산소 등으로 인해 후유증이 발생한다. 공기와 접촉할 일이 없는 장기를 공기에 노출시켜 헤집어놓는 수술은, 특히 쇠약해진 고령층의 몸에는, 절대 좋을 리가 없다.
- **적출** | 충수, 흉선, 위장, 자궁 등의 장기를 외과의들은 너무도 쉽게 적출한다. '불필요한 장기는 적출해놓는 편이 좋다'고 하는 예방 수술도 적극 행해지고 있다. 그러나 인체에는 불필요한 장기란 하나도 없다.
- **마취** | 마취 없이는 수술이 불가능하지만, 마취 약물과 마취 자체는 여러 가지 중대한 부작용을 일으킨다. 특히 고령층에게는 그 후유증이 절대로 만만치가 않다.
- **면역력 저하** | 수술에 의한 체력 및 면역력 감퇴는 1년 이상 지속된다.

고령자가 입원을 하게 되면 다양한 문제들이 발생한다. 일반인들은 물론 병원 외부에 있는 환자의 보호자들도 잘 모르는 현실에 대해, 의료 현장에서 직접 경험하고 느낀 바를 진솔하게 전달한 칼럼이 있어 소개하고자 한다. 우리들 모두 한 번쯤은 곱씹어볼 만한 내용이기에, 그리고 마지막까지 최대한 본인의 최소한의 일상생활은 유지하도록 해야 한다는 것과 근육의 중요성을 다시 한번 일깨우는 계기가 될 것으로 본다.

다음은 서울대학교병원 김범석 교수의 칼럼 〈고령층의 입원을 다시 생각해본다〉를 요약한 것이다(출처 : 김범석 서울대 암병원 교수의 건강 칼럼 〈김범석의 살아내다〉, 《중앙일보》, 2023년 10월 11일자).

> 어르신들 특히 팔십 중반의 어르신들이 요양차 병원에 입원하게 되면, 입원해 있다는 것만으로 나빠지는 일이 많아진다. (중략) 병원에 입원하면 우선 공간이 제한된다. 종일 침대에 누워만 있으면 할 일도 없고 심심하다. 가족이나 친구들도 만나지도 못하니 우울하게 된다. 딱히 할 일이 없이 그냥 침대에 누워만 있으면 다리에 근육이 빠지게 된다. 근육이 빠지면 모든 측면에서 다 나쁘다. (중략) 졸지에 화장실도 못 가게 되고 불평불만을 터뜨리게 되면 사람들이 와서 소변줄을 꽂고 기저귀를 채워놓고 가버린다. 내가 완전히 쓸모없는 사람이 된 것 같아진다. 졸지에 소변줄, 콧줄, 기저귀를 찬 채 사지를 결박당하면 정신이 온전해질 리 없다.
>
> 이 모든 사달의 발단은 입원이다. 병원에만 입원하지 않았어도 그럭저럭 지냈을 분들이 요양차 병원에 입원해서 한두 달 누워 있음으로 인해 명을 재촉하게 되는 것이다. 그런데 이게 과연 의료이고 이게 과연 효도인가? 결국은 본인 스스로 최대한 본인의 일상생활을 유지해야만 한다."

2023년 사망자는 35만 2,511명이다. 이중 사고사나 급사를 제외하면 60~70%가 암을 비롯한 만성질환 사망자다. 이들은 사망 시기를 어느 정도 예측할 수 있어 주변을 정리할 시간이 있다. 하지만 우리들은 마지막 이별에 서툴다. 딱히 마땅한 대안이 별로 없다고 여기는 현실적인 제약 속에서, 지난해 전체 사망자의 75.4%가 병원의 차가운 분위기 속에서 제대로 말도 못 하고 움직이지도 못하다가 멍하니 떠나갔다.

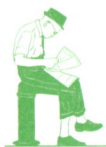

6대 생활습관병

현대서양의학과 만성질환

　현대서양의학은 거의 모든 부문의 치료에서 뛰어난 효과를 발휘하며 인류의 생명과 건강을 획기적으로 개선시켜 왔다. 무엇보다도 각종 전염병과 균류 감염의 예방과 치료, 외상과 외과적 치료와 수술, 응급 상태의 치료 분야에서의 눈부신 발전은 놀라울 따름이다. 어느 누구도 부인할 수 없는 위대한 성과다. 이러하니 거의 모든 일반인들은 병원과 의사에 대하여 무한 신뢰를 보내고 있다.

　수많은 질병과 질환 중에서, 서양의학이 잘 다룰 수 있고 치료 효과가 좋은 분야는 이론의 여지없이 서양의학의 탁월한 치료에 의존함이 당연하다. 그렇지만 노화와 비건강한 식습관과 생활습관으로 인한 '만성질환'에 있어서는, 눈부시게 발전하는 현대의학과 첨단 과학기술이지만, 아직 그다지 뚜렷한 효과를 보이지 못하고 있는 현실이다.

　현대의학은 환자의 증상과 신체적 징후를 평가하고, 필요한 검사(혈액·

소변·영상 등)를 통해서 진단을 내린다. 질병을 찾아내고 증상을 감소 또는 억제하는 데 초점을 맞춘다. 하지만 이러한 증상의 진단과 검사를 통해서 환자의 질병 자체는 알아낼 수 있지만, 그 질병에 걸린 원인을 파악하는 데에는 한계를 보이고 있다. 특히 근본적 원인에 대한 치료가 필요한 '만성질환'과 생활습관병에 대해서는, 숲을 보지 않고 나무만 바라보는 경향이 있다 보니, 일정한 한계를 나타내고 있다.

잘 고쳐지지 않는 만성질환, 6대 생활습관병 | 반면에, 전 세계적으로 수많은 사람들이 만성질환에 시달리고 있고 만성질환 환자들은 계속 증가하는 추세다. 만성질환은 오랜 시간 지속적인 관리를 해주어야 하며 완치되는 경우는 매우 드물다. 암, 당뇨, 고혈압, 고지혈증, 전립선, 치매, 장염, 변비 등 종류도 다양하다. 사고나 응급을 제외하고, 병원에 내원 또는 입원하는 환자의 60~70%는 만성질환과 생활습관병 환자들이다. 건강과 관련한 우리 일반인들의 주요 관심사 또한 많은 부분 여기에 초점이 맞춰져 있다.

따라서, 본서에서는 다양한 만성질환들 중에서 가장 관심이 높고 잘 고쳐지지 않는 '6대 생활습관병'을 중심으로 고찰하고자 한다. 분석의 편의상, '5대 만성 질환당뇨, 고혈압, 고지혈증, 암과 전립선, 장 건강과 변비'에 치아·구강 관리를 포함해 '6대 생활습관병'으로 정의한다.

만성질환은 체내의 불균형에서 비롯된다

만성질환과 노화로 인한 대부분의 질병은 같은 문제에서 비롯된다. 다름 아닌 '**체내의 불균형**'이다. 무엇이 너무 많거나 너무 적으면 체내에 불균형이 발생하게 된다. 다행히 불균형은 바로잡을 수 있는 이슈다. 인체의 생리 시스템에서 나타나는 불균형은 거의 대부분 혈당, 인슐린 그리고 혈액 순환과 관련되고 세포의 기능 이상과 부조화에 근원을 두고 있다. 많은 현대인들이 혈당과 인슐린 저항성 문제에 시달리고 있으며, 이는 당질과 정제 탄수화물을 과도하게 섭취하고 별로 움직이지 않고 주로 앉아서 생활하기 때문이다.

건강관리의 근본은 우리 몸의 기본 단위인 세포와 기관들의 구조와 기능을 잘 관리 보전해주고 각각의 조직이 제 기능을 발휘하도록 도와주면 된다. 만성질환에도 세포의 원래 기능을 살리는 것이 치유의 핵심이고, 세포를 살리는 것은 '**균형 잡힌 영양**'과 '**산소**' 그리고 '**적절한 움직임**'이다. 세포는 약으로는 살릴 수 없다. 약은 나타난 증상을 완화해줄 뿐이다.

생활습관병의 일반적인 증세, 진행과정, 위험성, 합병증, 현행 처치법 등은 많은 서적과 연구 논문 등에 충분히 반영되어 있으므로 일반적으로 알려져 있는 내용들은 생략하고, 상대적으로 잘 알려지지 않은(그러나 더 중요한) 이슈들을 중심으로, 바로 이어서 6대 생활습관병으로 분석한다.

1) 당뇨

질병관리청 발표에 따르면 2023년 국내 당뇨병 환자 수는 600만 명(성인 5명 중 1명)을 넘어섰으며, 고령층일수록 심각성은 더하다. 이 중 90%

이상이 제2형 당뇨병 환자이며, 당뇨 고위험군인 당뇨 전 단계는 1,583만 명에 달한다.

또한 이제는 젊은 당뇨병 환자들도 급증하고 있다. 여러 원인이 거론되는데 당류 함량이 매우 높은 음료도 그중 하나로 꼽힌다. 당류 함량이 지나치게 많은 음료가 너무도 많은데, 달콤함을 좋아하는 많은 젊은이들은 자신이 당류를 얼마나 섭취하는지 모르고 마시는 소비자들이 대부분이다. 건강보험심사평가원에 따르면 2022년 20~30대 당뇨환자는 17만 4,000여 명으로 4년 사이에 25%나 급증했다. 또한 대한당뇨병학회에 따르면 당뇨 전 단계 유병률이 30대의 경우 30.8%에 이른다.

먹을 게 많다 보니, 당뇨는 점점 더 가까이

우리 몸의 장기들은 각자 맡은 일을 충실히 수행하면서 공동의 목표도 가지고 있다. 즉, 우리 몸을 전체적으로 균형 있고 조화롭게 유지하는 것이다. 이를 위해서 호르몬과 자율신경이 중요한 역할을 하고 있다. 먹을 것이 상시 부족했던 우리의 먼 조상들은 고혈당은 전혀 관련이 없었고, 위험한 것은 저혈당이었다. 따라서 혈당을 높이는 호르몬은 다섯 가지글루카곤, 코르티솔, 갑상선호르몬, 성장호르몬, 아드레날린나 갖도록 진화한 반면에 혈당을 낮추는 호르몬은 하나뿐인슐린이었다.

그런데 현대에 들어와서 먹을 것이 풍족해지면서 이러한 호르몬의 구조가 문제점으로 둔갑했다. 하나뿐인 인슐린이 제대로 작동하지 못할 경우, 혈당을 낮출 수 있는 다른 호르몬이 없기 때문이다. 인슐린을 보완할 새로운 호르몬이 쉽사리 생길 리가 없으니, 혼자서 엄청난 애를 쓰고 있는 인슐린을 도와줘야 한다. 먹을 것을 얻기 위해 끊임없이 움직이고도 충분히 먹을 수 없었던 우리 먼 조상들의 생활 방식을 따르는 것이 해결책으로 보인다. 적게 먹고 많이 움직이는 것이 최선의 갈 길이다.

문제는 혈당이 아니라 인슐린 저항

당뇨약을 복용하는 분들은 비슷한 경험을 하게 된다. 약을 복용하면 효과가 바로 나타나 혈당이 떨어진다. 약효는 일정기간 지속되지만, 일정기간이 지나면 약물에 대한 내성이 생기고 혈당이 다시 서서히 오르기 시작한다. 그러면 병원에서는 또 다른 약을 추가로 처방한다. 거의 대부분 서너 개의 약물로 늘어나게 되고 결국에는 많은 경우에 인슐린 처방을 받게 된다.

표면적으로는 혈당이 잘 조절되고 있지만, 당뇨병 자체의 근본 원인에 대한 치료는 없으니 병은 계속 진행되고 있다. 혈당이 높거나 낮거나 하는 것은 겉으로 나타난 표면적 증상이고, 당뇨의 본질적 원인은 '인슐린 저항'에 있다. 당뇨가 악화된다는 것은 '인슐린 저항'이 심해지고 있다는 뜻이다.

근본적으로 건강하지 못한 식습관과 운동 부족 때문에 혈당이 높아지게 된 것이고, 혈당이 높아지다 보니 인슐린이 많이 분비되고, 인슐린이 필요량보다 넘쳐나다 보니 '인슐린 저항'이 생기는 것이다. 혈당이 높은 것은 증상으로 나타난 것뿐이다.

하지만 현대서양의학의 당뇨 치료는 혈당 내리기에만 집중하고 있다. 약물은 혈당을 내리고자 하는 것뿐이며 근본 원인을 치료하는 것이 아니므로 병은 계속 진행될 수밖에 없다. 인슐린의 역할은 혈당을 낮추는 것인데, 인슐린 저항이 생겼다는 것은 인슐린이 제대로 일을 못 하게 되었다는 것이다. 그러니 췌장은 다시 더 많은 인슐린을 공급하게 되고 그에 따라 혈중 인슐린 수치는 계속 높아지게 된다.

그런데 아이러니하게도, **'인슐린 저항'의 원인은 바로 인슐린이다. 마약이나 약물이나 처음 복용할 때는 효과가 뚜렷하지만 반복될수록 효과는 떨어진다. 같은 효과를 얻기 위해 점점 더 많은 양을 복용하게 되고 결국 약물에 대한 저항과 내성으로 중독이 생기게 된다.** 인슐린도 마찬가지다. 인슐린 주사를 맞을수록 인슐린 저항은 더 커질 수밖에 없다. 혈당을 낮추려고 주사한 인슐린인데, 인슐린 때문에 인슐린에 대한 저항이 더 심해지는 악순환으로 이어지게 된다.

'인슐린 저항'의 또 하나의 원인으로는 앞에서(《음식·영양》편(75쪽)) 설명한 '혈당 스파이크'가 있다. 혈당의 급격한 오르내림의 곡예가 지속적으로 반복되다 보면 세포의 인슐린 저항은 필연적으로 따라 올 수밖에 없다.

음식과 운동 부족으로 생긴 병, 해결도 음식과 운동으로

당뇨약을 처방할 때는 당뇨약으로 당뇨를 치료하자는 것이 아니고, 계속 복용하면서 높아진 혈당을 잘 관리하자는 것뿐이다. 당뇨는 식습관과 움직임 부족에서 비롯된 병이다. 비건강 식습관과 움직임 부족으로 생긴 병은 건강 식습관과 꾸준한 움직임으로 고쳐야 하는데, 음식과 활동 부족으로 인한 병에 약물을 투여해서 증상만 억누르다 보니 바람직한 결과가 나오기 어렵다.

하지만, 아직 대부분의 당뇨 환자들은 의사의 처방에 따라 평생 약을 먹으며 혈당만 관리하는 방식을 선택하고 있다. 간단하고 편하기도 하고 어쩌면 잘 모르기 때문일 것이다. 내 병이지만 의사한테 맡기면 의사가 어련히 알아서 잘해줄 것이고 또한 이제는 약이 좋으니 약이면 해결될 것이라는 순수한 믿음에서 비롯된 것으로 생각된다.

당뇨 환자들이 선택가능한 치료 방법

다행히 당뇨 환자들에게는 선택가능한 치료 방법이 있다. 다시 반복하지만, **당뇨는 식습관병이고 운동부족병이므로 근본적인 해결도 식습관과 운동에서 찾아야 한다. 문제는 이런 해결책이 노력이 뒤따라야 된다는 것이다. 약을 먹는 것보다 몇 배 아니 몇십 배 힘들고 땀을 흘려야 한다는 것이다.** 그래서 보통 사람들은 그냥 약을 먹는 쉽고 편한 방법을 택하게 된다. 당뇨는 몸이 너무 편해서 생긴 병인데, 해결 또한 편하게 하려고 하니 근본 해결이 어려운 것 같다.

앞선 〈음식·영양〉편(75쪽)부터 〈근육〉편(123쪽)까지 설명한 음식과 운동에서 자신에게 맞는 방법을 순차적으로 실행해 보는 것이 어떨까 한다. 특히 실생활에서 실천하기에 별 무리가 없고 효과도 좋은 '간헐적 단식'과 혈당 스파이크를 낮추는 '건강해지는 순서의 식사', 그리고 자신에게 맞는 유산소운동과 근육 운동부터 실행해볼 것을 추천한다. 특히, 근육 운동을 통해 근육을 만들면 인슐린 주사를 맞는 것보다 훨씬 좋은 효과를 얻을 수 있다. 아직 약을 계속 먹고 있더라도 이러한 노력이 뒷받침된다면 빠른 시일 내에 약을 끊을 수 있을 것이므로, 쉽게 할 수 있는 것부터 일단 시작해볼 것을 강력히 권고한다.

새로운 생활 습관 유지가 중요 | | 단식을 하면 혈중 인슐린 농도가 내려간다. 간헐적 단식을 통해 당분 섭취가 줄어들고 인슐린을 낮춰주면, 인슐린과 인슐린 저항의 악순환에서 벗어날 수 있게 된다. 간헐적 단식을 하면 증상인 혈당을 끌어내리는 데에는 오랜 시간이 걸리지 않는다. **문제는 환자가 새롭게 바꾼 식습관이나 생활 습관을 꾸준히 유지할 수 있느냐 하는 것이다. 새롭게 바꾸고 꾸준히 유지만 잘하면 거의 다 해결된다.**

질환의 인과관계를 이해하고 원리를 깨달은 환자들은 어렵지 않게 식습관과 운동습관을 바꾼다. 하지만 반신반의하며 이해를 제대로 하지 않은 채 그냥 시키는 대로 따르는 환자들은 고역으로 느끼며 힘들어 한다. 그러다 보면 꾸준히 유지함을 포기하고 그냥 다시 쉽고 편한 약으로 회귀하게 된다.

우리나라 사람들은 서양인에 비해 당뇨병에 더욱 취약

우리나라 사람들은 서양인에 비해 식사량이 적고 비만 정도도 낮지만, 유전적으로 췌장의 크기가 작고 기능이 약해 인슐린 분비 기능이 떨어져 서양인보다 당뇨병에 더욱 취약하다.

2018년 분당서울대병원 내분비내과 연구팀이 《당뇨병·비만·대사 연구 저널Diabetes, Obesity and Metabolism》에 발표한 연구 결과에 의하면, 췌장의 용적을 비교한 결과에서 한국인은 서양인에 비해 췌장의 크기가 12.3% 작고, 인슐린 분비기능이 36.5% 정도 떨어져 당뇨병에 훨씬 더 취약하다고 밝혔다.

연구팀에 의하면, 서양인들은 매일 빵만 먹어도 췌장에 부담이 크지 않지만 한국인들은 문제가 되기 때문에 밀가루와 정제된 탄수화물을 조심해야 한다. 또 혈당이 급격히 올라 인슐린 분비가 과다하게 나오는 것, 즉 혈당 스파이크를 특히 주의해야 할 것을 지적한다. 이 연구결과가 시사하는 점은 우리나라 사람들은 평생 숙명처럼 당뇨병에 걸리지 않도록 조심해야 한다는 것이다.

2) 고혈압

고혈압의 원인

고혈압의 원인은 유전적 요인부터 운동 부족, 스트레스, 과다한 음주와 흡연 등 다양하게 있지만, 근본적 원인으로는 크게 세 가지로 압축될 수 있다.

첫째, 혈액 오염으로 인한 혈액순환의 문제이다. 대사증후군 환자들은 높은 혈당과 맑지 못한끈적한 혈액으로 인해 혈액순환이 잘 안 되고 혈류저항이 강해서 온몸 구석구석까지 산소와 영양을 전달하려면 높은 압력이 필요하며 혈압이 올라가게 된다.

둘째로, 비만은 혈압을 올리는 직접적 원인이다. 몸무게가 1kg 늘면 6km 이상의 혈관을 더 필요로 한다. 더 길어진 혈관에 피를 순환시키려면 더 높은 압력이 필요하게 된다.

셋째로는, 혈관의 탄력유연성 **저하와 경화**동맥경화 **현상**이다. 혈관의 근육은 심장과 함께 혈액을 순환시키는 역할을 해야 하는데, 운동 부족이나 노화로 인해 혈관 근육의 기능과 탄력이 떨어지게 된다. 혈관이 탄력을 잃게 되면 혈관 노화는 가속화되고 경화 현상이 나타난다. 경화되어가는 혈관으로 피를 보내려면 혈압을 높일 수밖에 없다.

고혈압과 혈관의 경화는 서로 영향을 주고 받는 관계에 있다. 고혈압이 동맥경화의 원인이기도 하고, 동맥경화가 고혈압의 원인이기도 하다. 즉, 고혈압이 지속되면 혈관에 과도한 압력이 가해져, 혈관 벽이 손상되고 두꺼워져 동맥경화가 발생할 수 있다. 반대로, 동맥경화가 발생하면 혈관이 좁아져 혈액이 흐르는데 더 많은 압력이 필요해 고혈압이 발생할 수 있다. 그러나 처음부터 고혈압인 사람은 거의 없으며, 발단은 주로 운동 부족, 음주와 흡연, 스트레스, 노화 등으로 인한 혈관의 기능과 탄력 저하가 원인이 되어 경화가 일어나고, 경화 현상이 고혈압을 일으키는 경우가 많다.

그러니 혈압약을 계속 먹어도, 비록 혈압 수치는 떨어지겠지만, 근본 원인들이 해결이 안된 상태에서 동맥경화는 진행되고 심장질환과 뇌질환의 위험성은 줄어들지 않고 있다. 여기에다 당질과 정제 탄수화물의 과다 섭취는 혈당 스파이크를 일으키고 혈관에 염증을 불러와서 동맥경화는 가속된다.

경화가 없고 부드럽고 유연한 혈관은 혈압이 높아도 아무 문제될 것이 없다. 혈관이 건강한 사람은 혈압이 180~200mmHg을 넘어도 심장마비나 뇌졸중 위험이 없다. 꼭 기억해둘 사항은, 건강한 혈관은 터지지 않는다. 건강하지 못한 동맥경화나 탄력 저하 혈관이 터지는 것이다.

혈압약과 우리 몸의 반응

우리 몸의 지혜는 언제나 성실하고 부지런하다. 우리들이 뭔가를 잘못해서 몸을 훼손시키고 있는 것이지, 몸은 항상 좋은 방향을 향해 노력한다. 우리 몸이 혈압을 올리는 것은 온몸의 구석구석에 혈액을 보내 산소와 영양소를 공급하고자 하는 순수하고 마땅한 노력이다. 나이 들어서 혈압이 올라가는 이유도 혈액 상태가 안 좋고 혈관이 건강하지 않기 때문이다.

현재 병원에서 말하는 정상적인 혈압은 120/80mmHg이다. 이것은 젊고 건강한 사람 기준이다. 평생 운동도 하지 않고 근육량도 적은 할머니 할아버지에게 120/80mmHg은 문제가 있다. 수축기 혈압이 140~150mmHg 이상은 되어야 온몸으로 혈액을 보낼 수 있다. 그런데 병원에서는 무조건 혈압약으로 120/80mmHg을 맞추려 하고, 몸은 어떻게든 살기 위해서 다시 혈압을 올리려고 애쓰고, 그러면 병원에서는 약의 개수를 늘리거나 다른 약으로 또 혈압을 끌어내리는 핑퐁게임의 연속이다. 고령층의 혈압을 약으로 억지로 낮춰놓은 결과, 뇌에 산소와 영양 공급이 부족해지다 보니 현실에서는 엉뚱하게 치매만 늘어나고 있다.

병원에서 혈압약을 먹으라는 이유는, 혈압이 높으면 혈관이 막히거나 터질 위험이 높아지니 약을 먹어서라도 예방하자는 것이다. 하지만 냉철한 매의 눈으로 보면, 높은 혈압이 문제가 아니라 바로 경화된 혈관, 즉 동맥경화가 진짜 문제다. 하지만 우리들은 혈압약만 챙겨 먹고 정상 혈압만 나오면 된다고 알고 있다. 약만 열심히 챙겨 먹지 근본 원인을 치료하는 운동과 식습관 개선과 같은 훨씬 더 중요한 것에는 별 관심이 없다.

혈압약이 혈압을 떨어뜨리는 원리는 3가지다. ① 혈관을 이완, 확장시켜 혈압을 내린다. ② 이뇨제로 혈액의 양을 감소시켜 혈압을 내린다. ③ 심장 근육 박동을 억제해서 심장의 활동력을 감소시켜 혈압을 내린다. 모두 다 혈관이나 심장이 제대로 작동을 못하도록 인공화학약물로 붙들어 매놓고 있으니(이는 심각한 문제다), 심장과 혈관에 엄청난 무리가 생기고 그 부작용들은 전혀 녹록지 않다.

혈압을 낮추기 위한 효과적인 방법

이해는 되지만, 높은 혈압을 그냥 두라는 것인가? 약을 먹지 않으면 도대체 뭘 어떻게 하라는 말인가? 혈압이 올라간 것은 그동안의 잘못된 식습관과 운동 부족의 결과로 혈액이 오염되고 혈관이 경화되어 생긴 것이니, 해결방법은 명확해진다. 동맥경화의 진행을 억제하고 혈관의 유연성을 높이고 혈액을 맑게 해주면 된다. 이를 위해 식습관과 운동 부족을 개선해야 하는데, 입맛과 식단을 바꾸고 운동과 생활 속의 움직임을 보강하는 것이 말처럼 쉽지만은 않다.

당뇨와 마찬가지로 고혈압 또한 **식습관과 운동부족으로 인한 문제**다. 열량이 많고 기름진 음식을 많이 섭취하고 앉아 있는 것을 좋아하다 보니 움직임이 턱없이 부족해서 먹은 것을 제대로 연소시키지 못하는 것이 원인이다. 아주 다행스러운 것은, 고혈압의 원인은 거의 모든 만성질환의 원인이다. 따라서 **고혈압을 치료하게 되면 고지혈과 고혈당을 포함한 거의 모든 만성질환을 치료하는 효과를 얻게 된다.** 근본 원인이 같고, 원인이 같으니 치료법도 같다. 즉, 하나가 치료되면 다른 하나도 함께 치료될 수 있다.

혈압을 낮추기 위한 손쉽고 효과적인 방법으로 강력히 추천되는 대안들을 간추려 핵심을 정리한다.

- 간헐적 단식
- 탄수화물 제한식(채소 먼저, 탄수화물 맨 나중에)
- 균형 잡힌 식단(채소, 통곡물, 저지방 단백질 등)
- 따뜻한 성질의 음식 위주로(식사량은 줄이고)
- 유산소운동+근육 운동(규칙적, 꾸준히)
- 손톱 자극 지압(〈지압 그리고 경락·경혈〉편(294쪽)에서 설명 예정)
- 모관 운동(누워서 팔 다리를 11자로 세우고 손가락 발가락 흔들기)
- 올바른 자세로 빠르게 걷기
- 금연, 과도한 음주 줄이기

소금이 고혈압의 원인일까? | 흔히들 피해야 하는 것으로 알고 있는 **포화지방과 소금은 오히려 별문제가 되지 않는다.** 도리어 2017년 보스턴 대학 예방의학과의 린 무어 박사는 나트륨을 하루 권장 섭취량보다 적게 먹는 사람이 많이 먹는 사람보다 장기적으로 혈압이 높다는 연구 결과를 발표하기까지 했다.

어느 정도의 지방과 소금이 적당할까? 각자의 입맛에 달려 있다. 너무 짜거나 너무 느끼하면 못 먹을 테니, 맛있게 먹을 수 있는 양이 적당량이다. 소금은 생명이다. 혈압과 혈당의 문제가 없고 건강한 사람은 입에서 당기는 만큼 먹어도 아무 문제가 없다. 다만 고혈압, 당뇨 등 이미 높은 혈압과 인슐린의 과잉 상태에 있는 환자들의 경우에는 나트륨 섭취량을 하루 7g 이하로 유지하도록 권장되고 있다.

혈압 조절은 칼륨 섭취로부터 | 소금 이외에 혈압에 도움이 되는 영양소로는 칼륨과 마그네슘이 있다. 칼륨은 혈관을 이완시켜 혈압을 내려주는 데 도움을 주고, 마그네슘은 주로 근육과 심장 건강에 기본이 되는 영양소다. 일반적으로 혈압을 낮추려면 소금 섭취를 줄여야 한다고 한다. 그런데 음식 맛을 내는데 필수적인 소금을 적게 먹는다는 것은 쉽지 않다. 이 고민을 해결할 수 있는 좋은 소식이 나왔다. 소금 섭취를 줄이는 것보다 칼륨을 충분히 먹는 게 고혈압 예방 치료에 더 효과가 크다는 유수한 해외 연구 결과다.

최근 영국 임페리얼 칼리지 런던ICL의 조지 국제보건연구소GIGH 연구팀의 연구 결과에 따르면, 매일 칼륨 1g을 추가 섭취하면 나트륨 과잉에 따른 고혈압 문제를 해결할 수 있다고 한다. 칼륨 1g은 중간 크기 바나나 2개나 시금치 한 컵, 큰 고구마에 들어 있는 양이다. 칼륨은 체내 나트륨 수준을 조절하고 혈압을 낮추는 데 도움을 주는 미네랄이며 심장 기능 유지에도 도움을 준다. 칼륨이 많은 식품으로는 바나나, 감자, 시금치, 아보카도, 콩류, 토마토가 있다.

고령자에게도 같은 기준?

다음은 《조선일보》 김철중 의학전문기자의 칼럼, 〈고령자도 '혈압 120-80'이 정상? 먼저 늙은 일본을 보니…〉(2023년 3월 7일자) 중 내용을 간추려 보았다.

나이 든 어르신 중에 혈압을 정상 기준으로 떨어뜨리고 나서 어지럽다고 하는 경우를 종종 본다. 뇌혈류를 유지하는 수준보다 혈압이 내려갔기 때문이다. 정상 혈압은 수축기가 120mmHg 이내고, 이완기는 80mmHg 이하다. 고령자도 혈압을 그 기준에 맞춰야 하는지에 대해서는 논쟁이 있다. **혈압을 정상 기준으로 낮추면, 심장마비, 뇌졸중, 심부전과 같은 심혈관계 질환 위험을 줄일 수 있다. 하지만 고령자는 일어설 때 혈압이 떨어지는 기립성 저혈압에 취약하다. 혈압을 정상으로 낮추면, 저혈압 증세로 어지럼증이나 낙상이 일어날 수 있다.** 기실 정상이라고 정해놓은 기준이 과연 고령자에게도 똑같이 적용되어야 한다는 데 회의가 든다.

그런 면에서 우리보다 먼저 늙어본 일본을 들여다볼 필요가 있다. 와다 히데키는 고령자 적정 의료를 설파하는 유명 정신과 의사다. 그는 과감하게 더하기 의료를 하라고 권한다. 중년에 하는 다이어트나 혈압 낮추기 같은 **빼기** 의료를 고령자가 따라 할 필요가 없다는 것이다.

현재의 일괄된 기준으로 고령자는 자칫 과잉 치료 대상이 될 수 있다. 소아가 어른의 축소판이 아니듯, 노인은 성인의 연장이 아니다. 노년기의 절제와 줄임은 노화를 촉진할 수 있다. 곧 맞이할 초고령 사회에서는, 채우고 더하는 의료를 긍정적으로 생각해봐야 하지 싶다.

3) 고지혈증

콜레스테롤에 대한 잘못된 인식과 최근의 변화

콜레스테롤은 우리 몸에 반드시 필요한 중요한 물질이며 생명의 필수품이다. 콜레스테롤의 중요성은 다음과 같다.

- 뇌의 주성분의 90%가 콜레스테롤
- 세포를 감싸고 있는 세포막이 콜레스테롤
- 신경을 감싸고 있는 신경막의 주성분이 콜레스테롤
- 성호르몬, 특히 남성호르몬 테스토스테론의 주성분이 콜레스테롤

이렇게 엄청나게 중요한 콜레스테롤이니 우리 몸이 직접 만든다. 콜레스테롤의 85%는 간에서 생성되고 15% 정도는 음식에서 보충된다.

하지만, 이렇게도 중요하고 필수적인 콜레스테롤에 대해 일반인들이 막연히 갖고 있는 인식은 지극히 제한적이다. 콜레스테롤이 높으면 동맥경화로 이어져 심장병과 뇌졸중의 위험을 증가시킬 수 있고, 혈관이 좁아지게 되어 고혈압으로 진전될 수 있으며, 혈관이 막히면 심장으로의 혈류가 차단되어 심장 발작까지 이어질 수 있다는 것이다. 그렇기 때문에 어떻게든 섭취를 줄여야 한다는 것이다.

콜레스테롤은 위험하지 않다 | 그러나 콜레스테롤은 생존의 필수품이기

에 우리 몸에서 끊임없이 만들어지고 있으며, 계란 노른자나 새우를 식탁에서 옆으로 밀어놓는다고 피할 수 있는 그런 것이 아니다. 콜레스테롤의 양은 우리가 음식으로 조절할 수 있는 영역 밖의 일이다. 콜레스테롤이 많은 음식을 먹으면, 지혜로운 우리 몸은 그만큼 덜 만들어낸다. 간은 몸이 필요한 만큼을 스스로 알아서 적절히 만들기 때문이다.

그동안 유해성 논란을 불러왔던 콜레스테롤에 대해 2015년 미국영양학회에서 드디어 섭취 제한 관련 규정을 변경했다. 〈미국인을 위한 식사 지침 가이드라인Edition of Dietary Guidelines for Americans〉(2015)의 '위험 영양소' 리스트 중에서 콜레스테롤을 제외했다. 1961년 미국심장협회에서 위험요소로 분류된 이래 50여 년 만에 누명에서 벗어나게 되었지만, 잘못된 가이드라인 때문에 반세기 동안이나 수많은 사람들의 건강관리가 헷갈려왔다. 콜레스테롤이 있는 지방이 건강에 나쁘다는 이유로 가공식품에서 지방이 줄어들면서 한편으로 그 맛을 보충하기 위해서 훨씬 더 안 좋은 '과당'의 당질만 잔뜩 늘어났다.(출처: 《환자 혁명》(2017, Dr. Joshua Cho, 에디터, 171쪽)

콜레스테롤 약물의 부작용

미국에서 현직 의사로 활동 중인 조한경 박사의 저서 《환자 혁명》(2017, Dr. Joshua Cho, 에디터, 173~182쪽)에서 강조하고 있는 콜레스테롤 약물의 부작용과 고지혈증에 대한 대처 방법을 요약하면 아래와 같다.

콜레스테롤이 높다고 진단이 나오면 병원에서는 무조건 콜레스테롤을 낮추는 약물을 처방하고, 잠재적 예비 환자가 되어버린 사람들은 거의 예외없이 그냥 그런가 보다 하고 처방된 약을 복용하게 된다.

급증하는 잠재적 예비 환자들 덕택에 콜레스테롤 저하제 '스타틴statin' 계열 약물들은 장기간 판매고 1~2위를 기록해왔고, 화이자의 대표적 브랜드 '리피토Lipitor'는 역사상 가장 많이 팔린 약 중의 하나가 되었다. 하지만 이러한 엄청난 판매의 이면에는 심각한 부작용이 함께하고 있음을 알아야 한다.

다양한 부작용의 종류 | 몸에 필요한 콜레스테롤은 간에서 알아서 생성된다. 그런데 '스타틴' 약물의 기전은 간의 콜레스테롤 생성 기능을 억제함으로써 콜레스테롤 수치를 낮추는 것이다. 이는 간에 큰 무리가 갈 수밖에 없고 간 질환의 잠재적 위험성을 높인다. 스타틴 복용자는 몇 개월에 한 번씩 간 수치 검사를 받게 된다.

또 다른 문제는 귀중한 뇌와 관련이 된다. **우리 뇌의 주성분의 90%가 콜레스테롤로 이루어져 있는데, 콜레스테롤을 약물로 강제로 낮추게 되면 뇌 질환 특히 치매의 위험성이 올라갈 수밖에 없다.** 실제로 스타틴이 판매된 1980년대 중반 이후부터 치매 환자가 급증했다는 보고가 이어지고 있다. 스타틴 장기 복용자들은 뭔지 모르게 머리가 멍한 느낌이나 건망증이 심해지는 것을 호소한다.

스타틴 약물은 근육통과 신경통에도 관련이 있다. 세포막, 근육의 막, 신경막을 형성하고 있는 것 역시 콜레스테롤이다. 따라서 콜레스테롤이 부족하게 되면 근육통과 신경통이 발생하게 된다. 이곳저곳 수시로 아픈 증상이 계속 나타난다.

또 다른 심각한 사안은 남성 호르몬 관련이다. 남성의 상징 호르몬인 테스토스테론의 주성분 역시 콜레스테롤이다. 약물을 통해 억지로 콜레스테롤 수치를 떨어뜨리게 되면 서서히 성욕이 감퇴되고 장기간 복용하면 발기부전으로 진행되게 된다. 어디 가서 스타틴, 리피토를 복용하고 있다는 얘기는 하지 않는 게 좋다.

부작용에 대해 경각심을 가지자 | 위와 같은 대표적 부작용들은 절대 가볍게 넘길 사안들이 아니다. 하지만 초기에는 나타나지 않고 장기간 복용했을 때 서서히 나타나는 증상들이다 보니, 대부분은 스타틴 약물의 부작용으로 인지하지 못하고 있다. 잘 모르다 보니, 약물의 부작용으로 생기는 간 질환, 치매, 근육통, 신경통, 발기부전 등을 어쩔 수 없는 노화 현상의 하나로 생각하면서 그냥 별 생각없이 받아들이고 있는 딱하고 답답한 현실이다. 한편 의사들 또한 부작용을 심각하게 여기지 않는다. 부작용이 있지만 약을 복용해야 한다고 한다. 부작용이 생기면 부작용 증상을 완화시키는 약을 계속 처방하면 되므로 약의 종류만 늘어날 뿐이다. 약 주고 문제가 생기면 또 다른 약을 추가하고… 이러한 악순환 속에서 우리의 몸은 피폐해가고 있다.

콜레스테롤, 높아도 문제 낮아도 문제

높은 콜레스테롤의 문제 | 그렇다면 콜레스테롤 수치가 높아도 괜찮다는 건가? 그렇지는 않다. 콜레스테롤은 몸에 꼭 필요한 것이지만, 정상적이던 혈중 콜레스테롤이 증가했다면 이는 몸에 뭔가 문제가 생겼다는 신호이며

먼저 챙겨봐야 할 요인은 **혈관 염증**이다.

　콜레스테롤의 중요 역할 중에 하나가 세포막을 형성하고 손상된 세포벽을 보수하고 염증을 낮추는 것이다. 간에서 콜레스테롤의 생산이 증가했다는 것은 그만큼 손상된 세포가 많다는 것을 뜻한다. 특히 혈관에 염증과 상처가 생겨 보수해야 할 곳이 많아졌다는 것이다. 우리 몸 전체 혈관의 길이는 무려 12만km이며, 피가 몸을 한 바퀴 도는 데는 1분 정도 걸리니, 혈관을 타고 도는 피는 무서운 속도로 흐른다. 그러하니 혈관이 구부러지거나 갈라지는 부분에서는 큰 자극을 받아 내벽에 상처와 염증이 증가하는데, 콜레스테롤은 바로 그러한 혈관 벽의 상처를 치료한다. 상처가 크면 클수록 더욱 많은 콜레스테롤을 필요로 한다. 이와 같이 혈관의 손상으로 인한 염증이 콜레스테롤을 높이는 원인이며, 이러한 염증을 줄이고자 하는 노력이 우선되어야 한다. 그렇지만 이런 노력에는 별 관심이 없이 그저 수치만 내리는 콜레스테롤 저하제만 열심히 복용하고 있다.

　낮은 콜레스테롤의 문제, 특히 고령층 | 고령층에서는 콜레스테롤이 낮게 되면 염증을 이겨낼 면역력이 떨어져 감염에 취약해지기 쉽다. 미네소타 대학 전염병학과 데이비드 제이콥스David Jacobs 교수 팀이 6만 8,000명을 대상으로 한 19개의 연구 논문 분석과 칼로스 아이리배런Carlos Iribarren 박사가 샌프란시스코 지역의 환자 10만 명을 15년간 추적한 결과, 혈중 콜레스테롤이 낮은 환자들이 전염성 질환인 소화기와 호흡기 질환으로 사망할 확률이 높은 것으로 나타났고, 감염성 질환으로 병원에 입원하는 경우가 많다고 밝혔다. 낮은 콜레스테롤은 면역력을 낮추고, 면역력이 떨어진 말기 암 환자들 역시 콜레스테롤 수치가 낮다.

또한 최근에는 65세 이상이 주로 겪고 있는 **노인성 우울증**과 콜레스테롤의 관계가 주목받고 있다. 의욕이 생기지 않는다, 흥미나 관심이 없다, 뭘 해도 즐겁지 않고 기분이 울적하다 등등. 이런 증상이 지속되는 노인성 우울증은 뇌 상태를 저하시켜 치매 발병률까지 높인다. 콜레스테롤은 세포막의 중요한 재료로서, 전체의 3분의 1이 뇌와 신경계에 존재한다. **콜레스테롤이 부족하면 세포막이 불안정해져 행복호르몬 세로토닌을 잘 흡수하지 못하므로 행복감을 느끼기 힘든 체질이 된다. 결국 노인성 우울증을 유발하게 된다.** 캘리포니아에서 70세 이상 남성을 대상으로 실시한 광범위한 조사에 의하면, 콜레스테롤 수치가 낮은 사람이 높은 사람에 비해 우울증 발병률이 약 2.7배나 높았다고 한다.

60세 이후에는 몸에서 만들어내는 콜레스테롤 양이 감소하기 때문에, 고령자일수록 콜레스테롤이 풍부한 식품계란, 고기, 생선, 유제품 등의 섭취가 권장되고 있다. 슈퍼 에이저 중에 계란, 고기, 유제품을 좋아하는 사람이 많은데, 고개가 끄덕여지는 이야기다. 물론 과잉 섭취는 당연히 좋지 않다. 우리 신체의 건강과 관련한 모든 면에서 항상 잊지 말아야 할 것은 조화와 균형 그리고 적정성이다.

고지혈증에 대한 대처

콜레스테롤 수치를 낮추기 위해선 앞서 말씀드린 대로 결국 체내 염증 반응을 낮추는 것이 관건이다. 어렵다면 어렵고 쉽다면 쉬운 일이다. **생활습관을 건강한 방향으로 바꾸는 일, 즉 건강한 음식과 올바른 식습관, 적**

절한 운동과 움직임, 그리고 스트레스 관리가 기본이다. 적당량의 햇빛을 쬐는 것 또한 콜레스테롤을 낮추는 데 큰 도움이 된다.

고지혈증에 대해 가장 먼저 해야 할 일은 근본 원인을 돌아보는 것이다. 근본 원인을 해결하면 콜레스테롤 수치뿐만 아니라 비만, 고혈당, 고혈압 모두 정상으로 되돌릴 수 있다. 한 번에 모두 고친다고 하면 말장난처럼 들릴지 모르지만, 다 고치거나 다 못 고치거나 둘 중 하나다.

모든 질병의 원인, 식습관과 혈액순환 | 고혈당, 고혈압, 고지혈증, 비만… 모두의 근본 원인은 같다. 비건강한 식습관과 운동 부족으로 인해서 혈액의 오염혈당의 과다, 혈당 스파이크 포함과 혈관의 경화가 오고, 그러다 보니 혈액순환이 안 좋아지고, 혈액순환의 문제는 염증을 악화시키고, 악화된 염증은 다시 혈관의 비건강을 촉진시키는 악순환을 반복하게 된다. 병명은 달라도 원인은 같다.

〈서양의학 vs 동양의학〉편(146쪽)에서 언급한 동양의학의 주요 치유·치료 개념인 '이병동치異病同治'와 궤를 같이한다. 치료를 각각의 병명에 따라 하나씩 별도로 하는 것이 아니라, 근본 원인에 대한 치유·치료를 하면 하나의 처방으로 여러 증상이 한꺼번에 낫는 현상이다. 우리들이 그동안 잘못해왔던 '몸에 안 좋은 습관'과 '비건강 상태'가 '몸에 좋은 습관'과 '건강 상태'로 회복되면, 비정상화되었던 것들이 정상화되는 것뿐이다.

당뇨는 변함이 없는데 고혈압만 치료되고, 고혈압은 그대로 둔 채 콜레스테롤만 낮아지고, 비만은 그대로인데 염증 반응은 좋아지고… 이러한 현상이 계속되고 있다면 믿어야 할까? 근본 원인이 동일한 대표적 만성질환 생활습관병들에 대해, 어떤 약물이 특정 만성질환의 증상 완화에는 효과가 있고 다른 명칭의 만성질환에는 효과가 없다고 한다면, 이런 약물들의 작용 기전과 부작용들에 대해 한 번쯤은 다시 생각해봐야 하는 것 아닐까?

한국인 232만 명, 고혈압·고지혈증·당뇨병을 동시에

최근 《헬스조선》 건강 칼럼(〈만성질환은 몰려다닌다〉, 김철중 기자, 2024년 10월 10일자)에서 다룬 표제의 내용은 우리나라에서도 3대 만성질환의 동시 다발적 발병이 계속 증가하고 있음을 밝혀주고 있다. 핵심은 다음과 같다.

만성질환이 여러 개 겹쳐 있는 경우를 '복합 만성질환'이라고 부른다. 한국헬시에이징학회는 복합 만성질환이 건강장수를 가로막는 최대 복병으로 보고, 고혈압학회, 당뇨병학회, 한국지질동맥경화학회 등이 모여 이 문제를 집중적으로 다뤘다. 이 질환 3개는 몰려다닌다. 대한고혈압학회 2023년 팩트 시트에 따르면, 고혈압 치료를 받고 있는 한국인 전체 환자 1,045만여 명을 놓고 봤을 때, 고혈압만 치료받는 경우는 33.3%에 불과했다. 고혈압과 고지혈증이 같이 있는 경우가 39%였다. 고혈압, 고지혈증, 당뇨병 3개를 동시에 치료받는 환자는 22.2%인 232만 6,000여 명이나 됐다.

김재택중앙대병원 내분비내과 교수 한국지질동맥경화학회 이사장은 "이 질환 셋이 몰려다니는 경향을 대사증후군이라는 큰 범주로 보는데, 혈당을 조절하는 인슐린이 정상적인 작동을 하지 못하는 상태인슐린 저항성에서 혈당이 상승하면서, 혈압도 높아지고, 콜레스테롤과 중성지방도 이상이 생길 수 있다"고 말했다.

4) 암·전립선

2024년 2월 세계보건기구WHO 산하 국제암연구소IARC는 2050년 신규 암 발병이 3,500만 건 이상이 될 것으로 전망했다. 이는 2022년 암 발병 건수인 2,000만 건보다 77% 늘어난 것이다. WHO는 이와 같은 전망의 이유로 암 발병 위험 요인에 더욱 많은 사람들이 노출되기 때문이라고 설명했다. 흡연과 음주, 그리고 비만과 환경 오염대기 오염, 유해 화학물질 등이 암 발병의 주요 요인으로 꼽혔다. 2022년 기준 전 세계에서 가장 많이 발생한 암은 폐암(12.4%)이고, 그다음으로는 유방암(11.6%), 대장암(9.6%), 전립선암(7.3%), 위암(4.9%)이었고, 사망 1위는 폐암(18.7%)이고 이어서 대장암(9.3%), 간암(7.8%), 유방암(6.9%), 위암(6.8%)이었다.

암, 달리 생각하자

암 진단을 받았을 때 환자가 취해야 할 바람직한 행동은 무엇일까? 전적으로 의료진을 믿고 병원의 치료를 잘 받으면 되는 것일까? 환자 스스로는 아무것도 모르면서 그냥 의료진에게 모든 걸 무방비로 맡기는 것이 과연 최선이라 할 수 있을까? 현행 의료 시스템에서는 그것이 최선이 아닐 수 있다. 암 치료에 접근하는 방법은 미국과 독일이 다르고, 일본과 한국이 다르다. 또한 의학이 발전하지 못했던 시절에는 선택의 여지가 별로 없어서 치료법도 간단했지만, 과학과 의학이 발달할수록 다양한 새로운 치료법이 나오면서 선택에 대한 고민도 커지고 있다.

선택의 책임은 환자에게 있을 수밖에 없다. 자동차를 사거나 휴대폰 하나를 구입할 때도 요모조모 일일이 따져보고 시간을 들여 비교하고 검토하는데, 암 치료를 선택할 때도 최소한 그 정도는 해야 하지 않을까? 돈이라는 개념이 함께하면 많은 정보들은 혼탁해지고 선택을 위한 판단은 혼란스럽다. 환자는 스스로 신중해질 필요가 있다. 이해관계에 오염되지 않은 공정한 정보와 많은 선택 대안에 대한 객관적인 정보가 필요한데, 환자와 일반인들에게는 접하기 어려울 뿐이다.

그런데 사람들의 불안하고 다급한 심리상태와는 달리, 암은 응급 상황이 아닌 경우가 대부분이다. 암은 만성 질환이고 대사 질환이다. 또한 누구에게나 똑같은 효과가 있는 암 치료법은 없다. 개인별 체질이 다르고, 살아온 환경이 각각이며, 같은 암이라고 해도 성질이나 진행 정도에 차이가 많다. 하지만 현대서양의학의 치료는 **'표준치료'**라는 틀에서 획일화되어 있다. 따라서 처음부터 다급하고 정신없이 모든 것을 전적으로 병원에 내맡길 단계는 아니고, 환자 스스로 시간과 관심을 가지고 공부를 하면 훨씬 좋은 결과를 기대할 수 있다.

현대서양의학의 암에 대한 표준치료는 세 가지수술, 항암제, 방사선이다. 그 외의 치료법들은 인정하지 않고 있다. 환자들이 다른 치료를 시도하려는 경우에는 '과학적으로 검증되지 않았다'는 이유로 강하게 저지당한다.

근본 원인을 제거하지 않으면 완치는 없다 | 암에 대한 생각을 바꾸어야 할 필요가 있다. 나타난 혹이 있으면 혹을 제거하면 된다고 의사도 환자도 모두들 그렇게 생각하는데, 정작 근본적으로 중요한 사안인 "혹이 왜 생겼

는가?"에 대해서는 말하지 않고 있다. 혹 자체는 암이 아니고 나타난 증상이며, 혹을 제거한다고 근본이 치료되는 것은 아니다.

"암이 생긴 게 문제가 아니라, 뭔가 문제가 있어 암이 생긴 것이다."

우리가 명심해야 할 핵심은 바로 이것이다. 이것을 진정으로 이해하고 안 하고는 크나큰 차이다. 치료의 방향이 달라지고 결과가 달라질 수 있다.

수술, 항암제, 방사선에 의한 암 치료 방법들은 발생한 암세포를 제거할 뿐이며, 암이 발생한 원인을 치료하지는 못한다. 따라서 많은 경우 암이 발생했던 원인으로 인해 암은 재발하게 된다. 그리고 재발한 암은 내성으로 이전보다 치명적일 수 있다. 그래도 암의 초기 단계에서의 수술은 객관적인 효과가 증명되고 있지만, 항암제와 방사선은 조만간 없어져야 할 치료법이라고 전문가들조차 동의하고 있다.

암은 사형선고가 아니라 나타난 증상이고 몸이 건강하지 않다는 신호이며, 한편으로는 악조건하에서 버텨내려는 우리 몸의 자체 생존 본능으로 볼 수 있다. 무엇보다 생활 습관과 사고방식을 바꿔야 한다. 이것이 바뀌지 않으면 병은 그대로 진행될 수밖에 없다.

암은 '나쁜 놈'이 아니고 생존을 위한 필사적인 노력이다

의료계의 부단한 노력에도 불구하고 지난 수십 년간 암으로 인한 사망률은 줄지 않고 있으며, 대부분의 치료는 암세포를 제거하는 데 초점을 맞추고 있다. 하지만, 혈당이 당뇨병의 진짜 원인이 아니고 높은 혈압이 심장질환의 근본 원인이 아닌 것처럼, 암세포 역시 인간을 죽음으로 모는 '나쁜 놈'이라는 것은 잘못된 인식이다. 애초에 건강하던 정상 세포가 어느날 '독성'이 강한 악성 세포로 바뀌는 것은 그들의 잘못이 아니며, 암을 불러온 체내의 악성 조건들로 인한 부조화 때문이다.

암은 어느날 갑자기 나타나는 질환이 아니다. 우리 몸에서 매일 진행되는 신진대사의 노폐물들과 수많은 죽은 세포들을 적절히 제거하지 못하거나, 한편으로는 화냄, 흥분, 정신적 충격, 불규칙한 생활, 수분 부족, 산소 부족, 영양 결핍, 과식, 비만, 스트레스, 중금속의 축적, 유해 화학물질에의 노출, 부족한 햇빛 쬐기 등의 여러 원인들로 인해 장기간 축적되는 독성 물질들의 결과로 나타난다.

위기가 사라지면 암세포는 소멸한다 | 우리 몸은 세포분열을 통해 손상되고 낡은 세포를 대체하며 생명을 유지해간다. 세포분열에는 에너지가 필요하며 이 에너지의 원천은 혈액 속의 영양소와 산소다. 그런데 혈액 속에 에너지의 원천이 부족하고 혈액순환이 잘 안 될 때에는, 몸은 살아가기 위해서 산소와 영양소가 없어도 스스로 생존할 수 있는 강력한 생존력의 세포를 만드는데, 그것이 암세포다. 산소와 영양분의 공급이 막히면 암세포는 당분에 대한 강한 탐욕을 보인다. 설탕이 많이 들어간 음식을 즐기는 사람들이 암 발병률이 높고, 특히 암 환자들이 달콤한 음식을 그토록 먹고 싶어 하는 이유이기도 하다.

암은 다른 질병들처럼 독성에 의한 위기 상황에서 발생하는 것으로, 위기 상황이 사라지면 저절로 자연스럽게 없어진다. 혈액이 깨끗해지고 산소와 영양소들이 넉넉히 공급되고 몸속의 노폐물들과 유해 물질들이 제거되면, 암세포는 스스로 사멸하거나 잘못된 변이를 정상적으로 되돌리게 된다.

조기 검진과 조기 치료의 허와 실

일반적으로 암세포가 발견되었을 때 병원에서는 적극적으로 암을 제거하기 위해 3대 표준치료를 하나씩 순차적으로 진행하게 된다. 초기 단계에서의 수술은 효과를 인정받고 있다. 하지만 인공화학 항암제 투여와 살인 방사선으로 조기 치료를 하게 되면 조기 사망하는 경우가 많아진다.

조기 검진으로 다행히 중대 암을 발견하고 치료수술의 타이밍을 제대로 잡을 수 있게 되면 너무도 다행이다. 하지만 정신없이 바쁘게 돌아가는 현행 병원 시스템 속에서 조기 검진을 하다 보면 순한 암악성이 아님 또는 유사암암이 아님들을 모두 암으로 진단해 독한 치료를 하게 되는 경우가 비일비재하다. 방치하면 죽는 줄 알고 지독한 독성 물질인 항암제나 방사선과 같은 극단적인 치료를 받게 된다. 그런 강폭탄을 안 써도 될 것까지 병원에서는 거의 대부분 강폭탄을 사용하려고 하고, 잠재 암환자는(아직 진짜 환자도 아닌데) 무방비로 강폭탄을 받아들이게 되는 게 일반적인 우리의 현실이다.

암을 없애는 것과 치료하는 것은 다르다 | 항암제나 방사선은 암을 죽여 없애자는 것이지 암을 치료하는 것이 아니다. 암을 없애는 것과 암을 치료하는 것은 본질이 다르다. 암을 없애는 것은 결과치료이고, 암이 발생한 원

인을 제거하는 것은 원인치료다. 사실은 암보다 심장병과 뇌혈관 질환이 훨씬 위험한 병이다. 암은 그냥 방치한다 해도(본인이 암인지 모른다면) 보통 5년 이상 생존이 가능하다(본인이 알게 되면 짧아진다). 말기 환자도 3개월에서 6개월을 살 수 있다는 것이 일반적인 통계다. 또한 환자가 치유 원리를 깨닫고 스스로 치유해 10년 이상 계속 건강하게 살고 있는 사람도 적지 않다.

암에 대처하여 우리가 해야 할 현명하고 지혜로운 선택은, 독가스로 만든 인공화학약품과 살인 방사선 피폭이 아니라, 넉넉한 산소와 영양소를 실어 나르도록 혈액 순환이 잘 되게 만들고 몸속의 노폐물과 유해 물질들을 최소화하는 진정한 노력이다. **건강해지면 암은 내 몸에서 자연스럽게 사라진다. 암은 내가 면역력이 떨어지고 혈액 순환이 잘 안 되고 건강하지 않을 때 우리 몸에서 일어날 수 있는 변화의 한 부분이라고 생각을 바꾸면 훨씬 마음이 편하고 현명한 선택을 할 수 있다.** 아무리 힘든 상황일지라도, 우리는 인체의 신비에 대해 지금보다 한층 더 신뢰를 줄 필요가 있으며, 우리 몸의 지혜를 존중해야 한다.

3대 표준치료와 인체 영향

현대의학의 암 표준치료 세 가지, 즉 수술, 항암제, 방사선이 끼치는 각각의 인체에 대한 영향을 분석한다.

- **수술** | 수술이 가능한 암이면 가장 우선적으로 시행하는 방법이다. 수술로 암을 제거해도 약 70% 정도는 미세한 암이 잔존하므로, 방

사선요법과 항암화학요법을 추가해 치료하는 경우가 많다. 수술요법은 암세포의 크기보다 몇 배에서 많게는 수십 배까지의 조직을 제거한다. 이때 절단된 혈관들은 시간이 걸리면서 다시 복원되지만, 많은 출혈이 발생하고 혈전어혈이 생기게 된다. 3대 표준치료 중에서는 그래도 수술요법이 비교적 효과가 좋다. 하지만 수술요법만으로는 암을 완치할 수 없으며 수술로 암을 제거하더라도 암의 재발은 생길 수 있다. 암이 발생되었던 근본 원인영양소와 산소 부족과 결핍을 그대로 두었다면 재발은 필연적이다. 다행히 수술 후 완치되어 건강하게 살고 있는 사람도 많다. 그러나 그것은 환자가 과거의 비건강 습관을 깨닫고 식습관과 운동 그리고 생활습관 등의 제반 환경을 개선했기 때문이다.

- **항암제** ǀ 항암제는 맹독성 화학물질을 이용해 암세포를 제거하는데, 주로 암세포가 너무 크거나 분산되어 있어 수술이 곤란할 때 또는 수술 후 남아 있을 작은 암세포 제거를 위해 사용된다. 항암제는 정상 세포와 암세포를 구분하지 않고 모두 파괴하기 때문에 암 치료 중에서 가장 부작용이 높다. 항암제의 독성은 암세포뿐 아니라 모든 세포를 공격하면서 신체의 모든 기관들의 기능을 떨어뜨리는 심각한 부작용이 있다. 대부분의 항암제는 '쇼크사, 심장정지, 심근경색, 협심증, 뇌경색, 혈압저하, 급성 심부전, 요단백, 신부전, 혈뇨, 요독증, 조혈 장애, 혈소판 감소 등의 부작용이 나타날 수 있다'고 적시하고 있다. 항암제를 투여받은 환자들은 두통, 구토, 호흡 곤란, 피로, 무기력증, 식욕부진, 집중력 저하 등을 호소하며, 거의 예외 없이 "항암제만 안 맞으면 살 것 같다"고 말한다. 항암제의 맹독성으로 인해 증상조차 없던 초기 암 환자의 30%가 5년 내에 사망하고 있다. 최

근에는 독성을 약화시키는 대안이 사용되는데 부작용이 적은 만큼 효과가 떨어지고 그만큼 투여 기간이 길어진다.

항암제의 또 다른 문제는 면역력을 저하시키는 것이다. 항암제가 몸 속에 들어오면 우리 몸은 이를 적으로 인식하고 공격하기 위해 많은 활성산소가 발생하면서 면역세포들이 죽고 혈액이 탁해지며 그나마 남아 있던 미약한 면역력마저 급격히 떨어지게 된다.

일본의 통계에 의하면, 항암 치료를 받은 암 환자의 사망 원인으로 감염 29%, 장기 기능 마비 24%, 혈액 혼탁 18%, 암으로 인한 기능 장애18%, 뇌출혈 10%라고 밝히고 있다.

- **방사선 |** 방사선 요법은 순간적인 고열로 직접적 타격을 입혀 세포의 재생을 방해하고 암세포를 죽이는 것이다. 일반적으로 수술과 항암제와 방사선을 차례로 사용한다. 방사선은 투여되는 과정에서 노출되는 모든 세포에 극히 치명적이다. 만일 방사선 투여량을 조금이라도 잘 못하면 정상 세포를 암세포로 만들 위험이 따르는데 방사선 자체가 발암 물질이다. 이러한 방사선을 수십 차례에 걸쳐 사용한다. 방사선에 노출되면 세포조직이 떨어져 나가기도 하고 궤양, 피부 점막의 손상과 염증, 방사선 부위의 장기손상과 기능 저하, 혈액의 문제, 탈모, 폐렴 등은 물론 다른 암까지 발생할 수 있다.

의사 본인들의 암 치료

캐나다·일본·스웨덴 등 선진국의 암 전문의들은 암에 걸려도 항암치료를 받지 않는다고 한다. 관련 통계와 조사 결과에 의하면, 일본 암 전문의 중에서 항암제를 받겠다는 사람은 0.3%에 불과하고, 캐나다에서도 수술 받겠다는 의사들은 10%도 되지 않으며 항암제를 받겠다는 의사는 1%에도 미치지 않는다고 한다. 국내에서도 암 전문의나 의사들이 항암제를 피하고 생존한 경우가 적지 않다. 암을 스스로 치유한 의사들의 사례를 요약하면 다음과 같다.

- 전통적 치료방법의 고정 관념을 버리고 '무엇이 몸을 건강하게 하는지'를 찾아서 실천했다.
- 의사이지만 의사에게 의존하지 않고 스스로 치유했다.
- 암 치유는 자신의 몫이라고 생각하고 스스로 공부하고 판단하고 결정했다.
- 식단을 바꾸었다. 채식 중심으로 바꾸어 세포의 산화를 막고 혈류를 개선했다.
- 매일 규칙적인 운동을 꾸준히 했고, 가능한 한 웃으며 긍정적인 생활 자세로 바꾸었다.
- 자신의 방법이 암을 치유한다는 확신을 가지고 꾸준히 실천했다.

3대 표준치료 vs 자연요법

검진에서 암 진단을 받았다면 사형 선고받은 것처럼 허둥대지 말고 차분하게 대처할 필요가 있다. 암은 크게 다른 부위로 전이되는 암과 발생한 자리에 그대로 있는 암으로 나눌 수 있다. 이미 전이되었다면 현대서양의학의 3대 요법인 수술, 항암제, 방사선 치료는 거의 도움이 되지 않는다. 이미 암이 전이되었든 아니든, 현재 암세포가 커져서 주변 장기에 압박을 가해 통증을 일으키거나 소화·배설·호흡 기능이 떨어지지만 않았다면, 치료를 잠시 미루고 일단 지켜보는 것이 좋다.

현대서양의학의 표준치료 대신 자연요법을 선택하거나, 표준치료와 함께 부작용을 호전시키는 자연요법을 병행할 수도 있는데, 자신의 건강 상태를 고려한 뒤 결정할 것을 권한다. 평소 체력이 약하거나 고령층이거나 다른 질병이 있거나 저체중이거나 또는 비만 환자들에게는 현대서양의학의 표준치료가 더욱 큰 부작용을 불러올 수 있기 때문이다. 현대의학을 전공하고 자연요법을 시행하는 의사들의 도움을 받는 것도 적극 권고된다. 어떤 방법을 택하든 지금까지의 생활 환경을 돌아보고 건강한 몸을 위해 고쳐야 할 부분부터 새로운 마음으로 시작하는 것이 우선 필요하다.

현대의학의 3대 요법과 자연요법은 근본적으로 다르다. 하나는 암을 적으로 보고 '칼'과 '독'으로 암세포를 제거한다. 다른 하나는 식생활, 생활습관, 마음가짐, 운동 등을 개선함으로써 면역력을 활성화하고 자가치유력을 강화해서 암을 자연 소멸시키거나 정상 세포로 살려낸다.

전립선 건강

전립선비대증

정액의 30%를 만드는 전립선에는 염증, 비대증, 암의 문제가 있다. 고령의 남성들에게 생기는 전립선비대증은 남성 호르몬 테스토스테론이 5알파환원효소고령일수록 활성도가 높아짐에 의해 DHTdihydrotestosterone, 수소 원자 두 개 추가 호르몬으로 변환되면서 전립선이 커지는 현상이다.

DHT는 테스토스테론보다 전립선에 대한 작용전립선 세포의 성장과 증식 촉진을 5배나 강하게 하는 호르몬으로서 나이가 들면서 테스토스테론은 감소하고 DHT가 늘어나게 되고전립선 세포의 수가 늘어나는 것은 아님, 이에 따라 전립선 내 DHT 농도가 증가하면서 전립선 크기가 커지게 된다. DHT는 탈모의 원인으로도 작용한다. 전립선 비대증의 주요 증상으로는 소변을 보기 힘들거나, 소변이 약하게 나오거나, 잔뇨감이 있거나, 소변 후에도 시원하지 않고, 자주 마려운 증상들이다.

전립선비대증을 치료하는 약 | 현대의학에서는 알파차단제라는 약물로 주변 근육을 이완시키거나 테스토스테론이 DHT로 바뀌는 과정에 쓰이는 효소를 차단하는 약을 쓰고 있다. 수술의 경우에는 잔뇨감, 발기부전, 요도 감염 등의 부작용 때문에 웬만하면 하지 않는 것을 권한다.

자연요법과 기능의학에서 많이 쓰이는 치료약제로는 소팔메토Saw Palmetto라는 약초가 있다. 5알파환원효소를 차단하고 DHT의 생성을 억제하는 데 좋은 효능이 있는 것으로 알려져 있다. 최근《영국 국제 비뇨기학 저널British Journal of Urology International》에 발표된 시카고대학교의 연구에 의하면, 소팔메토에서 추출한 페르믹손Permixon 약물에 대한 20여 실험 결과, 소변 배출을 개선하고, 소변이 자주 마려운 증상과 소변 시 통증을 완화시키며, 복용한 지 2년이 지나 전립선 크기가 줄어드는 등 긍정적인 효과를 확인할 수 있었다.

또한 토마토와 수박에 많이 들어 있는 리코펜lycopene도 도움이 된다. 리코펜은 지용성 영양소이기 때문에 지방과 함께 먹어야 흡수가 잘된다. 비타민D와 굴, 호박 등도 도움이 된다.

전립선비대증과 전립선암은 다르다 | 많은 사람들이 전립선비대증이 전립선암으로 발전할 것이라고 생각하는데 둘은 다른 질환이다. 예전에는 PSA 수치로 전립선암을 진단했지만 이 수치는 이제 더 이상 믿을 만한 진단 기준이 되지 않는다는 연구 결과들이 속속 나오고 있다. 전립선암은 아주 천천히 진행되는 착한 암에 속하므로 암 판정을 받았다고 무턱대고 항암 치료를 받지 말고 상황을 충분히 고려할 시간적 여유가 있다. 특히 고령에 암 판정을 받는다면 암이 아니라 자연사로 생을 마감할 기회가 훨씬 높다.

전립선에 문제가 생기면 방광이나 요도가 예민해져서 자주 소변을 보게 되는데, 평소에 하체 근육을 강화하고 케겔 운동 등으로 소변을 조금 참았다가 보는 훈련도 필요하다. 오래 참을 수는 없지만, 어느 정도 참는 훈련은 필요하다. 자주 소변을 보면 볼수록 뇌는 그렇게 인식하게 되어 더욱 자주 변의를 느끼게 된다. 비뇨 전문가들은 전립선비대증 개선을 위해 좌욕을 추천한다. 따뜻한 물로 반신욕이나 좌욕을 하면 혈액순환이 활발해지고 딱딱해진 전립선을 부드럽게 풀어준다. 좌욕과 함께 케겔운동(제항공, 〈동양의학 주요 양생법〉편(277쪽)에서 설명 예정)까지 해주면 전립선 바로 밑에 있는 요도 괄약근을 단련시켜 배뇨 장애와 성기능 개선에 아주 효과적이다.

전립선암

전립선암은 전립선에서 발생하는 악성 종양이다. 주로 전립선 주변에서 시작되고 종양이 자라면서 중심으로 퍼진다. 미국이나 유럽에선 가장 흔한 남성암 중의 하나이며, 우리나라에서도 최근 빠른 증가를 보이고 있다. 1989년 전체 남성암 중 1.2%를 차지했는데 2005년 4.5%, 2011년 8.1%, 2019년 12.5%까지 가파르게 상승했다(10만 명당 65.6명). 2020년 국가암정보센터 통계에 의하면 남성암 중 폐암, 위암에 이어 세 번째이다. 전립선암 중 10%는 유전적 영향으로 보고되고 있으며, 부모 형제 중 전립선암이 있다면 위험도는 2.5~3배로, 일란성 쌍둥이라면 4배가량 높아진다.

전립선암의 원인 | 전립선암은 나이가 들면서 위험도가 높아지며, 주요 원인은 남성호르몬과 노화다. 남성호르몬은 전립선암을 만들 수 있는 지속적인 촉매제 역할을 하며, 고령이 되어가면서 암을 억제하는 유전자의 기능이 떨어지기 때문이다.

또한 좋지 못한 식습관과 운동 부족 등으로 뱃살이 부자인 남성특히 중·장·노년 남성들의 경우에는 전립선암에 걸릴 위험이 커질 수 있다. 가톨릭서울성모병원 비뇨의학과 연구팀이 2009~2015년 건강검진을 받은 50세 이상의 남성 190여만 명을 대상으로 허리둘레와 전립선암 위험의 상관관계를 분석한 결과, 체중보다는 복부비만이 전립선암 발병 위험을 훨씬 더 높이는 요인으로 밝혀졌다. 연구팀은 "전립선암은 배가 나온 남성에서 최대 60%나 더 발병할 수 있으며 복부 비만 남성은 전립선 건강에 특별한 주의를 기울여야 한다"고 강조했다.

전립선암을 치료할 때 유의할 점 | 전립선암의 주요 증상으로는, 요도를 압박해 소변이 잘 나오지 않거나 가늘어지며 잔뇨감이 나타나고, 소변이 급

하게 마렵거나 참지 못하고 지리는 경우도 있다. 주야 관계없이 소변을 자주 보게 되고, 간혹 소변이 나오지 않는 급성 요폐尿閉를 일으킬 수도 있다.

대부분의 전립선암은 느리게 성장하고 삶에 거의 위협이 되지 않는 일종의 착한 암이다. 그렇지만, 전립선암으로 진단되는 남성의 4분의 3 이상이 공격적인 치료를 받고 있는 것으로 나타나고 있다. 이러한 공격적인 치료는 심각한 부작용이 따르며 요실금이나 발기부전이 대표적이다. 진행 상태를 지켜보면서 악화되는 경우에만 치료하는 것이 현명한 대처 방법으로 권장되고 있다.

특히 전립선암 진단에 사용되는 전립선 특이 항원Prostate-Specific-Antigen, PSA 검사는, 많은 다른 요인들로도 발생할 수 있는 염증을 확인하는 것으로, 결과를 신뢰할 수 없는 것으로 악명이 높다. 또한 많은 연구 결과들에 의하면, PSA 검사를 받은 남성들의 사망 위험이 검진받지 않은 남성들보다 높은 것으로 나타났다. 세계적으로 권위 있는 영국의학저널《더 브리티시 메디컬 저널The British Medical Journal》은 최근 PSA 검사의 효용성에 대해, "현재 PSA 검사에 관하여 한 가지 확실한 점은 그것이 해롭다는 것이다."라는 평가를 내렸다. 일반적으로 PSA 검사에서 높은 양성 반응이 나오면 전립선 생체 검사를 하게 되는데, 이것은 출혈과 감염을 일으킬 수 있는 매우 고통스러운 검사 방법이며, 최근의 연구 결과들은 이러한 생체 검사가 불필요한 것으로 밝히고 있다.

남성들이 암의 원인이 될 수 있는 독성 물질들을 체내에 축적시키지 않기 위한 노력을 한다면, 아마도 전립선암은 해롭지 않은 암이 될 것이라고 한다. 초기 전립선암에 대한 공격적인 치료는 현재 뜨거운 논쟁을 일으키고 있다. 하지만 **공격적인 치료이든 아니든, 암의 진행 단계가 어떻든, 배설 기**

관을 깨끗이 유지하고, 균형 잡힌 식습관과 운동을 꾸준히 하고, 혈관이 잘 순환되도록 회음 부위 중심으로 셀프지압과 규칙적으로 햇빛을 쬐는 간단한 방법으로도 암을 치유·예방하는 효과가 충분히 있다.

앤드류 와일 박사의 암에 대한 고찰

하버드 의대 의학박사이며 현재 애리조나 대학 '통합의학과정' 책임자인 자연치유의 대가 앤드류 와일 박사Dr. Andrew Weil,www.drweil.com의 〈현대서양의학 암 치료법의 현명한 이용을 위한 안내〉를 요약해 소개한다.

- 의사들은 병에 대해서는 해박하지만, 건강에 대해서는 잘 모른다. 현대의학은 진정한 치유의 열쇠인 인체의 자가치유 시스템을 도리어 파괴하는 치료행위도 서슴지 않는다.
- 암이 생겼다는 것은, 몸 안의 치유체계가 제 기능을 발휘하지 못한다는 것이다.
- 현대서양의학의 3대 암 치료법은 수술, 방사선치료, 화학요법인데, 이 중에 수술만이 받아들일 만한 치료법이다. 만일 암이 외과의사의 칼날이 미칠 수 있는 한 장소에만 존재한다면 수술로 완치시킬 수 있다. 그러나 이런 조건에 맞아 떨어지는 암은 극히 일부이다.
- 방사선치료와 항암 화학요법은 얼마 안 있어 사라지게 될 원시적인 치료법이다.
- 궁극적으로 암을 치유할 희망은, 잠자고 있는 면역체계를 깨워서 반

응하도록 만드는 데 있다. 회복된 면역체계는 악성 조직을 인지하고 제거할 잠재력을 지니고 있다.

- 만일 여러분이나 혹은 누군가가 암에 걸린다면 어떻게 해야 할까? 첫 번째 할 일은 현대서양의학에서 제공하는 치료법을 이용할 것인가 말 것인가, 이용한다면 어떻게 이용할 것인가를 결정하는 것이다. 다음은 몇 가지 안내사항이다.

- 만일 종양을 수술로 제거하는 것이 가능하다면 그렇게 하시라. 거대한 종양 덩어리를 부분적으로라도 제거(부피축소)하는 것이 치유체계가 암의 성장을 억제하도록 도울 수 있다.

- 여러분이 지니고 있는 암에 대해 어떤 형태로든 면역치료가 가능한지 알아보자.

- 만일 방사선치료나 화학요법을 받으라고 한다면, 여러분의 암의 종류와 진행 단계에서 그 방법들의 치료 성공률 통계자료를 살펴보자. 이 단계에서는 의사에게 의존할 필요가 없다(이발사에게 머리 깎을 때가 되었는지 묻지 말라). 그 이유는 그들은 환자가 이 치료법을 받게 함으로써 이익을 얻게 되며 대안치료에는 아무 관심도 없기 때문이다.

- 화학요법의 치료 성공률에 관련해서, 과학적 자료가 80%는 암세포가 발견되지 않은 채로 5년간 살아 있었다고 하는 것에 대해, 의사들은 '80%의 치료율'을 보인다고 말하는 경우가 많다. 허나 5년 후에 그 환자들은 어떻게 되었을까? 당신이 현명한 결정을 내리고 싶다면 정확한 결과를 알고 싶을 것이다.

- 방사선치료와 화학요법 자체가 돌연변이를 유도하며 암을 발생시킨다는 것을 기억하자. 모든 형태의 화학요법은 DNA에 손상을 입히고

면역체계와 활발하게 분열하는 세포를 손상시키는 독성물질이다.
- 방사선치료나 화학요법의 유용성에 대한 통계를 검토한 후 그 치료를 받지 않겠다고 결정한다면 대안 치료를 찾아봐야 한다. 대안 치료 결과에 관한 통계 정보를 찾아보고, 그런 치료를 받은 사람으로서 여러분이 만나볼 수 있을 만한 신뢰할 사람이 있는지를 알아보자.
- 현대서양의학의 치료법을 선택하든 대안적인 치료를 선택하든, 일반적인 권고사항이 있다. 암이 비록 초기이고 한 곳에서만 나타났다고 해도, 그것은 전신의 문제다. 환자들은 육체적인 단계뿐 아니라 정신적인 단계에도 변화를 주어 건강을 증진시키고 저항력을 증대시켜야 한다.
- 최소한 자연치유에서 권장하는 원칙에 따라 식사에 변화를 주고, 규칙적 운동과 함께 항산화보조제를 먹고, 면역력의 증강 효과를 위해 강장제強壯劑를 이용하고, 치유체계가 암을 억제하는 것을 돕고 여러분 자신에게 치유가 일어날 수 있는 최상의 기회를 주기 위해 생활에서 필요한 부분을 변화시켜야 한다.
- 암은 언제나 우리와 함께 존재할 것이다. 예방이 최상의 전략이고 그것은 자가치유체계의 완성에 달려 있다. 세포를 악성으로 변형시키는 환경적인 요인이 계속 증가하고 있으므로, 자가치유체계를 효율적으로 유지하는 방법에 대해 알아두는 것은 갈수록 훨씬 더 중요해질 것이다.

출처:《자연 치유》, 2005, 앤드류 와일, 김옥분, 정신세계사, 411~423쪽 〈영원한 맞수 암〉

5) 장 건강·변비

"모든 질병은 장腸에서 시작된다."
기원전에 이미 장의 중요성을 강조하며 히포크라테스가 남긴 말이다.

장의 중요한 역할 3가지

우리 몸속의 소화기관은 입에서부터 항문까지 하나의 관管으로 되어 있으며, 세균과 독소를 비롯한 온갖 외부의 유해물질들이 항상 접촉하고 있는 곳이다. 그래서 장에는 세균과 독소가 우리 몸속으로 침입하는 것을 저지하는 중요한 기능들이 있다. 특히 장의 내벽은 점액으로 되어 있어 효율적으로 세균과 독소의 침입을 막고 있다. '우리 몸의 최대 면역기관'으로서, 장은 면역 세포의 70% 이상을 보유하고 있다.

영어로 장은 'gut'이며, 복수형 'guts'는 '용기·배짱'을 뜻할 만큼, 장은 간과 함께 외부로부터 우리의 건강을 지키는 매우 중요한 장기다.

장의 중요한 역할 3가지는 다음과 같다.

❶ 음식을 소화시키고 영양소를 흡수한다.
❷ 수분을 흡수해 변을 만들고 배설한다.
❸ 병원체·독소 등으로부터 몸을 보호한다.

첫 번째 역할은 생명 활동의 가장 근본이며 상식적인 사항이다. 두 번째도 우리가 잘 아는 사항이지만, 중·장·노년층의 배변력은 점차 약해지기 때문에 이어지는 별도의 내용으로 비중 있게 다루고자 한다. 세 번째 역할은 상대적으로 덜 알려져 있지만 우리 몸의 면역력과 관련해서 아주 중요한 사항이다. 이곳에서 핵심 역할을 하고 있는 마이크로바이옴으로 불리는 장내 미생물은 과연 장 건강과는 어떤 중요한 연관성이 있는지 분석하고자 한다.

마이크로바이옴Microbiome, 장내 미생물

요즘 자주 들리는 새로운 단어, 마이크로바이옴이란 무엇인지, 그리고 그것이 왜 중요한지 살펴보자.

마이크로바이옴Microbiome = 미생물microbe + 생태계biome

프로바이오틱스, 유산균, 유익균, 유해균, 중간균… 각각 용어는 다르지만 다 같은 우리 몸속의 장에 서식하는 미생물이라는 점에서 통칭해 장내 미생물마이크로바이옴이라고 한다. 인체에는 38조 개 이상의 미생물이 살고 있다고 알려져 있는데 이 중에서 70% 정도가 장에 있다. 왜 무엇 때문에 장 속에는 이렇게 많은 미생물들이 있는 것일까?

우리가 섭취하는 음식물들은 소화 효소로 분해되기도 하고 분해되지 못한 음식물들 또한 모두 함께 장으로 모인다. 소화된 음식물들과 소화되지 못한 식이섬유들 그리고 수많은 바이러스들, 이런 모든 것들이 모여 있는 곳이 바로 장이다. 장 속에는 소화하고 분해해서 추출해야 할 좋은 영양분들도 많고 미생물들이 싸워야 할 외부의 유해물질들도 많다. 이 중요한 역할을 수행하는 존재가 바로 장 속의 수많은 미생물들이다. 수많은 종류의 장내 미생물은 그 다양성과 수가 중요하다. 우리 장 속에는 최소 500~1,000종 이상의 다양한 균주를 보유하고 있어야 하고, 이런 다양한 미생물들이 상호 균형을 이루고 장 속에서 활발히 역할을 수행할 때 우리 몸은 건강한 상태로 유지된다.

유익균은 우리 몸의 대사와 관련된 소화나 흡수 등 이로운 역할을 많이 도와주는 균주들이고, 유해균은 변비나 설사를 유발하는 나쁜 영향을 미치는 균주들이다. 그리고 중간균은 조력자의 역할을 하면서 비율이 더 높은 곳의 균주들의 활동에 도움을 주고 있다. 건강한 장내 미생물의 균형은 대체적으로 유익균과 유해균의 비율이 7:3 혹은 8:2가 최적이다.

- **프로바이오틱스** Probiotics | 세계보건기구 WHO의 정의에 의하면, '프로바이오틱스'는 '적정량을 섭취했을 때 건강에 도움을 주는 살아 있는 생균'이다. 이 살아 있는 '생균'들은 장에 도달해 장 점막에 부착되어 장 속에 살고 있는 유해균을 감소시키고 유익균을 증가시키며 장내 환경 개선 및 장내 미생물 균형에 도움을 준다. 하지만 장내에 유익균만 존재하고 유해균이 없다면 그것도 문제가 된다. 유해균도 장내 건강을 위한 나름대로의 균형추 역할을 하고 있으며, 유익균과 유해균이 장 속에서 적절한 균형을 이루어야 건강한 장내 환경이 된다.
- **프리바이오틱스** Prebiotics | 프로바이오틱스에게도 먹이가 필요하며 이

를 '프리바이오틱스'라고 한다. 장내 환경은 우리가 먹는 음식에 따라 달라지게 된다. 먹는 음식이 유익균의 먹이면 유익균이 증가하고, 유해균의 먹이면 유해균이 증가하게 된다. '프리바이오틱스'가 곧 유익균의 먹이인데 대표적인 것이 식이섬유다. 우리가 야채, 해조류, 과일, 콩류 등의 식이섬유를 먹으면 건강해진다는 것은, 이런 프리바이오틱스가 바로 장내 유익균들을 건강하게 만들기 때문이다.

미생물의 서식지 '충수' | 장내 미생물의 주요 유익균으로는 락토바실러스유산균, 비피더스균이 있고, 유해균으로는 대장균, 웰치균, 포도상구균, 그리고 중간균으로 박테로이데스균, 스트렙토코쿠스연쇄구균 등이 있다.

우리 몸에는 장내 미생물을 위한 특별 장소가 있다. 대장 끝에 작은 꼬리 형태의 맹장으로 불리는 '충수'가 있는데, 그동안 필요 없다고 해서 수술로 제거하는 일이 많았다. 그런데 미국 듀크 대학교 연구팀의 실험 결과로 이곳이 유익한 미생물들이 모여 있는 공간이라는 것이 밝혀졌다. 병이 나서 장 속의 미생물들이 부족할 때, 일부 미생물들이 충수에 있다가 병이 낫고 나면 다시 장으로 보내지는 일종의 증원균 역할이다. 따라서 충수를 절개하고 나면 유익한 미생물들이 빠르게 형성되지 못하는 문제가 생기게 된다. 우리 몸에는 쓸모없는 장기란 하나도 없으며, 비록 우리 눈에는 보이지 않지만 수없이 다양한 일들을 쉬지 않고 묵묵히 처리하는 장내 미생물들의 중요한 역할을 다시 한번 인식할 필요가 있다.

장내 미생물은 어떤 일을 하는가

장내 미생물들의 주요 역할과 기능으로는 음식물을 소화시키고, 음식물에서 영양소들을 분리해내며, 비타민을 합성하고, 음식물에 있는 독소를 해독하고, 각종 바이러스를 몰아내며, 인체 내 염증 방어와 장내 환경 개선 및 지방 분해 등을 들 수 있다. 특히 염증 방어와 면역력의 최전선에서 매우 중요한 역할을 수행하고 있다.

장내 미생물은 **염증 방어의 선봉장**이다. 염증은 장에서 시작된다. 우리가 섭취하는 음식물 속에는 유해한 물질들도 함께 있어, 장은 우리에게 필요한 것은 받아들이고흡수, 유해한 것은 버려서 염증을 방어하는 기능면역을 갖추고 있다. 이러한 염증 방어 역할의 최전선에 장내 미생물이 있다. 미생물들이 상호 균형을 이루면서 흡수해야 할 것과 말아야 할 것을 구별해내는 역할을 하고 있다.

장은 인체 면역력의 70%를 담당하는 면역력의 핵심 기관이다. 면역력을 키우고 유지하기 위해서는 장내 미생물들이 균형을 이루어야 하고, 다양한 종류의 미생물들이 함께 공존하는 것이 중요하다. 건강하지 못한 음식물 섭취와 식습관은 장내 미생물 환경에 나쁜 영향을 끼치며 우리 몸의 생태계의 건강한 균형을 무너뜨리는 원인이 된다.

균과 공존해야 건강해진다

청결에 너무 집착해서 모든 세균을 없애려는 것은 건강에 도움이 되지 않는다. 항생제는 인류의 건강에 큰 공헌을 했지만, 장내 세균을 훼손하는 부작용을 남겼다. 병원성 세균만 처리하는 것이 아니라 장내 유익균을 포함한 모든 미생물까지 죽이는 것이다. 항생제의 과잉 처방과 남용이 우리 몸과 장 건강의 균형에 해를 끼치는 또 다른 이유다.

최근에는 특히 장내 세균의 불균형 문제가 심각해지고 있다. 많은 사람들이 잦은 설사와 변비, 아토피, 만성 알러지 등으로 고통받고 있다. 장내 세균의 종류가 다양해야 다양한 적들에 대항할 수 있는데, 엄청난 광고 덕분(?)으로, 우리는 유산균이 이미 장내 세균의 대부분을 차지하고 있는데도 계속해서 열심히 유산균만 먹고 있다. 인간은 다양한 세균들의 도움을 받으며 살아왔다. 장내세균이 다양하지 못하면, 균들이 하던 역할을 우리가 해야 한다. 하지만 인간은 균들이 수행하던 기능을 갖고 있지 못하니, 공생 관계가 무너지면 우리 면역계는 균형이 깨질 수가 있다.

장내 미생물을 살리는 좋은 방법으로는 우선 장내 미생물의 먹이인 곡물, 채소, 콩, 과일 같은 식물성 식품을 충분히 섭취하고, 방부제나 첨가물이 많이 들어 있는 패스트푸드나 인스턴트 식품 등을 되도록 삼가야 한다. 또한 된장, 낫토, 김치, 요구르트 등과 같은 발효식품들은 장내 미생물을 늘리는 데 도움을 주는 매우 훌륭한 식품이다.

변비

변비는 현대서양의학에서는 그리 비중 있게 다루지 않고 있는데, 동양의학에서는 중요한 건강지표 중의 하나로 여기고 있다.

배변은 인체 해독 작용의 대부분을 책임지는 매우 중요한 활동이다. 통증과 발열이 면역 시스템이 주는 신호인 것처럼, 소화기관에 문제가 있음을 알려주는 신호가 변비다. 소화에서 배출까지가 오래 걸린다는 것은 위와 장에 머무르는 시간이 길다는 것이다. 장에서 부패하고 발효되면서 각종 독소를 발생시킨다. 대변으로 나가지 못할 때는 방귀로도 배출하지만 이마저도 체내에 흡수될 때는 각종 질병의 원인이 된다. 변비 없이 배출 작용을 잘하면 몸에 남는 독소가 적다는 것을 뜻한다. 먹는 만큼 내보내는 배변 활동은 매우 중요하다.

나이가 들수록 심각해지는 변비 | 변비로 고생해보신 경험이 있는가? 변비의 정의를 찾아보았다. '배변 시 무리한 힘이 필요하거나 대변이 과도하게 딱딱하게 굳은 경우, 불완전 배변감후증감 또는 항문직장의 폐쇄감이 있는 경우, 원활한 배변을 위해 부가적인 처치가 필요한 경우, 일주일에 배변 횟수가 3회 미만인 경우를 말한다(출처: 〈서울대학교병원 의학정보〉).' 듣기만 해도 가슴이 답답해진다. '변의'란 인간의 생리적인 배설 욕구다. 그런데 긴 시간 '변의'를 느끼지 못할 때가 문제다. 변비 환자의 장을 내시경으로 보면 장이 거의 움직이지 않고 있다.

국민건강보험공단에 따르면 국내 변비 환자 수는 2011년 57만 9,000명에서 2020년 63만 6,000명으로 계속 증가하고 있다. 특히 나이가 들수록 변비로 고생하는 사람이 많아진다. 국민건강조사에서도 60세부터 변비 환자 수가 눈에 띄게 증가하는 것으로 나타난다. 실제로도 전에는 변비가 없었는데 나이를 먹을수록 변비가 심해진다고 호소하는 고령자가 많다. 장 기능 자체가 저하되기도 하고 배변 관련 근육의 약화 때문이기도 하다. '병원에 가면 될 것 아닌가?' 하고 쉽게 생각할 수도 있겠지만 사실 그렇지 않다. 환자 자신이 생활 습관을 개선하지 않는 한 쉽사리 고쳐지지 않는다.

태어날 때부터 변비인 사람은 없다. 하지만 사소한 원인으로 변비는 시작된다. 가벼운 변비가 악화되는 주요 이유는, 배변을 자주 참거나 또는 운동부족으로 인한 배변 관련 근육과 장의 연동운동의 약화, 수분 섭취 부족과 비건강 식습관 그리고 변비약의 남용 등 때문이다.

변비약은 꼭 필요할까?

변비 자체는 병이라고 할 수는 없다. 그래서 변비 증상이 있으면 쉽게 변비약을 먹기 시작한다. 처음에는 변비약이 금방 효과를 보여 상쾌할지 모르나 점점 약의 효과가 떨어진다. 이러면 복용량을 점점 늘리게 되고 그러다 보면 약을 많이 먹어도 효과가 약해지는 상태로 진전된다. 변비는 단순한 결과일 뿐이며 원인은 비건강한 식습관과 생활 습관이다.

우리 몸은 지혜롭지만 한편 합리적이다. 해야 할 일이 없어지면 역할을 안 하고 사용하지 않으면 퇴화한다. 누워만 있으면 근육과 뼈가 곧바로 감소된다. 인체 내의 화학반응도 마찬가지다. 배변기능을 변비약에 의존하게 되면 몸은 거기에 맞춰 조절하려 하므로 배변기능은 약해지고 변비는 점차 고질병이 되어간다. 가능하면 약 대신에 몸을 자주 움직이고 배변 관련 근육을 보강하면서 따뜻한 물을 가까이 하면 변비는 멀어질 수 있다.

고령층 변비와 보조 요법

대장은 소장과 달리 노화로 인한 변화가 많아 암뿐만 아니라 변비와 설사가 많다. 변비는 연령에 비례해 증가하며, 65세 이상부터 변비 환자는 급증해서 75세 이상은 젊은 사람에 비해 변비 유병률이 10배 이상 높게 나타난다. 고령층 변비는 증상이 악화된 이후에나 인지하는 경우가 많아 만성화하기 쉽다. 요양시설 입소자 고령층의 상당수가 변비를 가지고 있다.

고령층 변비의 원인은 다음과 같다.

- 배변 관련 근육의 약화와 장의 노화
- 신체 활동량 저하로 소화기능 약화와 소화 불량
- 요실금과 배뇨장애 염려에 물 섭취량 감소
- 식사량은 줄고 약물 복용 증가
- 복용하는 약물들의 상호 작용 및 부작용

배변력을 향상시키는 보조 요법으로 걷기와 복근 운동 그리고 배 마사지가 있다.

걷기가 장에 좋은 이유는 첫째로 운동을 통한 자극이 장 운동을 촉진하고, 둘째로 혈액순환이 좋아지고 땀을 흘림으로써 신진대사가 활발해지고, 셋째로 적당한 운동으로 이완 효과가 일어나 부교감신경이 우위가 되어서 장 기능이 향상되는 것이다. 또한 배변력에는 배 근육과 등 근육의 힘이 중요한데, 걸을 때 전신의 근육을 사용하므로 배 근육과 등 근육을 어느 정도 자극하게 된다.

또한 배변할 때는 하복부에 힘을 주어야 하며, 이때 많이 쓰이는 것이 복근이며 그중에서도 배 중앙에 세로로 있는 '복직근'의 힘이 가장 중요하다. 하지만 고령층에서는 운동 부족과 노화로 인해 복근이 현저히 쇠퇴한다. 복근을 단련하면 장의 연동운동이 활발해진다. 아침에 물 마시고 3~5분간의 간단한 복근 운동으로도 어느 정도 변의를 자극할 수 있다.

간단한 배 마사지장 마사지 또한 배변력에 도움을 준다. 변비나 복통에는 배꼽을 중심으로 가볍게 주먹을 쥐거나 손바닥 또는 네 손가락을 가볍게 대고 배의 전체를 향해 큰 원(○)을 시계 방향으로 돌려준다. 이같은 간단한 장 마사지로도 대장의 연동 운동을 촉진시키고 배변 작용과 가스 배출을 쉽게 할 수 있다.

변비 탈출의 즉효법

아침에 일어나면 생수미지근한 상온 반 병 정도를 마시고, 운동유산소 또는 무산소 어떤 것이든을 20~30분 하고, 운동기구 거꾸리Inversion Table를 하면 거의 변의가 생긴다. 여기에 추가로 변기에 앉아 제항공(항문 괄약근 운동, 항문 조이기, 〈동양의학 주요 양생법〉편(277쪽)에서 상세 설명 예정)과 장 마사지를 각각 10~20회 하면 거의 백발백중이다. 변비 탈출 목적이 아니더라도, 제항공과 장 마사지는 동양의학의 전통적 양생법 중의 하나다. 이 두 가지를 화장실에서 함께 해주면 변비 탈출과 건강 양생의 두 마리 토끼를 잡는 것이니 안 할 이유가 없다.

또한 배변할 때는 하복부에 적절한 힘을 주어야 복압이 높아져서 배변이 원활해진다. 이 힘을 줄 때 효과적인 팁이 있다. 두 주먹을 쥐고 양 다리의 무릎 바깥쪽에 대고 두 주먹으로 무릎을 안쪽으로 밀면서 힘을 주면 그냥 막연히 힘을 줄 때보다 훨씬 힘주는 효과가 배가 된다.

오전은 배설의 시간, 아침 굶기로 변비를 해결하자

아침을 안 먹는 것이 변비 해결의 시작이다. 저는 '하루에 2끼만 먹어도 충분하다'라는 말씀을 자신 있게 드린다. 건강에 관심이 있으신 분들이라면 정말 혼란스러운 부분이 바로 아침 식사다. 세상의 어떤 야생동물도 아침 점심 저녁 3끼를 나누어서 꼬박꼬박 먹지 않는다. 지구상의 모든 야생동물은 배가 고프면 먹고 배가 부르면 먹지 않는다.

앞에서 언급한 대로 새벽 4시~낮 12시까지는 우리 몸속의 노폐물과 음식 찌꺼기를 밖으로 배출하는 시간이다. 그래서 아침에 일어나면 목이 마르고 눈곱이 끼고 소변이 마렵고 대변의 신호가 오는 것이다. 아침을 안 먹으면 변을 보는 것이 어렵지 않을까 염려하는 분도 있을 것이다. 하지만 실제로는 아침을 먹지 않으면 쾌변을 보는 것이 훨씬 쉬워진다. 전날 오후 8시에 저녁을 먹고 나서 아무것도 먹지 않았다면, 다음 날 아침에 몸은 모든 배설 처리를 끝내려고 한창 마지막 힘을 내고 있는 중이다. 아침을 먹지 않으면 배에서 꼬르륵 소리가 난다. 이때 장에서는 장을 움직여 배설을 촉진하는 소화관 호르몬인 '모틸린motilin'이 나온다. 모틸린은 공복 시에만 분비되니 공복 시간이 길수록 좋다.

아침을 먹어야 변을 더 쉽게 볼 수 있다는 분들은 아침을 먹으면 장이 자극을 받아 변의가 쉽게 느껴진다고 말한다. 이것이 장 반사인데, 장 반사는 음식물이건 액체이건 모두 작용한다. 식사 대신 물을 넉넉히 마시면 훨씬 더 좋다. 물은 장에 도달하는 시간이 음식물보다 훨씬 빠르고 변을 훨씬 부드럽게 만들어 주기 때문이다. 물은 마신 후 대략 5~10분쯤 지나면 바로 위에서 장으로 이동한다.

우리 몸의 중심과 뿌리는 바로 배 안위와 장이다. 아무리 영양가 높은 고급 음식이나 비싼 보약을 먹더라도 배 안의 상태가 나쁘면 몸에 도움이 되지 않는다. 꼭 기억해야 할 사항은, 음식물 섭취의 효과는 식품 속의 영양분 그 자체가 아니라 몸에 흡수되는 효율에 달려 있다. 골격이나 근육이 아무리 건장하더라도 배 안이 안정되어 있지 않으면 영양분의 흡수 효율이 떨어지고 제대로 된 힘을 발휘하기 힘들다.

6) 치주질환 · 구강 노쇠

만병의 시작, 치주질환

치주질환은 세균에 의해 발생하는 잇몸의 염증성 질환이다. 입속에는 700여 종에 이르는 세균이 증식하는데, 이들 세균이 음식물 찌꺼기와 함께 치주 포켓치아와 잇몸 사이의 틈에 들어가서 치은염을 만들게 되고, 더 진전되면 치조골까지 손상을 주는 치주염으로 발전된다. 치주질환이 있으면 잇몸 염증으로 인해 칫솔질만 해도 피가 나는데 이 과정에서 혈관이 열리게 된다. 이로 인해 잇몸과 구강 점막에 증식하는 세균이 혈관으로 침투할 수 있게 되고, 또한 입속 점막에 있는 림프관 속으로 세균이 들어가 림프액에 섞여 흐르다가 정맥 속으로 들어가 혈액의 일부가 되면서 각종 질환을 일으키는 원인이 된다.

2021년에 국민건강보험과 건강보험심사평가원에서 발표한 다빈도 상병 통계에 의하면, 치주질환은 1,637만 명으로 건강보험 외래 진료 환자 수 1위를 차지했고, 요양급여비용총액에서도 1.6조 원으로 1위를 차지했다. 2013년 이후 8년간 계속 1위를 차지해 치주질환이 고령화에 따라 큰 부담이 되고 있음을 보여준다. 또한 건강보험공단 자료를 이용한 연구에 의하면 치주질환은 남성 성기능 장애, 심혈관질환, 고혈압, 비만, 당뇨, 류마티스성 관절염, 골다공증 등 다양한 전신질환과 연관이 있다. 최근 대한치주과학회가 국민 37만 명의 빅데이터를 분석한 결과, 치주질환자의 경우 암 발생 위험이 남성은 16%, 여성은 9%가 더 높았고, 특히 COPD만성폐쇄성폐질환 환자는 심한 치주염이 정상인보다 1.6배 더 많았다.

또한 치주질환은 **당뇨병의 '6번째 합병증'**이라 불릴 만큼 당뇨병과의 연관성이 높다. 당뇨 환자는 방어체계가 약해지면서 정상인보다 잇몸과 치조골이 쉽게 파괴되므로 치주염으로의 진행도 빠르다. 잇몸의 세균이 혈관을 따라 순환하다가 췌장에서 인슐린 분비 세포를 파괴하기도 하고, 혈관 기능을 떨어뜨려 포도당 대사에 문제를 일으키기도 한다. 미국 컬럼비아대 의대 연구팀이 당뇨병이 없던 일반인 9,296명을 17년간 추적 조사한 결과, 치주질환이 생긴 사람들에게서 당뇨병의 발병이 2배로 많았다고 한다.

치주질환과 치아 관리

치은염은 잇몸에 염증이 생긴 것인데, 염증이 비교적 바깥에만 국소적으로 생긴 것이라서 스케일링 한 번으로도 증상이 호전될 수 있다. 1년에 한 번 스케일링으로 치은염의 재발을 막을 수 있다. 치주염은 잇몸과 잇몸뼈에 염증이 생기는 병이다. 염증을 유발하는 혐기성 세균은 산소를 싫어해서 산소 분포가 적은 치아와 잇몸 사이 틈으로 파고드는데, 이 때문에 치료가 잘 안 되고 재발이 잦다. 스케일링만으로는 치주염 치료에 한계가 있어, 스케일링보다 더 깊숙한 곳까지 치료 도구를 넣어 치석 등 염증 유발 물질을 긁어내는 '딥스케일링'을 받기도 한다.

치주질환은 잇몸관리만 잘 해도 막을 수 있다. 쉽지 않은 치주염도 꾸준히 관리를 잘 해주면 예방이 가능하다. 전문가들이 추천하는 치주염 예방법이다.

- 칫솔은 부드러워야 잇몸에 자극이 덜 가서 치주염 예방에 도움이 되고, 칫솔 머리는 작아야 어금니 주변까지 잘 닦인다. 칫솔로 잇몸에 무리를 주지 않는 적절한 힘으로 잇몸 손상 없이 양치하는 것이 중요하다. 양치할 때 과도한 힘을 주는 사람들이 의외로 많은데, 이는 치아 손상과 시림의 원인이 될 뿐 아니라 잇몸 건강에도 아주 좋지 못한 습관이니, 되도록 칫솔 쥐는 힘을 줄여연필 잡는 정도면 충분함 양치하는 것이 바람직하다.
- 입속 세균의 독성이 생기는데 필요한 시간은 24시간 정도다. 따라서 양치는 최소한 하루 2번 해야 하지만, 치실이나 치간칫솔은 하루

에 한 번만 해도 괜찮다. 치아 사이가 벌어지지 않았다면 치실이, 치아 사이에 틈이 생겼다면 치간칫솔이 적합하다. 치간칫솔이나 치실을 먼저 한 다음 칫솔 양치를 하는 것이 올바른 순서이다. 치간칫솔이나 치실을 사용하는 사람과 그렇지 않은 사람과의 수명 차이가 7년 이상이나 된다는 연구결과도 있다.

한편 치주질환과 치아우식이 진행되면 치아 파손과 결손으로 이어지므로 나이가 들수록 치아의 개수는 줄어들게 된다. 잔존 치아가 20개 미만인 비율은 45~64세에서는 11%, 65~74세는 39%, 75세 이상에서는 61%나 된다. 치아의 수가 적으면 구강 건강이 나빠져서 영양 부실과 다른 질환까지 유발하기 때문에, 잔존 치아의 수는 일반적으로 생각하는 것보다 매우 중요하고, 특히 중년 이후의 구강 건강과 삶의 질에 큰 영향을 끼친다.

흡인성 폐렴, 그리고 구강 노쇠

우리나라는 2024년 7월 드디어 65세 이상 인구가 1천만 명 이상이 되어, 전체 인구의 20%를 넘어서는 '초고령 사회'에 본격적으로 진입하게 됐다. 이에 따라 흡인성 폐렴과 구강노쇠 증상이 급격히 늘어날 것으로 예상되고 있다.

식도로 내려가야 할 음식물이 기도로 넘어가 폐로 들어가는 흡인성 폐렴은 고령이 되어 삼킴 능력이 떨어지면서 자주 발생하게 된다. 건강보험심사평가원 통계에 의하면, 음식물 흡인성 폐렴 환자는 2010년 8,651명이던 것이, 2016년 12,240명, 2022년에는 2만 명에 달하면서 최근 10년 동안 2배 이상 늘었다. 여기에 구강 내의 위생 불량과 세균 증식으로 초래되는 흡인성 폐렴 환자는 음식물 폐렴 통계보다 훨씬 더 많을 것으로 추정된다.

구강 노쇠를 막아야 노년기가 건강하다 | 최근에 '구강 기능 저하증', 일명 '구강 노쇠'가 노년기 건강에 중요한 요소로 부각되고 있다. 나이가 들면서 씹고 삼키고 말하는 기능이 복합적으로 떨어지는 이 증상은 전신 건강에도 큰 영향을 미친다. 단순히 구강의 기능이 떨어지는 것뿐 아니라 잘 먹지 못해 영양 부실이 오고, 말이 어눌해지고, 잘 씹지 못해서 사회 활동이 줄고, 구강 염증이 전신으로 퍼지며 만성질환을 악화시키기도 하며, 인지 기능도 떨어뜨려 치매 발생도 높인다. 구강 노쇠로 인한 영양 부실은 근감소증을 촉진하면서 신체 쇠약으로 이어지기 때문에, 의학계에서는 고령자의 요양시설 와병과 조기 사망의 출발점을 구강 노쇠로 보고 있다.

아직 우리나라는 구강 노쇠에 대한 진단 시스템과 인식이 많이 부족하지만, 이미 초고령 사회에 진입한 일본에서는 구강 노쇠를 의학적으로 '구강 기능 저하증'이라 칭하고, 제도화된 진단과 검진 시스템을 가동하고 있다. 참고로 일본의 진단 방법과 셀프 체크리스트를 소개한다.

구강 노쇠 진단 방법

❶ **교합력 측정** 위아래 치아 악무는 힘과 잔존 치아 수
❷ **저설압低舌壓 유무** 혀가 입천장을 미는 힘 측정
❸ **구강 위생 점검** 설태가 혀 절반을 넘었는지
❹ **입마름 정도** 혀 습윤도와 침의 양 측정
❺ **음식 분쇄 능력** 포도당 함유 껌을 일정 시간 씹은 후 배출된 포도당 농도 측정
❻ **혀와 입술의 운동 능력** pa, ta, ka 각 음절 최대한 빨리 반복해서 발음하는 정도
❼ **삼키는 능력 평가** 사레 들리는 정도 등

※ 7가지 중 3항목 이상에서 이상이 있으면 구강 기능 저하증(자료: 일본 치과의사회)

구강 노쇠 가능성 셀프 체크리스트

❶ 반년 전보다 딱딱한 음식 먹기 어려워졌다(네 2점, 아니오 0점)
❷ 차나 국물 마실 때 자주 사레 들린다(네 2점, 아니오 0점)
❸ 틀니를 쓴다(네 2점, 아니오 0점)
❹ 입마름口腔 건조이 신경 쓰인다(네 1점, 아니오 0점)
❺ 반년 전보다 외출 횟수가 줄었다(네 1점, 아니오 0점)
❻ 마른 오징어나 단무지를 씹어 먹을 수 있다(네 0점, 아니오 1점)
❼ 하루에 두 번 양치질한다(네 0점, 아니오 1점)
❽ 일 년에 한 번 치과 검진한다(네 0점, 아니오 1점)

※ 구강 노쇠 가능성 0~2점 낮음, 3점 있음, 4점 이상 높음(자료: 동경대 노인의학연구소)

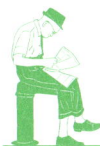

인체의 신비, 몸의 지혜

우리 몸은 건강한 환경을 만들어주면 스스로 치유하는 능력이 있다. 현대의학이 아무리 발달했다 하더라도 찢어진 피부와 부러진 뼈를 다시 원상태로 돌리는 일은 내 몸이 하는 것이지 약이나 수술이 해주는 것은 아니다. 다만 원상태로 돌아올 때까지 회복력을 도와주는 것뿐이다. 우리의 몸은 건강해지면 내부의 힘에 의해 자연스럽게 질병이 감소하고 사라진다.

생명이란 무엇인가

모든 사물은 세월이 지나면서 조금씩 망가져가는 것이 세상의 섭리다. 이를 과학자들이 '열역학 제2법칙'이라는 고상한 용어로 표현했다. 이해하기 쉽지 않은 이 법칙을 쉬운 말로 표현한다면 '외부에서 특별한 힘작용이 없다면 자연은 스스로 점점 더 무질서도엔트로피가 증가하는 상태로 변화한다'는 것이다.

하지만 생명체는 기계와는 다르다. 물리학으로 생명 현상을 설파했던 분이 있다. 양자 역학으로 노벨상을 수상한 슈뢰딩거Erwin Schrödinger 박사다. 그는 《생명이란 무엇인가What is Life》에서 생명 현상을 다음과 같이 설명한다.

> "만약 외부로부터 도움을 받지 않는 시스템이라면 열역학 제2법칙이 적용될 테니 우리 몸은 계속 망가질 것이다. 죽은 생명체라면 그렇다. 그러나 살아 있는 생명체는 외부로부터 영양분을 섭취하고 이를 활용해서 에너지를 생성하므로 '외부로부터 특별한 도움을 받지 않는다'는 열역학 제2법칙의 전제와는 달라진다. 우리 몸은 외부의 에너지를 이용해서 몸의 무질서도를 낮추는 능력이 있으니 질서정연한 생명체를 만들고 유지할 수 있는 것이다."

신기한 것은 근육과 같은 조직은 사용하면 할수록 더 커지고 강해진다는 것이다. 기계라면 쓸수록 마모가 심해질 텐데, 근육과 뼈는 오히려 적당히 운동을 할수록 더 커지고 튼튼한 구조로 발전한다. 인체는 어떠한 신비와 지혜로 이토록 손상을 회복하고 보강하고 치유하는 것일까?

신비한 내부의 힘, 자가치유와 면역력 그리고 호메시스

우리 몸은 필요할 때 스스로를 보호할 수 있도록, 내재된 힘인 자가치유력과 면역력에 의해 자연스럽게 회복하고 치유되고 또한 외부의 위협에 대항하고 방어할 수 있는 신비한 능력을 가지고 있다.

자가치유력은 우리 몸의 다양한 생리적 기능과 과정을 통해 이미 발생한 손상이나 질병으로부터 스스로 회복하고 치유하는 능력이며, 면역력은 외부의 병원체나 감염 등의 위협에 대항하여 우리 몸을 방어하고 보호하는 능력을 말한다. 면역력이 강하면 몸이 건강하게 유지되고 자가치유력이 더 잘 발휘될 수 있다. 우리가 복용하는 대부분의 약물들은 치료제라기보다는 체내에서 일어나는 과정을 자극 촉진함으로써 자가치유를 돕는 역할을 하는 것이다.

때로는 독이 약이 될 수도 있다

한편 운동이나 단식과 같은, 우리가 '건강한 활동'으로 여기는 많은 행위들이 건강에 이롭다고 하는 것은 역설적으로 **세포에 스트레스**를 야기하기 때문이다. 이를 '**호메시스**Hormesis'라고 하며, 어떤 유해물질이나 자극 또는 스트레스라도 **적응가능한 저용량이라면 해당 생물에 긍정적 효과**를 준다는 현상이다.

우리 몸은 단편적인 부품들의 조합이 아니고, 서로 긴밀히 연결된 정밀 시스템의 네트워크 구조다. 이 긴밀한 네트워크 속에서 좋은 일과 나쁜 일이 함께 일어나고 있다. 어떤 자극이나 물질이 독이 될 수도 있고 약이 될 수도 있다. 이러한 호메시스 작용은 자가치유와 면역력과 함께, 인체의 신비와 몸의 지혜를 이해하는 데 매우 중요한 개념이므로, 이어지는 별도의 장에서 집중 분석하겠다.

엉뚱한 실험 결과

수십 년 전 에드워드 칼라브레스Edward Calabrese라는 학생이 미국 매사추세츠 대학에서 식물학 강의를 받는 과정 중에 식물생리학 실험을 하고 있었다. 동료 학생들과 함께 식물에 성장 억제제를 뿌린 후 성장이 억제되는 것을 확인하는 실험이었다. 그런데 칼라브레스의 실험 팀에서 이상한 일이 일어났다. 성장 억제제를 투여했는데 성장이 억제되지 않고 촉진된 것으로 나타났다. 칼라브레스는 이 실험을 계속 반복했고 결국 원인으로 발견한 것은 성장 억제제를 지침보다 열 배는 더 묽게 투여했다는 것이었다. 이런 농도에서 성장 억제제는 완전히 반대의 효과를 내면서 오히려 성장 촉진제로 작용했던 것이다.

당시에 대학생이었던 칼라브레스는 그 후 교수가 되었고 많은 논문을 발표했다. 대부분이 이전에 행한 식물학 실험에서 관찰한 현상과 관련한 것이었다. 저용량에서 성장 억제제는 촉진제가 되고, 독은 치료약이 되며, 유해한 방사선은 유익한 방사선이 된다는 것이었다. 하지만 칼라브레스는 오랫동안 혹독한 비판을 받았다. 학계에서는 이단아 취급을 받으며 많은 비난을 견뎌야 했다. 시간이 지나면서 다행히 자신을 비판했던 동료들로부터 차츰 인정받게 되었고, 2009년 마리퀴리상을 받으며 공로를 인정받았다.

호메시스란 무엇인가 | 호메시스는 그리스어로 자극과 충격이란 뜻이며, 핵심 개념은 '적절한' 용량의 스트레스, 유독물질, 긴장, 도전은 긍정적으로 작용한다는 것이다. 반면에 용량이 너무 많거나 기간이 너무 길어지면, 스트레스는 스트레스로, 독성물질은 독성물질로 작용하며, 긴장과 도전은 사람을 지치게 만든다.

화학물질의 관점에서 보면, 높은 농도의 화학물질에 노출되는 것은 해롭지만 독성을 일으킬 정도가 아닌 낮은 수준에서 노출되는 것은 오히려 건강에 이로울 수 있다는 것이다. 보통 독성화학물질에는 노출되지 않는 것이 가장 좋은 것이라고 생각하지만, 호메시스의 관점에서 보면 전혀 노출되지 않는 것보다 어느 정도 노출되는 것이 더 건강에 좋다는 의미를 가지고 있다. 운동의 관점에서는, 조금 움직여주는 것으로는 거의 효과가 없고, 2~3일에 한 번 강도 높은 운동이 좋은 효과를 미치는 당위성, 그러나 하루에 두 번씩 힘들게 하는 것은 다시 부정적으로 작용하는 것은 호메시스 원리로 설명할 수 있다. 호메시스에서 **중요한 건 용량**이다. 양뿐만 아니라 빈도도 용량에 해당한다.

적절한 독은 우리를 강하게 만든다 | "우리를 죽이지 못하는 것은 우리를 강하게 만든다"라는 말이 있다. 니체 Friedrich Nietzsche가 한 말로 일상생활에서 누군가를 격려할 때 자주 사용된다. 실제로 사람들을 힘들게 하고, 스트레스를 주며, 아프게 하더라도, 결국에는 전보다 더 좋은 상태가 되도록 만들어주는 것들이 많이 있다. 운동은 신체에 독성물질들을 분비시키므로, 운동 자체가 건강에 이롭다고 말하는 것은 맞지 않다. "운동에 따른 독성물질에 대한 신체의 반응이 건강에 이롭다"라고 해야 좀 더 정확한 해석일 것이다.

최근 호메시스 현상은 광범위한 의미를 갖는 생물학적 현상으로 주목받고 있다. 우리를 둘러싸고 있는 수많은 외부 환경요인들이 어느 정도의 스트레스 수준에서는 유사한 호메시스 반응을 보인다는 것이다. 호메시스에 대한 전문적인 연구 내용들이 많지만, 호메시스가 우리에게 주는 궁극적인 메시지는 간단 명료하다. 호메시스 반응을 이용해 우리가 좀 더 건강하게 살 수 있다는 것이다. 호메시스는 건강장수와 관련한 새롭고 중요한 화두 중의 하나가 될 것이다.

건강에 좋다는 운동도 일단은 스트레스다

건강한 삶이란? 건강에 좋은 것이란? 이런 질문에 대해 "이것이 좋고 저것은 나쁘다"라고 단순하게 대답할 수는 없다. "무엇이 건강에 좋다 나쁘다는 그것의 용량에 달려 있다"는 답이 정답에 훨씬 더 가까울 것이다. 과일이든 와인이든 조깅이든 그것 자체가 좋다 나쁘다의 이슈가 아니라, 중요한 것은 용량이다. 운동에는 이 말을 적용하기가 더 쉽고 제대로 어울린다.

우리들 모두는 '카우치 포테이토couch potato'의 생활 방식이 병들게 하고 수명을 단축시킨다는 것을 수긍하고 있지만, 한편으로는 참으로 역설적이다. 애써 먹을 것을 구하려고 땀을 안 흘려도 되고 안전한 집에서 편안한 생활인데 이것이 왜 건강에 안 좋다는 것인가? 오히려 우리들의 먼 조상들이 원시적으로 살아온 것처럼, 신체적으로 힘들고 수시로 굶는 것이 도대체 왜 건강에 좋다는 것인가?

운동은 시간과 에너지가 들고 땀과 고통이 따른다. 이런 운동이 건강에 좋다는 말은, 혈액순환의 촉진이나 체내 산소 공급 향상이라는 것보다는, 사실은 운동이 힘들기 때문이다. 운동 그 자체는 일단 건강에 좋지 않은 것이다. 운동은 근육에 미세한 상처를 내는 역학적 스트레스다. 운동을 하면 체온도 오르고, 조직도 산소 부족에 시달리며, 산화율이 상승하며, 유독한 신진대사 노폐물들이 더 많이 생성된다. 스트레스와 스트레스 요인을 통해 세포에 스트레스 분자들이 생겨난다.

적절한 스트레스의 용량은 사람마다 다르다 | 운동은 자극이며 이 자극이 신체 건강에 긍정적으로 작용한다. 다만 자극이 너무 적지도 많지도 않게 이루어져야 긍정적 작용이 가능해진다. 과도한 운동은 신체 능력의 저하를 가져올 뿐 아니라, 몸을 질병이나 상해에 더 취약하게 만들 수 있다. 좋은 것이 너무 많아도 좋지 않다는 말은 여기서도 통한다. 어느 정도가 좋은지 나쁜지는 각자의 생리 상태에 따라 달라진다. 소파에서 움직이지도 않고 손가락 하나로 TV 중계를 보거나 반대로 몸이 상할 정도로 운동하는 것 둘 다 좋을 리가 없다. 적절한 스트레스와 부담을 주는 운동이야말로 건강을 유지하고 몸을 단련시키는, 즉 호메시스를 적극 활용하는 가장 효과적인 방법이다.

높은 용량의 계속되는 정신적 스트레스는 사람을 병들게 만들고 수명을 단축시키며 사망에 이르게도 한다. 그러나 적절한 스트레스는 오히려 도움을 준다. 같은 용량의 스트레스도 어떤 사람에게는 호메시스적으로 이롭게 작용하고, 어떤 사람에게는 독으로 작용한다. 스트레스를 잘 견디는 사람은 스트레스도 긍정적으로 받아들이며 맛있는 저녁식사를 하고 잠을 자는 것만으로도 충분히 회복된다. 하지만 같은 양이라도 어떤 사람에게는 몸과 마음을 힘들게 만드는 독으로 작용한다.

나에게 긍정적으로 작용할 수 있는 스트레스 수준을 찾는 것은 정말로 유익할 것이다. 하루 종일 소파에서 빈둥거리는 것과 하루 종일 책상 앞에서 애쓰는 것 사이에서 건강한 균형과 최적의 용량을 발견하는 것이 곧 건강과 행복의 지름길일 것이다.

음양의 원리, 그리고 내부의 힘

모든 것에는 좋은 점과 나쁜 점이 공존한다. 나쁜 것에서도 좋은 것을 얻을 수 있다는 것은 생명 현상에서는 보편적인 사실이다. 높은 용량에서는 유독하지만, 용량이 낮으면 유익하게 작용하는 물질은 우리 주변에서 많이 찾을 수 있다. 마늘의 알리신allicin, 카레의 커큐민curcumin, 양배추의 설포라판sulforaphane, 열매에 있는 폴리페놀polyphenol, 플라보놀flavonol 등이 대표적이고, 당뇨병 치료제로 잘 알려진 메트포르민metformin, 발모약 미녹시딜minoxidil 등도 적은 용량일 때에 유익한 물질이다(미녹시딜을 머리에 너무 많이 바르면 곤란하다). 알코올도 낮은 용량에서는 신경세포를 자극해 세포의 생존과 성장을 촉진하고 혈관을 보호하지만, 높은 용량에서는 신체에 해롭다.

여기서 중요한 점은, 건강에 이로운 힘은 외부에서 오는 것이 아니고 신체가 스스로 내부에서 만든다는 것이다. 그리고 신체가 건강에 이로운 힘을 만들려면, 우선적으로 건강에 해로운 일이 먼저 일어나야 한다는 사실이다. 자극이 주어지고 스트레스가 유발되고 손상이 일어나야 한다. 이것이 〈건강장수의 핵심〉편(60쪽)에서 설명한 '고통과 회복의 사이클'이 노화를 늦춘다는 것과 일맥상통하는 개념이다.

호메시스는 기본적으로 어떤 물질이나 방법이 빚어내는 효과가 아니다. 필요할 때 스스로를 보호할 수 있게 모든 생명체에 내재된 힘이다. 인체에 내재된 세 가지 힘, 자가치유력, 면역력, 호메시스가 경이롭게 느껴진다. 그러나 이 세 가지 힘은 엄연히 인체 내부에서 자연스럽게 본능적으로 일어나는 현상이고 생명의 신비다. 웬만한 상처는 그냥 놔둬도, 베이거나 찢긴 피부와 부러진 뼈도 일정한 시간이 지나면 저절로 아물고 회복되고, 감기도 일주일 지나면 저절로 낫는 우리 몸의 지혜다.

알아두어야 할 호메시스 작동법

- **적게 먹기** | 호메시스 반응을 생체 내에서 얻을 수 있는 방법으로 가장 많이 연구된 것은 바로 '적게 먹기'다. 3대 영양소 중 탄수화물을 제한할 때 호메시스 반응이 가장 뚜렷하게 나타난다.
- **간헐적 단식** | 간헐적 단식은 원시인의 식습관과 비슷하다. 인체는 간헐적 단식에 적합하도록 진화해왔다.
- **운동, 가장 안전하고 효과적인 방법** | 운동은 호메시스를 자극하는 가장 효과적이면서 안전한 방법이다. 운동을 하면 우리 인체가 느끼는 것은 여러 가지 스트레스들이고 그 스트레스들이 우리 세포의 호메시스를 자극하게 된다.
- **햇빛** | 햇빛은 식물의 광합성을 가능하게 해주는 생명의 근원이고 자외선은 호메시스를 직접적으로 자극하는 스트레스다. 자외선은 또한 우리 몸에 반드시 필요한 비타민D 합성에 핵심적인 역할을 한다. 호메시스를 자극하기 위한 자외선은 적절한 용량이어야 하고 너무 높으면 독성이 나타난다.

- **더위와 추위** | 기온의 변화는 환경의 변화에서 오는 가장 강한 스트레스다. 외부 변화에 살아남은 개체들은 그 외부 스트레스를 경험했기 때문에 원래보다 더 강해질 수 있었다. 사계절의 우리나라는 호메시스 작동에 호조건이다. 허나 여름에 에어컨 겨울에 난방을 지나치게 하면 호메시스는 사라져버린다. 좀 덥더라도 좀 춥더라도(여름에는 좀 따뜻하게? 겨울에는 좀 시원하게?) 이러한 기온의 변화를 우리 몸이 적정한 스트레스로 느낄 수 있는 정도로 우리와 함께하는 것이, 조금은 불편하겠지만 건강에는 실질적으로 도움이 될 것이다(출처:《호메시스》, 이덕희, 2016, MID, 98~122쪽).

과유불급, 중용 그리고 호메시스

유교가 말하는 중용, 불교의 중도, 노자의 무위자연에서의 가르침은 크게 보면 일맥상통한다. 따라서 이들 가르침의 도를 닦아 나가는 수양유교, 수행불교, 수련도교에서도 맥맥히 관통하는 근본 섭리가 분명 있을 것이다.

500년 전 파라켈수스가 했다는 말이 맞았다. 용량이 독을 만들고 용량이 치료제를 만든다. 일견 간단하게 보이지만 한편 꽤 어려운 말이다. 적절한 용량을 찾기가 쉽지 않기 때문이다. 용량을 과하게 하면 위험해진다. 파라켈수스도 이런 위험을 만났다. 자신의 고질적인 귀 염증을 수은으로 치료하다가 수은 중독으로 사망한 것으로 추정되기 때문이다.

저용량의 수은은 생명을 촉진시킨다는 것이 동물실험에서 증명되었지만, 고용량에서는 곧 중독 현상을 일으킨다. 어렸을 때 소독약으로 어느 집에나 하나씩 있던 머큐로크롬_{일명 빨간약}이 바로 수은화합물이다.

　파라켈수스의 죽음은 용량-영향 관계에서 유익한 작용과 유독한 작용이 종이 한 장 차이일 수 있다는 사실을 일깨워주고 있다. 불로장생을 꿈꾸며 인간이 할 수 있는 모든 노력을 다하고자 했던 고대 중국의 진시황의 사망 원인 또한 수은 과복용이라고 하니, 과유불급과 중용 그리고 호메시스의 원리는 동서고금을 관통하는 섭리인 것 같다.

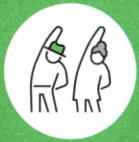

제3부

몸관리
자기주도편

식食, 동動, 의醫 건강관리 ❷ 자기주도편

건강관리의 3대 핵심인 먹는 것食, 움직이는 것動, 치료·치유醫를 음식으로 건강관리, 운동으로 건강관리, 의학으로 건강관리 측면에서 그 원리와 방법을 알아보았다.

여기에서는 그 구체적인 실천방법을 소개함으로써 자기주도로 건강관리를 할 수 있도록 돕고자 한다. 식食에서는 소식과 영양제 및 건강보조식품을, 동動에서는 이동성 내재 역량을 정리한다. 한편 의醫에서는 병을 치료하는 것은 자가치유력이라는 관점에서 디스크와 건강검진을 살펴보겠다.

끝으로 자기주도 건강관리를 위한 새로운 관점 확보와 그 실천을 위한 동서양의 다양한 방법을 소개하고자 한다.

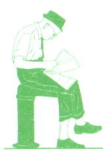

음식으로 몸관리

소식해야 100세까지 산다?

　소식해야 수명이 늘어나기 때문에 장수하려면 적게 먹어야 한다는 말이 강조되고 있다. 소식하면 노화를 일으키는 활성산소 생산이 줄어들어 수명이 늘어난다는 원리다. 쥐 실험을 통해 칼로리 섭취를 제한한 그룹과 자유롭게 먹게 한 그룹을 비교해보니, 칼로리 섭취를 제한한 그룹의 수명이 24% 늘어났다고 한다. 하지만 최근 장수의학계에서는 칼로리 제한에 대한 비판이 나오고 있다. 인간에서의 칼로리 제한 효과는 쥐와는 다르며, 100세 이상을 사는 초장수인들의 식습관을 살펴보니 소식하지 않았다는 것이다. 특히 60대 이후부터는 체중이 줄지 않도록 충분한 영양 섭취가 있어야지, 저체중이 되면 좋지 않다는 의견이 주류다.

　조선일보 건강 칼럼의 〈日 건강센터가 권한 장수 음식 10가지〉(김철중 의학전문기자, 2023년 5월 24일자)의 핵심 내용을 요약하면 다음과 같다.

일본 게이오대 의학부 백수白壽종합연구센터가 100세를 넘게 사는 백수자의 식생활을 조사해 보니, 장수인은 소식할 것이라는 예상과 달리 체중당 칼로리 섭취량이 80대와 비슷했다. 뚱뚱한 사람은 없었지만, 그렇다고 장수인들이 소식하지는 않았다고 한다. "과식은 비만으로 이어지고, 비만은 당뇨를 비롯한 만성질환을 불러오면서 수명을 줄이는 요인이 되지만, 그것은 60대 정도까지 얘기이고, 그 이후는 오히려 제대로 먹어서 근육과 뼈를 유지하는 것이 중요하다"고 이 연구는 결론지었다.

나이 들어 칼로리를 제한하는 소식을 하면, 가뜩이나 영양소 섭취 능력이 떨어진 상태에서 영양 결핍이 쉽게 오게 되어, 피로도가 증가하고 근육이 소실되며 활동성이 떨어진다. 70대에 들어서면 특히 단백질을 충분히 섭취해야 한다. 하지만 과식을 하자는 말은 아니다. 먹을 때는 제대로 챙겨서 영양을 보충할 필요가 있다는 것이다.

일본 최초의 장수의학연구소 도쿄 건강장수의료센터는 건강장수 12조 수칙을 발표하면서 매일 다양한 음식 섭취를 권고하고 있다. 여기서 나온 것이 '하루10가지 음식 먹기' 캠페인이다. 생선, 기름, 고기, 유제품, 야채, 과일, 콩류, 계란, 감자, 해조류 등 10가지 음식군에서 한 점씩이라도 매일 먹자는 것이다. 그래야 영양소를 골고루 섭취하면서 장수할 수 있다는 논리다. 일반적으로 고령층의 경우, 하루 5~6가지 음식을 먹는 데 그친다고 한다.

도쿄 건강장수의료센터가 권하는 10가지 장수 음식

※ 매일 10가지 음식에서 1점씩을 섭취 권장

생선	오징어, 새우, 게, 건어물 포함
기름	볶은 요리, 버터, 올리브유 등 식물성 기름
고기	닭고기, 베이컨 등 가공품 포함
우유	치즈, 요쿠르트 등 유제품 포함
야채	녹황색 채소를 듬뿍
과일	디저트 과일, 말린 과일 포함
콩류	두부, 튀긴 것도
계란	부치든 삶든 소량이라도
감자, 고구마	간식 대용으로
해조류	김, 미역, 말린 것도

일본에서 1,000여 명의 고령자를 대상으로 4년간 추적 조사한 연구에 따르면, 식품 다양성이 높은 고령자일수록 근육량이 많고, 악력이 세고, 보행 속도가 빨랐고, 노쇠가 천천히 온다고 한다.

고령층의 소식은 영양 불량과 노쇠로 연결된다

식이제한과 수명 연장 관련성은 동물실험에서는 확인되었지만, 인간에게는 아직은 가능성이 많다는 정도이며, 특히 고령층에게는 영양 불량이 부작용으로 나타날 수가 있다. 사람도 식이제한을 하면 혈중 지질, 혈압, 심혈관질환 등이 현격하게 개선된다는 것은 많이 밝혀져 있지만, 수명도 연장될 가능성은 아직은 확실하지 않은 상태다. 사람을 대상으로 하는 식사 조절에 대한 장기적인 연구는 현실적으로 쉽지 않다. 하지만 칼로리 제한이나 식이 제한으로 인해 영양 불량이 나타날 수 있는데, 고령층의 영양 불량은 선진국에서도 흔한 현상이다. 고령층에게는 식이 제한이 문제일 수 있다.

나이 들면서 문제가 되는 것은 노화만이 아니며, 오히려 '노쇠frailty'가 더 큰 문제다. 노쇠는 신체 기능의 급격한 저하로 정상적 일상 활동을 하기 힘든 상태다. 신체 기능이 정상 수준보다 심각하게 줄어들면 살아 있어도 할 수 있는 일이 거의 없다. 소식이 노화를 늦추는 데는 도움이 될지 몰라도 소식만 해서는 노쇠를 막기가 어렵다. 노년기에는 영양 부족, 근육 손실, 뼈 손실 등이 진행되므로 소식은 오히려 노쇠의 위험을 증가시킬 수 있다. 따라서 섭취 열량을 줄이는 것보다는, **먹는 것은 제대로 먹고, 대신 꾸준히 규칙적으로 운동하는 것**이 노쇠 방지에는 훨씬 더 나은 선택이 될 것이다.

제대로 영양 섭취를 못하면 근력을 유지할 수 없다 | 또한 앞서 살펴본 바와 같이, 나이가 들면서특히 65세 이후 근육이 점점 빠지는 근감소증은, 단백질을 적게 섭취하면 더욱 가속화할 위험이 커진다. 노인성 난청 역시 단백질이 빠져나가면서 발생한다. 보건복지부 국민건강영양조사에 따르면 단백질과 지방이 부족한 고령층은 청각 이상이 56%나 증가한 것으로 나타났다. 근육이 빠져나간 자리를 식단으로 채우지 못하면 상황은 심각해진다.

어린이가 어른의 축소판이 아니고, 노인은 성인의 연장이 아니다. 나이 들게 되면 신체의 모든 면이 경직되고 건조하다. 젊은 시절의 '연료 영양소' 과다 섭취는 비만의 원인이지만, 고령자는 적절한 영양소특히 단백질 공급 없이는 근력 유지가 힘들다. 노년기의 절제는 노쇠를 촉진한다.

우리 몸은 건강기능식품을 좋아할까

어떤 식품이 건강에 이롭다고 해서 그 식품에 많이 들어 있다고 알려진 어떤 특정 성분만을 추출해서 인위적으로 보충제를 만들어 먹으면 더 좋을까? 단일 영양소와 인공 영양제의 권고안은 임상실험에 근거하고 있다. 하지만 다양한 화합물이 조화를 이루며 상호작용으로 만들어내는 시너지 효과에 비하면 단일화합물의 단독효과는 비교가 안 된다. 인공 영양제가 별로 건강에 도움이 되지 못하는 이유다. 영양의 기본 단위는 단독 영양소 개별적이 아니라 제대로 통합된 식품이 되어야 한다.

음식도 시너지를 내는 결합의 신비 ㅣ 많은 사람들이 꼭 먹어야 하는 것으로 여기는 비타민은 최초에 현미 씨눈에서 발견된 것으로 알려져 있다. 도정이 잘된 곡물을 먹은 닭이 왠지 모르게 기운이 없고 차츰 병들어가는 모습을 보면서 그 곡물에 무엇이 부족한지를 파악하려고 연구를 했고, 씨눈에 있는 어떤 특정 물질이 도정 과정에서 사라진다는 것을 알아냈다. 연구자들은 씨눈에 있는 물질을 비타민이라는 이름으로 상품화하기 시작했다. 우리가 비타민 보충을 위해 인공 비타민을 별도로 복용하는 것보다는 차라리 다양한 영양소가 조화롭게 통합된 기본적인 통곡물로 그냥 가면 되는 것이다.

최근에 '푸드 시너지Food synergy'와 '결합의 신비'라는 개념이 중요시되고 있으며, 식품과 인체를 놓고 각각의 성분들과 개체들을 개별적으로 분석해 접근하는 연구에 대한 비판이 많다. 생명체를 연구하는 생물학의 유명한 명제에 '부분의 합은 전체가 아니다'라는 말이 있다. 세포의 합이 조직이 아니며, 조직의 합이 장기가 아니고, 장기의 합이 생명체가 아니다. 식품도 식물로 있을 때에는 우리와 같이 존재하던 하나의 생명체로서 영양소의 단순한 합이 아니라는 것 또한 당연하다. 리코페닌을 함유한 토마토가 없이는 리코페닌이 없으며 베타카로틴이 든 당근이 없으면 베타카로틴도 없다.

또한 우리 인간의 육체가 21여 개 원소들의 결합효과의 결과라는 사실을 알게 되면 더욱 놀랍다. 인간의 육체는 자연계에 존재하는 100여 개의 원소 중 불과 21여 개로 만들어져 있다. 그중 대부분은 탄소, 산소, 수소이고(93%), 미량의 질소와 나트륨을 비롯한 미네랄을 필요로 한다(《소금》편 (324쪽)에서 설명 예정). 지극히 놀라운 것은, 불과 21여 개의 원소들의 신비로운 결합을 통해 인간의 육체가 만들어졌다는 사실은 과학으로는 도저히 설명할 수 없는 인체의 '결합의 신비'이다.

비타민 보충제보다는 천연식품을 먹자

2022년 발표된 질병관리청의 보충제 복용 현황(2020년 기준)에 따르면 우리나라 국민의 45%가 비타민제를 먹고 있다. 종합 비타민은 국민 영양제가 되었다. 과연 종합 비타민제는 건강과 장수에 얼마나 도움이 될까?

미국 국립암연구소NCI의 최신 연구에 따르면 종합비타민제는 수명 연장에 도움이 되지 않는다고 한다. 연구원들은 "수명 연장을 위해 종합 비타민제 복용을 지지하지 않는다"고 밝혔다. 미국의학협회저널《JAMA Network Open》(2024년 6월 26일)에 게재된 이번 연구를 위해 NCI의 에리카 로프트필드 박사와 동료들은 미국 성인 약 40만 명의 20여 년간 데이터를 분석했다. 조사 대상자의 중간 나이는 61.5세, 만성 질환 병력이 없는 대체로 건강한 사람들이었다.

연구 결과, 매일 종합 비타민제를 섭취해도 심장병이나 암과 같은 질환으로 인한 사망 위험을 줄일 수 있다는 어떤 증거도 발견하지 못했다. 연구 기간 동안 참가자 40만 명 중 17만 명이 사망했다. 그런데 재미있는 것은, 매일 종합비타민제를 섭취한 건강한 사람들은 비타민을 먹지 않은 사람들보다 연구기간 동안 사망 확률이 오히려 4% 더 높았다. 연구자들은 비타민·미네랄 같은 영양 보충제의 마케팅 유행에 동참해 '돈을 낭비하지 마시라'고 충고하고 있다.

더욱이 **전문가들은 비타민을 포함해 필요한 영양 성분을 식단에서 섭취하라고 강조하고 있다. 채소와 통곡물 또는 콩류 섭취 등의 건강한 음식을 먹는 데 집중할 필요가 있다는 것이다.** 건강한 음식은 다양한 소량 영양소와 대량 영양소 및 섬유질을 충분히 제공하며, 포화 지방과 콜레스테롤을 제한한다고 밝혔다. 다만 음식에서 얻기 어려운 중요 영양소는 보충제가 도움이 될 수 있다고 덧붙였다.

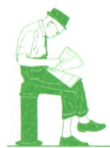

운동으로 몸관리

움직임動에 대해서는 앞에서 운동과 근육 등 다양하게 많은 이야기를 했으므로, 이번 장에서는 간단히 하나의 주제만 터치하고, 주로 치료·치유醫에 중점을 두고자 한다.

백세시대, 이동성 내재 역량에 주목하자

나이가 들어 기운이 떨어지는 건 어쩔 수 없는 자연의 순리다. 그러나 의학의 발달로 인간은 더 오랜 삶을 꿈꿀 수 있게 되었다. 100세 시대를 넘어 120세 시대를 향해 나아가는 지금, 우리들에게 앞으로 무엇보다 중요한 것은 바로 '이동성 내재 역량'이다. 누군가에게 혹은 어떤 기구에 의지하지 않고, 내 몸 스스로 자유롭게 이동할 수 있는 능력이 내 안에 얼마나 있는가를 챙겨보아야 할 때다.

내재 역량Intrinsic Capacity이란, 2015년 세계보건기구WHO에서 제시한 개념으로, 건강하게 나이 들기 위해 갖추어야 할 삶의 4가지 기준4M이다.

- 인생관What's Matters, 삶의 목표와 방식
- 마음건강Mentation, 정서, 인지, 회복
- 이동성Mobility, 신체 기능, 활동, 운동
- 건강과 질병 상태Medical Issues, 건강관리와 의료 이용

여기서 세 번째 '이동성 내재 역량'은 특히 노년의 건강장수에서 더없이 중요한 핵심 화두다.

"언제까지 내 발로 걷고 내 손으로 생활할 수 있을까?"

아무리 내부 기관과 장기, 생식기, 내분비 등 몸의 모든 조직이 온전하더라도 내 몸을 일으켜 세워 어느 지점까지 이동할 수 있는 능력이 저하된다면 삶의 질은 현격히 떨어질 수밖에 없다. 일상생활을 하는 데 문제가 없어야 만족도 높은 삶이라 할 수 있을 것이다. 특히 고령기에는 '독립적으로 신체기능을 할 수 있는지'가 무엇보다 중요하다.

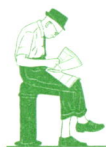

의학으로 몸관리

병을 치료하는 것은 자가치유력이다

생명체에게는 기본적으로 자기 복제, 자기 수복 능력, 자기 복원력이 있다. 우리들의 자가치유력은 지금 이 순간에도 한시도 쉬지 않고 우리 몸의 건강을 지키며 성실하게 일하고 있다. 우리의 몸은 약 60조 개우리나라 기준에서 100조 개미국 기준의 세포로 구성되어 있다. 이런 천문학적인 수의 세포가 모여 있는 우리의 몸이 별다른 탈도 없이 100년 가까이 정상적으로 기능하면서 또한 스스로를 치유해 나간다는 사실 자체가 크나큰 신비함 아닐까?

의사는 '의사가 치료할 수 있는 진짜 병'을 상대할 때 명확한 진가를 발휘한다. 그러나 어떤 경우에도 병을 고치는 주체는 의사나 약이 아니며, 수술도 방사선도 아니다. 이들은 모두 치료의 수단이다. 근본적으로 병을 치료하는 힘은, 우리가 깨닫든 깨닫지 못하든, 누구나 가지고 있는 경탄할 만한 우리 몸의 지혜, 자기주도의 자가치유력이다.

건강관리에 대한 책임은 자신에게 있다 | 혈압약을 먹는다고 고혈압이 낫지 않으며, 당뇨약을 먹는다고 당뇨가 치료되지 않는다. 평생 약을 먹어야 한다는 것은 약으로는 못 고친다는 것이나 같은 말이다. 하지만 약으로 고쳐지지 않는 병도 식습관음식, 식사 순서, 간헐적 단식…과 생활습관운동, 양생법, 쉼…을 건강한 방향으로 개선하면 대부분 좋아진다. 헌데, 이런 사실을 병원에서는 잘 가르쳐주지 않는다.

무엇보다 우리 스스로가 자각해야 한다. 건강과 병에 대해 아는 게 없다고 병원이나 의사에 무턱대고 의존해서는 안 된다. 몸이 아픈 것은 누구의 탓일까? 병원과 의사는 잘못이 없다. 내 병은 내가 만든 것이고, 그 원인을 우선 나에게서 찾아서 내가 주도적으로 개선하면 된다. 아이폰으로 지구인의 삶을 바꾼 스티브 잡스도 질병과 죽음을 피해가지는 못했다. 그는 췌장암 수술과 호르몬 치료도 받은 것으로 알려져 있다. 그러나 병세가 악화돼 56세로 일찍 떠났다. 모든 것을 이루었던 잡스도 건강을 챙기지 못했다. 수술실에 들어가면서 가장 후회되는 일이 '건강관리에 대한 책을 읽지 않고 미리 대비를 못한 것'이라 했다고 전해진다.

디스크 질환은 대부분 근육통이다

허리 통증은 누구나 경험할 만큼 아주 흔한 증상인데 허리 통증을 일으키는 원인 중 대표적인 것이 디스크 질환이라고 아는 사람들이 많다. 실제로 주변에 디스크 수술을 받은 경우도 많고, 수술 후 재발해서 고생하는 경우도 적지 않다. 그러나 실제로 진짜 진성 디스크 질환은 전체 허리 통증의 5%도 안 된다고 한다.

　디스크 질환은 추간판디스크이 제자리에서 튀어나오는 바람에 주변의 신경이 눌려 다리로 통증이 내려가는 병을 말하는데, 실제로는 쉽게 접할 수 있는 병이 아니라고 한다. 해부학 전문가에 의하면 디스크는 눌려도 옆으로 밀려날 뿐 신경을 누르지는 않는다고 한다. 만약 신경이 심하게 눌린다면 감각이 이상하거나 마비가 오는 증상이 나타나야 하는 것이지, 단순히 통증만 일어나지는 않는다.

　척추에는 앉은 자세가 선 자세보다 두 배나 많은 부담을 주며 몸이 편할수록 척추는 고생이 심하다. 현대인들은 되도록 편함을 추구하며 서 있는 것보다 앉는 것을 좋아하는데, 자주 서거나 걷지 않으면 척추를 지탱하는 근육이 약해지고 운동 부족으로 늘어난 체중은 다시 척추에 짐으로 작용하게 된다.

　실제 허리가 아프지 않은 사람도 척추 사진을 찍으면 50대의 경우 50%, 70대에는 거의 100% 가까이 디스크 질환으로 나온다고 한다. 한편 사진상에 디스크가 많이 튀어나온 사람인데도 증상이 거의 없거나 약한 사람이 있는가 하면 디스크가 조금 튀어나왔지만 매우 심한 통증을 호소하는 사람도 있다. 이는 허리 근육이 강해야 척추가 튼튼해지고 디스크 질환도 방지한다는 것을 말해준다(출처: 《소소하지만 확실한 건강 이야기》, 오경석, 에디터, 2019, 113~114쪽).

　척추에 좋은 운동으로 걷기와 가벼운 등산이 권장되고 있다. 전체 디스크 환자의 75%는 특별한 치료를 하지 않아도 한두 달 내에 저절로 좋아지기도 하므로, 신경이 심하게 눌려 하지가 마비되거나 통증이 매우 심해 한두 달도 참기 어려운 경우가 아니라면, 일단 기다려 보는 것이 좋다고 한다.

요통은 뼈의 질병이 아니다. 근육 속 혈관이 압박을 받아 생기는 허리 근육의 통증이므로 근육통으로 부르는 것이 맞다. 하지만 디스크 수술 전문의들은 이를 인정하지 않는다. **고령층에 주로 많은 척추관 안쪽이 좁아져 다리 통증이 생기는 척추관 협착증도 결국 뭉친 근육이나 힘줄을 풀어주는 것이 치료의 근본이다.** 디스크 환자나 허리 근육통이 있는 분들에게는 허리를 받쳐주는 척추 근육의 강화 운동이 매우 중요하다. 허리를 지켜주는 근육 중에서 특히 '척추기립근'과 '요방형근'에 대한 운동과 마사지뭉친 근육에 상하 방향으로, 그리고 직통 경혈인 '신수혈'에 대한 지압은 효과가 크다.

또한 스트레칭을 통해 햄스트링 근육을 유연하게 하고 복근을 강화하면 아주 효과적인 치료와 예방이 된다. 강한 복근과 유연한 햄스트링을 만들면 평생 요통으로 고생할 일이 없다. 대부분의 현대인들은 복근이 약하고, 햄스트링은 긴장되어 있다.

아프리카에는 디스크 환자가 없다

서울아산병원 척추측만증센터 소장이며 척추 분야 최고의 명의로 꼽히는 이춘성 교수가 역설하는 허리디스크 관련 사항 중에서 핵심을 발췌해 공유하고자 한다(출처: 《독수리의 눈, 사자의 마음, 그리고 여자의 손》, 2012, 이춘성, 쌤앤파커스, 145~235쪽).

50~60대 이상인 사람의 경우, MRI 검사를 하면 아무 증상이 없는 사람들에게서도 허리디스크 소견이 발견되는 경우가 대단히 많다. 특히 고령층의 척추MRI 검사에서 나타나는 허리디스크 소견은 병이 아니라 일종의

노화현상으로 봐야 한다. 별다른 증상이 없는데도 MRI 검사에서 디스크가 나왔다고 수술을 권하는 경우를 보는데 이것은 매우 잘못된 것이다. 척추질환으로 고생하는 환자들을 만날 때마다 자주 느끼는 감정은 '안타까움'이다. 불필요한 수술을 받고 고통을 겪는 환자들이 적지 않기 때문이다. 이런 안타까운 일이 벌어지지 않도록, 척추수술을 받기 전에 미리 알아두어야 할 사항들을 정리해보겠다.

- 첫째, 의사가 수술을 권했을 때 성급하게 수술을 결정하지 말고 반드시 다른 전문가로부터 두 번째 의견 또는 세 번째 의견까지 얻는 것이 좋다.
- 둘째, 수술 전에 수술의 단점과 어두운 면을 미리 파악해두는 것이 좋다. 수술을 권하는 의사들은 종종 장점과 밝은 면만 설명한다.
- 셋째, 수술이 별 문제없이 잘 되었어도 수술로 잃는 것이 있다. 수술 후에 얻는 것과 잃는 것을 비교해서 결정해야 한다.
- 넷째, 권하는 수술방법이 검증된 방법인지 널리 사용되고 인정받는 방법인지 알아보는 것이 좋다. 새로 개발된 방법이 최선의 방법이라 믿고 수술을 받았다가 낭패를 보는 경우가 너무 많다.
- 마지막으로, 쉽지는 않지만, 자신의 몸을 맡길 의사가 너무 상업적인 성향을 가진 사람이 아닌지 판단해야 한다.

허리디스크도 자연치유가 된다 | 디스크라는 병에서 통증의 원인은 무엇일까? 과거에는 돌출된 디스크가 주변의 신경을 누르는 것이 통증의 원인이라고 생각했다. 그러나 증상이 나타난 지 한두 달이 지나서(튀어나온 디스

크의 크기가 줄어들지 않았는데도 불구하고) 통증이 현저하게 줄어드는 현상이 발견되었다. **돌출된 디스크가 신경을 계속 누름에도 불구하고, 허리디스크 환자의 통증 증상이 저절로 좋아지는 것은 체내에서 만들어진 소염 물질들이 신경의 염증을 가라앉히기 때문이다. 자연치유가 되는 원리다.** 시행착오를 거쳐 디스크의 자연치유 과정을 이해하게 되면서 디스크 수술은 매우 신중해졌다. 하지만 아직도 30년 전의 무식함을 답습하는 불필요한 치료, 과잉치료, 검증되지 않은 치료법들을 종종 본다.

어떤 질병을 치료하지 않았을 때 그 병이 밟는 경과를 그 질병의 '자연경과natural history'라고 한다. 대부분의 가벼운 질병들은 특유의 자연경과를 가지고 있고, 별다른 치료를 하지 않아도 대개는 잘 낫는다. 그렇다면 허리디스크의 자연경과는 어떨까? 특별한 치료를 하지 않아도 전체 환자의 약 80% 정도는 한두 달 가량 안정적으로 치료하면 증상이 호전되고, 시간이 좀 걸려도 결국 자연치유가 된다는 것이 과학적으로 입증되어 있다. 전체 환자의 80%가 자연치유 된다는 사실을 알게 되면서 수술을 하는 비율은 20% 이내(또는 10% 이내)로 줄어들게 되었다.

의료행위가 오히려 환자를 만든다 | 허리디스크라는 병의 경과를 고려할 때, 일생 동안 허리디스크 수술을 받는 사람의 비율은 전체 인구의 0.5% 이내여야 한다. 하지만 미국의 경우 전체 인구의 3~4%가 디스크수술을 받아 그 빈도가 영국의 5~10배라고 한다. 우리나라의 경우는 심사평가원의 통계에 따르면 미국과 비슷한 수준으로 판단된다. 그런데 한 가지 특이점이 있다. 몇몇 의료기관의 디스크수술 건수가 타의 추종을 불허할 정도로 많다.

척추 분야 최고 권위의 볼보상Volvo Award을 1987년에 수상한 와델G. Waddell이라는 의사는 "요통을 치료해주는 사람들이 거의 없는 아프리카에는 요통으로 고생하는 사람 또한 거의 없다."고 말한다. 우리나라나 미국 등의 의료선진국에 요통을 치료하는 사람들이 지나치게 많은 것이 오히려 요통환자를 더 많이 만들어낸다는 역설적인 이야기이다.

건강진단은 환자를 만든다

고혈압이나 고지혈증, 당뇨 등의 질환에 약이 처방될 때 근거가 되는 것이 '기준치'다. 그 수치보다 높거나 낮거나 하면 '이상'으로 진단된다. 이상으로 나타나면 그것은 치료해야 하는 질병이 되고 약을 먹어야 한다고 한다. 자각증상도 없고 사람마다 다른데도, 기준치를 근거로 해서 약을 처방한다.

건강검진에서 "혈압이 높다", "방치하면 큰일난다" 같은 말을 들으면 누구든지, 어제까지 아무 이상도 불편함도 느끼지 못했는데도 불구하고, 당장 혈관이 막혀서 죽는 것은 아닌가 싶어서 불안하게 된다. 자각증상이 없는데도 숫자에 의해 '환자'가 되는 것이다. 이렇게 해서 약을 처방받은 경우에는 대개 정기적으로 약을 처방받으러 가고 계속 먹지 않으면 안 된다는 늪에 빠지게 된다.

전에는 최고혈압 기준치는 나이+90mmHg이었다. 50세면 140, 70세면 160이었다. 그런데 언제부턴가 이것이 수정되면서 현재 혈압의 정상 기준치는 그냥 120/80mmHg이다. 또한 이것은 젊고 건강한 사람을 기준으로 한 수치인데, 그냥 남녀노소 모두 일률적으로 적용되고 있다.

기준치가 내려간 결과 벌어진 일은, '혈압이 기준치를 넘어 대처가 필요한잠재 고혈압 환자'들이 대폭 증가했고 약을 먹는 사람들 숫자만 엄청 늘어났다. 인체는 사람마다 다르기 때문에, 어느 정도가 적정수치인지는 자신의 신체에게 묻는 것이 가장 좋다.

자신에 맞는 적정한 수치를 찾자 | 최근 거론되는 대사증후군을 보더라도, 과거와는 달리 요즘에는 '약간 통통한 편'이 장수한다는 설도 나오고 있다. 어느 것이 옳고 어느 것이 그른지, 그것은 그 사람에게 달려 있다. 표준치의 허리둘레보다 약간 굵은 편이 건강 상태가 좋은 사람도 있을 것이며 또는 허리가 가는 쪽이 건강한 사람도 있을 것이다.

건강하고 즐겁게 지내고 있다면 너무 수치에 예민할 필요는 없다. 자신이 어떤 상태인가를 알 수 있는 것은 자기 자신이다. 자신의 신체 상태를 스스로 살펴보는 습관을 들이면서, 수시로 널뛰는 세간의 정보에 휘둘리지 말고 자신의 신체를 보고 느껴서, '자신의 신체에 맞는 적정치'를 찾아두는 것이 훨씬 적절하고 현명할 수 있다.

약에 의지하게 만드는 의료

일본의 저명한 약사·영양학박사인 우타가와 쿠미코宇多川久美子 씨가 그의 저서 《약사는 약을 먹지 않는다》, 《약에 의지하지 않고 건강하게 사는 27가지 습관》, 《약이 병이 된다》(2015, 문예춘추사)에서 전하는 진솔한 조언들 중에서 핵심을 요약한다. 우리의 현실에서 그대로 따르기는 쉽지 않지만, 충고에 담긴 뜻은 공유할 필요가 있다고 본다. 우리나라에서도 많은 약사들은 자신의 식구들에게는 되도록이면 약을 먹게 하지 않는다고 한다.

자신의 몸은 자신이 가장 잘 안다 | 병원에서 처방해준 약을 다 먹지 않아서 의사에게 혼난 적은 없는가? "제대로 모두 먹지 않으면 낫지 않는다", "내 말을 안 들으면 나중에는 모른다" 하면서 엄포성 말까지 서슴지 않는다. 약국에서도 처방한 약을 전부 먹도록 지도하고 있다. 이것은 환자를 위한다기보다 약을 먹는 습관을 몸에 익히도록 하고 싶다는(환자가 약을 먹지 않게 되면 보수를 위한 점수를 적립할 수 없기 때문에) 의도가 숨어 있다는 것도 부정할 수 없다.

분명히 끝까지 다 먹는 편이 좋은 약도 있다. 하지만 약을 먹지 않고 건강해지는 것이 환자에게는 가장 좋은 일이다. 자신의 신체 상태에서 느낄 때 '먹지 않아도 좋다'고 판단했다면 그렇게 생각한 이유를 의사에게 당당히 말하자. 처방된 약으로 상태가 더욱 나빠졌거나 반대로 해당 증상이 완전히 좋아졌기 때문에 더 이상 필요 없다고 생각했다는 등 무엇이든지 이야기해야 한다. 그리고 앞으로의 치료에 대해서도 조정해가도록 하자.

"전문가밖에는 알 수 없는 것이 있다"라고 하는 의사도 있을 것이다. 하지만 자신의 신체에서 일어나는 일은 자신이 가장 잘 안다. 자신의 신체가 "이것은 싫다. 맞지 않는다"고 말하고 있다면 무시하면 안 된다. 자신의 신체가 내는 소리가 무엇보다 정확하다. 본인이 상쾌하게 지내는 것 이상으로 건강한 생활은 없다. 진단이나 약에 대해서 의견을 말했을 때 기분 나빠 하는 의사라면 그에게 귀하의 귀중한 신체를 맡기는 것은 위험하다.

"나에게는 맞지 않는 의사라고 알려줘서 오히려 다행이다"라고 생각하고 다른 의사를 찾아가면 된다. 의사는 그 사람밖에 없는 것이 아니다. 시야를 넓히면 얼마든지 많이 있다. 자신에게 맞는 의사와 함께하는 것이 중요하다.(출처:《약이 병이 된다》, 우타가와 쿠미코, 장경환, 2015, 문예춘추사, 93~94쪽)

통증은 몸의 이상을 알려주는 신호 | 통증으로 괴로울 때 불쾌한 증상을 순식간에 진정시켜 주는 약은 마치 구세주와 같다고 생각할 것이다. 그러나 한편으로는 그 약이 무엇보다 중요한 자신의 신체의 신호를 막아 결국은 심각한 건강장애를 초래할 수도 있다는 점도 생각할 필요가 있다. 우리들의 신체는 정직하게 만들어져 있다. 뭔가 문제가 생기면 곧바로 경고를 울리고 동시에 면역기능을 발동시켜서 스스로 고치려고 한다. 그 경고가 통증 등의 불쾌한 증상인 것이다.

질병이 악이 아닌 것처럼 통증이나 불편한 것도 악은 아니다. 불쾌한 증상이 나타났을 때는 "내가 많이 지쳐 있구나", "무리해서 미안"이라고 말하며 자신의 신체를 위로해 주도록 하자. 그리고 증상이 나타난 전후의 생활방식과 행동을 비교해서 달라진 뭔가를 고쳐보기 바란다. 자신이 불쾌감을 느끼는 패턴을 찾아서 신경을 쓰고 돌보면 약에 의존하지 않고도 불쾌한 증상을 일상으로부터 해소할 수 있게 된다.

그 옛날 이미 히포크라테스는 "인간은 태어나면서부터 자신의 몸속에 '100명의 명의'를 갖고 있다. 우리들 의사가 해야 하는 일은 이들 명의를 도와주는 것에 불과하다"고 말했다. "최고의 명의는 자신의 몸속에 있다." 모든 것은 여기서부터 출발해야 하는 것이다.(출처:《약이 병이 된다》, 우타가와 쿠미코, 장경환, 2015, 문예춘추사, 102/108/119쪽)

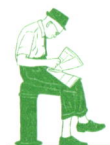

자기주도 건강관리

중국의 의학 고전 《황제내경》이 전하는 말을 다시 반추한다.

"병이 난 뒤에 병을 치료하는 것은 갈증이 난 뒤에 우물을 파는 것과 같고, 전쟁이 일어난 뒤에 무기를 만드는 것과 같다."

질병에 걸리고 나서 좋은 병원을 찾는 일보다 질병에 걸리지 않도록 평상시에 건강을 관리하는 방법을 터득하는 것이 우선이다. 아직 전혀 늦지 않았다. 누가 뭐래도 지금이 최적의 타이밍이다.

왜 '의료컨베이어벨트'에 올라가는가

세상에는 의사의 도움을 받지 못해 불행해지는 사람들이 많다. 그런데 한편으로는 별 생각없이 의사를 찾아가는 바람에 불행을 자초하는 안타까운 사람들도 또한 자주 볼 수 있다.

의사는 환자가 오면 '표준치료'라는 매뉴얼로 응대한다. 여기서 중요한 점은 '고객'이 아니라 '환자'라는 것이다. 고객이라면 고객에 맞게 응대를 하게 되는데, 환자라고 하면 일률적으로 정해진 응대를 하게 된다. 대부분의 경우, 의사는 환자를 표준치료라는 이름의 컨베이어벨트에 올려놓고 매뉴얼대로 처리하게 된다. 그러나 병을 올바로 고치려고 한다면 그 순간이 중요하다. 의사의 지시에 따라 순순히 표준치료라는 컨베이어벨트에 올라가기 전에 미리 알아둘 필요가 있는 사항들이 있다.

병은 의사가 고친다는 착각 | 외과적 치료나 긴급 수술이 필요할 때 또는 전염병 감염이나 응급 상태의 진단과 치료 등의 경우에는 매뉴얼에 의한 신속한 처치가 당연히 필요하고 효과적이다. 하지만 일반적인 만성질환의 경우에는 좀 더 신중할 필요가 있다. 여기서는 주로 만성질환 생활습관병을 중심으로, 병원에 가지 않아도 되는 병과 자가치유력을 높이는 방법을 집중 분석하고자 한다.

'병은 의사가 고친다'라는 것은 일종의 착각이다. 의사와 환자 모두 흔히 이런 착각을 하고 있다. 의사는 어느 정도의 치료는 할 수 있지만 병을 고치지는 못한다. 병을 고칠 수 있는 힘은 본인 자신의 내부에 있는 힘이다. 의사의 역할은 적정 치료를 하면서 환자가 이 사실을 깨닫도록 돕는 조언자일 필요가 있다. 많은 피치 못할 이유들로 해서 작금의 현실은 우리가 원하는 바와는 거리가 한참 멀지만, 우리는 혼돈스러운 현대 의료의 불합리한 상황을 현명하게 헤쳐나가야 한다. 우리 스스로 환자 입장에 서서 현대 의료를 잘 활용할 수 있는 지혜를 터득하면서 자신의 몸을 지켜야 한다.

80%의 병은 자가치유력으로 고칠 수 있다

환자가 생각하는 여러 가지 병들은 크게 다음과 같이 세 가지 그룹으로 나눌 수 있다.

- 그룹 1 의사가 잘 치료하면 낫는 병
- 그룹 2 의사의 치료 없이는 낫기 힘든 병
- 그룹 3 의사의 치료 여부와 상관없이 낫는 병

실제로 질병그룹3의 비율은 70~80%에 이른다. 즉, 대부분의 병은 굳이 의사가 치료하지 않아도 나을 수 있는 병들이다. 세 그룹 중에서 1과 2는 '진짜 병'이며, 3은 '미병未病'이라고 정의하자.

절대 낫지 않거나 의사가 잘 치료하면 아주 좋은 결과를 얻을 수 있는 질병그룹1과 2의 '진짜 병'은, 사실은 생각만큼 종류가 그리 많지 않다. 진짜 병이라는 것은 재해 외상, 외과적 질환, 심장질환, 중증 부정맥, 뇌혈관질환, 급성 암, 제1형 당뇨병, 폐질환, 유전자 이상 등 종류가 한정되어 있다. 일반 외래에서 진짜 병을 접하는 일은 그리 흔하지 않다. 응급 외래의 경우도 20~30%가 되지 않을 것이다. 이런 질병이나 부상은 환자 본인의 힘으로는 어찌할 수 없거나 의사들이 성실하게 도와주면 아주 좋은 결과를 기대할 수 있다. 따라서 의사에게 큰 보람을 주며 사명감을 고취시킨다.

스스로 고칠 수 있는 병들 | 그룹3의 미병은 우리들에게 친숙한 비만, 고혈압, 제2형 당뇨, 고지혈증, 대사증후군, 통풍, 요통, 변비, 우울증, 불면

증, 천식, 알레르기, 아토피 등이 대표적이다. 내 몸속의 자가치유력을 잘 활용하면 고칠 수 있는 이런 미병 때문에 바쁜 의사를 귀찮게 할 필요는 없다. 의사를 찾아가는 것이 역으로 자가치유력을 저하시킬 수도 있고, 의사에게 전적으로 맡기고 그냥 안이하게 치료를 받았다가 오히려 중병으로 발전하는 경우도 심심치 않게 볼 수 있다.

- **진짜 병** | 의사와 환자가 함께 노력해야만 고칠 수 있다.
- **미병** | 원칙적으로는 환자 스스로의 노력자가치유력으로 치유된다.

현대 의료의 틀에서 의사가 할 수 있는 일은 3대 치료약물, 수술, 방사선 치료뿐이다. 세 가지 모두 독毒으로 독을 제압하는 성질의 치료법이다. 따라서 의사에게 치료를 받는다는 것, 혹은 약을 먹는다는 것은 원래 상당히 중대한 일이며, 그에 상응하는 부작용이 반드시 따라온다. 다만 진짜 병의 경우는 부작용이 있더라도 그 대가로 병을 고친다는 훨씬 큰 이익을 얻을 수 있기 때문에 충분히 받아들일 수 있다. 그러나 미병의 경우에는 조심스럽게 생각해봐야 할 점들이 있다.

별 생각없이 의사를 찾으면 손해보는 이유

미병 단계에서 안이하게 의사를 찾아가게 되면 손해를 보는 가장 큰 이유는 내 몸속의 자가치유력을 훼손시킨다는 것이다. 제2형 당뇨병의 경우를 추적해보자. 단 것을 매우 좋아하고 몸무게도 꽤 나가며 운동을 싫어하는 분이 있다. 매일같이 일에 치여 생활도 불규칙하고 수면도 부족하다. 그런 일상생활 속에서 건강진단을 받았더니 혈당치가 비정상적으로 나왔다. 진단 결과의 소견은 하루빨리 의사를 찾아가보라고 권유한다. 그래서 별 생각없이 연결받은 진료파트를 찾아간다.

그분이 찾아간 의사는 고지식한 사람으로, 표준치료에 따라 기계적으로 혈당강하제를 처방한다. 이러면서 좋은 의사를 만났다고 안심하고, 의사가 시키는 대로 약을 꾸준히 먹으면 조만간 당뇨병은 나을 것이라고 믿고 있다. 물론 의사로부터 "식사에 주의하십시오. 운동도 하셔야 합니다"라는 말을 들은 기억은 나지만, 약을 먹으니까 괜찮다며 대수롭지 않게 생각한다.

그러나 현실은 몇 년이 지나도 당뇨병은 낫지 않고, 약은 점점 늘어만 가고, 몇 년이 지나자 혈압도 높아져서 혈압강하제까지 새로 처방을 받게 된다. 그리고 몇 년이 더 지나자 이번에는 인슐린 주사를 맞아야 한다고 권유받는 등 점점 약물의 늪에 빠져간다. 이렇게 되면 이 늪에서 빠져나오기는 거의 불가능한 상태가 된다.

몸과 마음을 살리는 두고한족복열 頭皐寒足腹熱

사람은 누구나 건강할 때는 배가 따뜻하고 머리가 차갑다. 그러나 피곤하고 병이 생기면 배가 차갑고 머리에 열이 난다. 모든 환자는 뱃속이 차갑고 기운이 없는 노인들의 뱃속도 차갑다. 병들거나 늙어가는 사람들은 몸이 차갑고 특히 아랫배가 순환되지 않고 차갑게 굳어 있다.

'몸이 따뜻하면 살고 차가워지면 죽는다', '몸이 따뜻하면 순환이 잘 되어 성장과 발육 그리고 회복이 되지만, 차가워지면 순환이 안 되어 마비가 되고 적癥, 積聚이 쌓이고 질병과 죽음이 기다린다'는 자연의 섭리다.

몸을 차갑게 만드는 것을 주의하자 | 몸을 차갑게 만드는 것은 찬 음식과 찬물뿐 아니라, 과음, 과식, 과로, 신경과민, 정신적 충격, 하루 종일 앉아서 머리만 쓰고 움직이지 않는 것도 기운을 빼앗고 몸을 차게 만든다. 암은 차가워진 세포에만 생긴다. 암은 따뜻하고 건강하고 순환이 잘 되는 세포에는 없다.

몸이 차가워지면 짜증을 잘 내고 신경질적이며 급한 마음이 되어 지구력과 집중력이 없어지고 착각과 실수, 참견과 간섭, 쓸데없는 잔소리가 생기고, 화를 잘 내고 흥분을 잘하게 된다. 머리가 더워진 상태이면 정신이 맑지 못하여 기억력, 판단력이 없게 되고 불안, 두려움, 우울증, 정신질환으로도 발전된다.

머리는 차갑게 발은 따뜻하게 | 두한족열頭寒足熱. 머리는 차갑게 발은 따뜻하게은 맥맥히 전해져 내려오는 동양의학과 건강생활의 지혜다. 본서에서는, 여기에 고睾와 복腹을 추가해 '두고한족복열頭睾寒足腹熱'로 한 단계 더 생생한 의미를 높이고자 한다. 남성의 고환은 되도록 시원하게 할수록 좋고, 반면에 배는 따뜻하게 해주면 온몸의 순환에 훨씬 도움이 된다.

또한 건강함의 원칙인 전신의 '기혈수氣血水 호수화'을 강조하는 표현으로 '청상통중온하淸上通中溫下'가 있다. 머리와 가슴 부위는 시원하게, 위장과 내부 장기는 잘 소통되게, 그리고 아랫배와 다리 쪽은 따뜻하게 보호하자는 것이다.

무엇이 질병이고 무엇이 건강인가

몸은 자연이다. 옳고 그름, 좋고 나쁨을 뛰어넘는다. 낮과 밤, 밀물과 썰물과 같이 끊임없이 순환한다. 한쪽으로 쏠리면 균형을 맞추려는 움직임이 일어난다. '병' 역시 균형을 맞추기 위한 자연스러운 현상이다. 몸은 똑같은 패턴을 반복하는 기계가 아니고, 스스로 끊임없이 조화와 균형을 잡아가는 유기적인 생명체다.

본래 대부분의 질병은 자신의 신체가 만들어낸 것이며 질병 자체가 절대악이라고는 할 수 없다. 건강과 질병을 적대시해서 '건강 = 좋은 것', '질병 = 나쁜 것'으로 생각하는 것보다는, 어떤 의미에서는 질병과도 함께 잘 지낼 필요도 있다. 그렇게 함으로써 질병을 안고서도 건강한 생활을 할 수 있다. 질병은 생겼다가 없어지고 또다시 생기기도 하는 자연현상의 하나라고 생각하면 마음이 편하다. 다만 우리 몸이 그것을 잘 이겨내고 대응하는 내재 능력을 충분히 갖추도록 만드는 것이 중요하겠다.

건강한 삶은 생명의 본능에 충실한 삶이다. 배고프면 먹고, 배부르면 그만 먹고, 먹었으면 일하고, 일했으면 쉬는 것이다. 유행하는 건강법, 어떤 사람이 효과를 본 건강법이라고 해서 따라 하다 보면 내 몸과는 맞지 않는 경우가 종종 발생한다. 내 안의 균형 감각은 지식을 쌓는 것으로 찾을 수 있는 차원이 아니다. 동물들이 학교나 병원에 가지 않듯이 지식과는 무관한 것들이다.

살아갈 수 있는 가장 중요하고 기본적인 생명력은 날 때부터 이미 지니고 태어난다. 우리 몸의 자연스러운 흐름을, 과격한 인공적인 방법으로 방해하지만 않는다면, **내 안의 생명력은 스스로를 살려낸다.** 나를 근본적으로 살리는 것은 특별한 방법이나 이론이 아니라 바로 내 안의 **'자생력'**이다. 우리 몸에 내재되어 있는 스스로를 치유하는 힘의 강인함과 정확성은 제아무리 뛰어난 의료도 명약도 전혀 상대가 되지 않는다. 우리의 내재된 생명력을 지키고 길러서 잘 유지하고 활용하는 것이야말로 바로 눈앞에 와있는 초고령사회에서 더욱 중요해지고 환영받게 될 '셀프메디케이션'이다.

'건강한 몸을 만들자'는 것은 혈압이나 체지방 등의 지표 자체를 '정상치'로 만들자는 것보다는, 우리가 원기왕성하게 일상생활을 잘 지낼 수 있는 상태로 한다는 것이다. 건강하고 즐겁게 지내고 있다면 수치에 너무 얽매일 필요는 없을 것이다.

건강은, 건강을 잃게 만들었던 생활로 다시 가지 않도록, 나도 모르게 행해왔던 잘못된 습관들을 바꿔가면 된다. 그렇다고 비장한 각오로 고행하듯 할 필요는 전혀 없으며 천 리 길도 한걸음부터다. 몸을 따뜻하게 하기, 가능한 한 걷기, 되도록 앉지 말고 서기, 탄수화물은 맨 마지막에 먹기 등은 당장 실천할 수 있는 것들이다. 건강하지 않았던 삶에서 건강한 삶으로 무게 중심을 옮겨 가는 것이 건강으로 가는 길이다. 그렇지만 꾸준히 행한다는 것은 결코 쉬운 일이 아니다.

생각으로 깨닫는 것은 어렵지 않지만 몸이 깨닫는 것은 다른 차원이다. 몸의 변화는 금방 오지 않는다. 몸에 관한 것들은 꾸준히 반복하면서 익숙해진다. 운동도 공부도 건강한 몸 만들기도 모두 다 마찬가지다. 무엇이든 석 달만 꾸준히 할 수 있으면 몸이 한 단계는 바뀐다. 그리고 반년에서 일 년 정도 꾸준히 하면 몸은 새로워지기 시작한다.

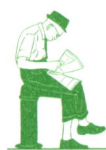

건강자립 · 셀프 테스트

건강 검진도 실용적으로

"의사들이 깊이 파고들수록 내 몸에서 이상이 많이 나타나고, 이상이 많을수록 검사가 많아지고, 검사가 많을수록 이상도 더 많아진다."

일선에서 일하고 있는 검진 관련 전문의들의 조언에 의하면, 중·장년에 위험인자가 딱히 없을 경우, 교과서적으로 획일적인 종합 검진보다는, 최소한의 부분 검진 혈압 측정, 전립선 검사, 콜레스테롤 측정을 추천하고 있다. 여기에 추가한다면, 혈당 검사, 대변 잠복혈 검사, 결장 내시경, PSA 검사 혈중 전립선 특이 항원 검사, 최근 신뢰성에 의문 정도면 충분하다는 의견도 꽤 있다.

현재의 일괄된 기준은 고령층에게는 자칫 과잉 치료의 대상이 될 수 있다. 고령화의 선배인 일본에서는 암을 찾아내는 건강검진을 75세 넘어가면 권장하지 않는 추세다. 국가에서는 75세 이상 고령자의 건강 검진을 지원하지 않는다. 그 대신에 노쇠 측정이나, 인지 기능, 구강 기능 검진 활동을 장려하고 있다. 그 나이에는 숨어 있는 질병을 찾아내지 못해 조기 사망할 확률보다는, 신체 기능을 제대로 못해서 삶이 피폐해질 우려가 더 크다고 보기 때문이다.

이제는 건강자립을 추구하자

모든 자연 현상에는 예고편이 있다. 기운이 먼저 바뀌고 사건이 나타난다. 우리 몸과 마음도 마찬가지다. 물질의 이상이나 변형이 있기 전에는 어떤 징후가 나타난다. 증상이 있다고 병명을 찾으려 하기 전에 증상이 보내는 신호를 이해하는 것이 먼저다. 병과 건강은 실제로 내 삶과 항상 연관되어 있고, 건강은 조화와 균형이다. 불균형과 부조화가 계속되면 결국 건강이 깨지게 된다.

병이 나기 전에 미리 예방하는, 미병치병未病治病이 바람직한 건강법이다. 전문가나 첨단기기의 도움 없이도, 굳이 내부 장부를 들여다보지 않고도, 스스로 자신의 상태를 진단할 수 있다. 먼저 드러나 있는 얼굴, 몸, 복부, 손발을 살펴본다. 맨 얼굴을 찬찬히 살핀다. 몸을 볼 때도 옷을 걸치지 않은 모습으로 거울 앞에 서서 앞·뒤·옆 모습을 잘 살펴본다. 특히 살이 더 쪄 있는 부분, 복부 상태, 통증이 잘 생기는 부위, 뭔가가 두드러져 나와 있는 부분을 두루 살핀다. 부분 속에 전체가 있다.

수술이나 약보다 더 중요한 것 | 건강은 한두 가지 이유만으로 나빠지거나 좋아지거나 하지 않는다. 타고난 건강 상태, 체질, 습관 같은 개인적인

이유도 있고 환경, 스트레스, 시대 상황처럼 사회적인 이유도 있다. 무슨 병에는 뭐가 좋다는 식으로 병명과 치료법을 획일적으로 대응시키는 것은 실제로 그리 도움이 되지 않는다.

병이 나면 대개는 약이나 수술, 침·뜸을 먼저 찾게 된다. 하지만 급성이나 응급 질병이 아니라면, 약이나 수술보다 음식과 운동 같은 섭생이 우선이다. 희귀하고 값비싼 약보다 매일 먹는 주식을 잘 챙겨서 입맛대로 잘 먹고, 가능한 한 걷고, 몸을 활발히 움직이고, 배를 따뜻하게 하는 등의 일상적인 방법이 더 중요하다. 적절한 영양을 공급하고 운동하고 몸을 따뜻하게 했는데도 부족하다면, 그때 약이나 수술이나 침 등을 시도해봐도 얼마든지 늦지 않다.

약보다는 생활 습관에 주목하자 | 좋은 습관을 만들다 보면 나쁜 습관은 차츰 없어지게 된다. 자가치유력은 누구나 가지고 태어난 몸속의 신비한 힘이다. 내 안에 있는 놀라운 능력이 발현될 수 있도록 내 몸과 함께 길을 열고 조화와 균형을 이루며 차분히 기다리면 생명은 스스로를 살려낸다.

스스로의 노력 없이, 당뇨나 고혈압, 고지혈증 등의 만성적인 대사질환을 약만 잘 챙겨 먹고, 음식이나 생활 습관을 챙기지 않는 것은 곤란하다. 암 환자들은 계속 늘어나고 당뇨와 고혈압 환자들 또한 급증하고 있다. 이런 상황에서도 대부분은 그냥 그런가 보다 하고, '나이 들면 어쩔 수 없지'라고 생각한다.

나 자신의 문제임에도 불구하고 왜 그럴까? 병원에서 의사가 알아서 잘 해줄 테니까! 나는 잘 모르니 내가 할 일이 아니고, 그들이 할 일이니까! 이런 믿음이 너무도 깊고 크다.

건강의 책임을 의사에게 미루지 말자 | "내 건강은 내가 지킨다." 지당하신 말씀이다. 하지만 현실은 "내 건강은 병원과 의사가 지킨다"는 막연한 믿음 속에서 그냥 살고 있다. 내 건강에 대한 책임은 나에게 있지, 의사에게 있는 것이 아니다. 본래 훌륭하게 기능하던 몸을 스스로 손상시켜놓고 다시 고치려는 노력은, 건강을 유지하는 노력보다 몇 배 이상 힘들다. 그래서 대부분은 회복하지 못하고 있다.

80세가 넘어서도 당당하게 설악산을 오를 수 있는가 하면, 각종 질병과 질환으로 요양시설에 누워 있을 수도 있다. 노년기의 건강은 행운이 아니고 팔자도 아니다. 지금까지 어떻게 살아 왔는가의 문제다. 일찍부터 건강을 챙기고 그 건강을 얼마나 유지하느냐에 달려 있다.

이미 중년이 지났는데 또는 고령이 되었다고 해서 포기할 이유는 전혀 없다. 너무 늦은 사람은 아무도 없다. 중국의 고사에서 전하는 말이다. "나무 심기에 가장 좋은 때는 바로 오늘이다."

3가지 셀프 테스트

정밀하고 복잡한 건강진단은 별도로 하고, 일상에서 쉽게 할 수 있는 간단한 테스트를 통해 현재 자신의 건강을 체크해보자. ①심혈관 건강, ②균형력, ③건강수명도 3가지 셀프 테스트다.

라이프스 심플 세븐 Life's Simple 7

2010년 미국심장학회AHA는 〈라이프스 심플 세븐Life's Simple 7〉이라는 심혈관 건강에 대한 진단 기준을 발표했다. 간단한 7가지 테스트로서, 4가지 생활 습관금연, 비만, 운동, 식사과 3가지 위험 요인콜레스테롤, 혈압, 혈당으로 구성된다. 건강을 위해 많은 검사들이 추천되지만, 우선 7가지만이라도 잘 해보자는 취지다. 나의 심혈관 건강은 어떠한지 셀프 테스트해보자. 미국인을 대상으로 한 것임을 적절히 감안할 필요는 있다.

- **흡연** 흡연한 적이 없거나, 금연 1년 이상: 2점
  금연 12개월 이내: 1점
  흡연 중: 0점
- **비만** BMIBody Mass Index, 체질량지수kg/m^2 = 몸무게kg를 키의 제곱m^2으로 나눈 값

미국 기준	우리나라 기준
• $25kg/m^2$ 미만: 2점	• $23kg/m^2$ 미만: 2점
• 25~$29.9kg/m^2$: 1점	• 23~$24.9kg/m^2$: 1점
• $30kg/m^2$ 이상: 0점	• $25kg/m^2$ 이상: 0점

신체활동 Physical Activity

- 매주 150분 이상 중등도 또는 75분 이상 격렬한 운동: 2점
- 매주 1~149분 중등도 또는 1~74분 격렬한 운동: 1점
- 운동 안 함: 0점

건강한 식사

- 과일과 채소는 하루에 4.5컵 이상
- 생선은 주당 2회 이상
- 섬유질이 풍부한 통곡물은 주당 3회분 이상
- 나트륨은 하루 1,500mg 이하
- 설탕 첨가 음료수는 주당 450kcal 이하

이렇게 5가지 중에서 4~5개가 해당하면 2점, 2~3개가 해당하면 1점, 0~1개가 해당하면 0점

총콜레스테롤
- 200mg/dL 미만: 2점
- 200~239mg/dL : 1점
- 240mg/dL 이상: 0점

혈압

- 약 복용 않으면서 혈압 120/80mmHg 미만: 2점
- 약 복용 않고 140/90mmHg 미만이거나, 약으로 혈압이 조절되는 경우: 1점
- 수축기 140mmHg 또는 이완기 90mmHg 이상인 경우: 0점

혈당
- 약 복용 않으면서 공복 혈당이 100mg/dL 미만: 2점
- 공복 혈당이 100~125mg/dL 또는 약으로 혈당이 조절되는 경우: 1점
- 공복 혈당이 126mg/dL 이상: 0점

상기 7개의 각 항목을 0poor, 1intermediate, 2ideal로 평가하고, 최고점 14점, 최저점 0점

 스코어 계산

10~14점 최적(심혈관질환 관련 매우 건강), 5~9점 평균, 0~4점 부적절

연구에 따르면 45~64세 성인의 심혈관질환 위험의 정도는, 최적 범주는 14.4%에 불과하고, 평균 범주가 26.8%, 부적절 범주에 속하는 경우는 놀랍게도 48.6%에 달하는 것으로 나타났다(출처: 〈Defining and Setting National Goals for Cardiovascular Health Promotion and Disease Reduction: The American Heart Association's Strategic Impact Goal Through 2020 and Beyond〉, published in 《Circulation》, Volume 121, 2010, DOI: 10.1161/CIRCULATIONAHA.109.192703).

균형력 테스트

나의 균형력은 어떤지 진단해보자. 3가지 테스트를 소개한다.

1. 눈 뜨고 외다리 서기
2. 눈 감고 외다리 서기
3. 65세 이상 균형 감각 테스트

1. 눈 뜨고 외다리 서기 테스트

❶ 편안하게 선 상태에서 좌우 다리를 번갈아 가며 외다리 서기를 해보자.

❷ 조금 더 자신 있는 쪽의 다리로 외다리 서기를 한 후 얼마나 유지할 수 있는지 시간을 재본다.

> **판정** 50대는 60초 이상, 60대는 30초 이상 외다리 자세를 유지하지 못한다면 균형력이 저하되었다고 판정할 수 있다. 이대로 방치하면 낙상의 위험성이 점점 높아진다.

2. 눈 감고 외다리 서기 테스트

눈 감고 외다리로 서기 테스트는 평형 상태에서 시각 정보를 제거한 것이다. 눈을 감고 한쪽 다리로 서 있기는 쉬운 일이 아니다. 하지만 조금만 훈련하면 이 어려운 일에도 능숙해질 수 있다.

> **준비** 이 테스트는 눈을 감고 해야 하므로 도움을 줄 사람이 옆에 있으면 좋다. 초 단위를 잴 수 있는 시계가 필요하며, 주변에 방해되는 물건이 없는 장소에서 맨발로 테스트를 한다

테스트 맨발로 선다. 눈을 감고 한쪽 다리를 구부려 편한 높이까지 바닥에서 들어 올린다(높이 들지 않아도 됨). 20초 동안 이 자세를 유지하고 올린 발이 바닥에 닿는 횟수를 세어본다. 다리를 바꾼다. 팔은 편한 대로 한다(팔을 사용하지 않고 균형을 잡는 것이 더 어려움).

판정 점수는 다시 균형을 잡으려고 발을 바닥에 댄 횟수. 다리마다 평가함.
전혀 바닥에 닿지 않았다 - 균형이 잘 잡혀 있음. 이 훈련을 꾸준히 하기를 권함.
한두 번 바닥에 닿았다 - 꽤 잘한 것임. 조금만 더 훈련하면 곧 바닥에 닿지 않게 됨.
세 번 이상 바닥에 닿았다 - 균형 감각 훈련이 필요함.

눈을 뜨면 모든 것이 더 잘 작동한다. 눈 감고 외다리 서기 테스트를 해보면 알 수 있듯이, 시력을 빼면 평형을 유지하기가 어렵다. 눈은 똑바로 서 있도록 돕는 정보를 뇌에 전달하기 때문이다.

3. 65세 이상 균형 감각 테스트

낙상 위험을 최소화하기 위한 동적 균형 훈련으로, 움직이면서 균형을 잡을 수 있는가를 측정한다. 이 훈련은 신발이나 양말을 신는 일상 루틴을 테스트하는 것이다. 우리는 살면서 신발과 양말을 신는 것은 엄청난 반복으로 계속 행하게 될 것이기 때문이다.

준비 방해되는 물건이 없는 넉넉한 공간이 필요하고 맨발이어야 한다. 정면 바닥에 끈을 묶는 신발과 양말 한 켤레를 놓아둔다.

테스트 오른쪽 다리로 균형을 잡은 채 왼쪽 다리를 몸 뒤로 뻗으면서 몸을 아래로 내려 신발과 양말을 하나씩 든다. 똑바로 선 자세로 돌아간다. 주변의 물체에 약간의 도움을 받아도 괜찮지만, 할 수 있으면 아무것에도 의지하지 말고 왼발에 양말을 신는다.

그런 다음 손을 아래로 뻗어 신발을 집어 왼발에 신는다. 신발의 끈을 묶은 다음 왼발을 바닥에 내려놓는다. 오른쪽 다리도 왼쪽 다리와 같은 순서로 반복한다. 균형을 잡으면서 편하게 숨을 쉰다.

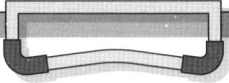 점수는 다시 균형을 잡으려고 발을 바닥에 댄 횟수. 다리마다 평가함.

전혀 발이 바닥에 닿지 않았다 - 균형을 잘 잡고 있음.

한두 번 발이 바닥에 닿았다 - 꽤 괜찮음. 조금만 더 연습하면 이 테스트가 아주 쉽게 될 것임.

세 번 이상 발이 바닥에 닿았다 - 균형 감각 훈련이 필요하고 균형 감각에 신경을 써야 함.

균형력을 높이는 훈련 중에서 '발뒤꿈치 들어올리기 훈련'의 방법이다.

❶ 등을 펴고 똑바로 선다. 다리는 편하게 벌린다.
❷ 처음에는 양손을 벽에 대고 5~10초간 발뒤꿈치를 살짝 든다.
❸ 점차 '한 손만 대고 버티기', '두 손가락만 대고 버티기', '손가락 끝으로만 버티기'로 난이도를 단계적으로 높이다가 마지막에는 손을 벽에서 완전히 떼고 발뒤꿈치를 든다.

출처: 《70세 이후에도 가뿐하게 걷습니다》, 2024, 아보 마사히로 외, 이너북, 36~39쪽

건강수명도 체크

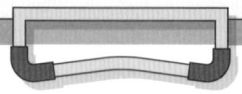

'나는 아직 이르다'고 생각하는 사람이 많겠지만, 자신의 현재 상황을 파악해보는 것도 필요하다. 일단 건강수명도를 대략 진단해보자. 12개 중, 자신에게 해당하는 항목에 체크(√) 표시한다.

계단을 오르내리기가 힘들다. ☐
계단이 싫다. ☐
엘리베이터나 에스컬레이터를 자주 탄다. ☐
쇼핑하는 도중에 쉬고 싶어진다. ☐
평탄한 길에서나 턱이 없는 곳에서도 잘 넘어진다. ☐
한쪽 다리를 들고 신발을 신지 못한다. ☐
걷는 속도가 또래에 비해 느리다. ☐
2kg 정도의 쇼핑백을 들고 집으로 걸어가기 힘들다. ☐
선 자세에서 바닥의 물건을 줍지 못한다. ☐
운동 습관이 없다. ☐
외출할 기회가 거의 없다. ☐
하루에 2,000걸음 밖에 걷지 않는다. ☐

판정 0~3개 건강수명도 ★★★
지금의 체력과 근력을 유지할 수 있도록 꾸준히 노력하자.

4~8개 건강수명도 ★★
하루빨리 운동을 시작해서 건강수명도를 늘리자.

9개 이상 건강수명도 ★
이대로 방치하면 와병 환자가 될 가능성이 높다.

출처: 《70세 이후에도 가뿐하게 걷습니다》, 2024, 아보 마사히로 외, 이너북, 20~21쪽

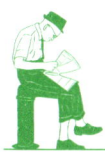

동양의학 주요 양생법

양생養生이란

　상고시대부터 사람들은 본능적으로 병을 예방하고 건강을 증진하는 수많은 경험들을 축적해왔다. 이를 토대로 동양의학은 생활 속에서 실천할 수 있는 건강하게 장수하는 방법에 대한 틀을 마련했고, 이것이 '생활 속 건강장수 양생법'이다. 동양의학의 원전에 해당하는 중국의 《황제내경黃帝內經》과 우리나라의 《동의보감東醫寶鑑》 자체가 양생 이야기라고 할 수 있을 정도다.

　동양의학에서 양생養生이란 몸과 마음을 건강하게 하여 질병을 예방하고 생명력을 기르는 것이다. 기氣를 기르고 축적하고, 식사와 생활을 순리에 맞게 하고, 정신 수양과 신체 단련을 하는 것이다. 양생은 육체와 정신의 원천인 기를 잘 흐르게 해서 몸과 마음을 함께 보전하는 것이다.

　동양의학에서 인체는 소우주이며 인간은 자연으로부터 왔고, 자연의 순리에 순응하는 것이 올바른 삶의 길이요, 그것이 곧 양생養生이다. 일상

생활을 천리天理에 맞게 하여 태과太過, 넘치는 것이나 부족不足, 모자라는 것이 없도록 하는 것이다. 양생에서의 양養은 보양保養, 조양調養, 보양補養의 의미이고, 생生은 생명生命, 생존生存, 생장生長의 의미를 나타내어 '양생'은 생명을 보호하고 잘 기른다는 뜻이기도 하다.

양생과 기

양생법을 이야기하려면 '기氣'의 개념을 이해해야 한다. 전해 오는 양생법들도 기와 관련된 것들이 대부분이다. 기는 사물의 본질이며 생명력이고 에너지이며 물질의 가장 작은 단위다.

동양의학에서는 몸과 마음은 개별적 존재가 아니라 서로 연관되고 보존하는 존재라고 본다. 우리는 통상 몸을 '육체'로만 생각한다. 그러나 인간의 몸은 육체만이 아니다. 그냥 단순한 '물질'들이 모여 있는 것이 아닌, '에너지'의 집합이다. 육체의 근본 바탕에는 '에너지층'이 존재하고 있다. 여기서 동양의학의 출발점인 기가 시작된다. 물질과 의식, 즉 영육靈肉은 따로 떨어진 것이 아니라 그 사이의 에너지층인 기를 매개로 하나로 연결되어 있다는 것이다. 이것이 곧 동양철학의 전통적인 입장인 '심신일원론心身一元論'이다.

한편 서양에서는 영육은 의식층靈과 물질층肉뿐이고, 에너지층氣이 없다. 의식과 물질을 연결시키는 에너지층이 없고 둘은 서로 분리되어 있다. 에너지층인 기에 대한 개념이 없다가, 20세기에 들어와 양자물리학을 통해서 알게 되었다. 노벨상을 수상한 슈뢰딩거와 닐스 보어에 의해 양자물리학은 마침내 우주의 근원이 에너지라고 결론을 내렸다. "입자와 파동은 같다. 우주의 근원은 에너지다."

그런데 이것은 어디서 자주 들어본 것과 같다. 결국 불교의 반야심경과 같은 의미다. "색즉시공 공즉시색色卽是空 空卽是色, 물질이 에너지요, 에너지가 곧 물질." 이제 서양의학도 '심신일원론'을 받아들이고 있으며, '심신의학mind-body medicine'이라 부르고 있다.

정기正氣와 사기邪氣

인간의 몸이란 기氣를 통해 우주와 연결된 '생명체'다. 인간의 몸을 단순한 '몸 덩어리'로 보면 표준적인 치료의 대상인 객체가 될 뿐이지만, 인체를 우주의 에너지가 소통하는 생명체로 보면 차원이 달라진다. 우리의 몸은 객체가 아닌 주체가 되고, 피동적인 치료 대상에서 자기주도의 능동적인 치유와 양생술의 주인이 된다. 이것은 매우 중요한 개념이며 동양의학의 핵심은 여기에 있다.

양생의 기에서 중요한 것은 정기正氣와 사기邪氣다. 정기는 우리 몸을 건강하게 하거나 유익하게 하는 기로서 우리 몸이 외부의 질병과 유해 요인에 저항하는 자가치유력과 같은 것이고, 사기는 병을 일으키는 원인이나 조건이 되는 기를 말한다.

내 몸의 정기를 유지하는 것이 건강의 근본 | 건강하다는 것은 정기와 사기의 싸움에서 정기가 사기를 누르고 있다는 것이다. 반대로 질병 상태는 사기가 정기보다 강하다는 것으로, 우리 몸의 건강상태는 정기와 사기가

얼마나 힘 있게 활동하고 있는가로 결정된다.

《황제내경》에서는 "정기가 허虛하면 사기가 침입한다."고 해서 질병은 몸 안에 있는 정기가 약하기 때문에 생기는 것이고, 외부 질병 인자인 사기는 그다지 중요하지 않다고 했다. 내 몸의 정기를 잘 갖추어 유지하고 있다면 외부 영향인 사기는 얼마든지 물리칠 수 있다는 뜻이며, 따라서 외부 병인 病因에 신경을 쓰기보다는 내 몸의 저항력인 정기를 우선 기르고 유지하는 것이 훨씬 더 중요하다는 것이다. 이것이 동양의학 양생법의 근본이다.

고치법 叩齒法

인체의 건강 상태를 파악하는 척도 중의 하나가 치아다. 일본 후생성에 의하면, 노인성 치매 환자 대부분은 치아가 없거나 잘 씹지 못하는 사람들이라고 한다. '고치법叩齒法'은 치아를 튼튼하게 하는 예로부터 중시하는 양생법이다. 손을 활용하지 않고 뇌에 자극을 주는 방법으로, 치아를 부딪혀 주면 안면과 뇌의 혈액 순환이 원활해지며 뇌가 깨어나고, 뇌가 깨어나면 몸 전체가 열리게 된다.

아침에 일어나면 숨을 들이킨 뒤, 윗니와 아랫니를 30~40번(정통 양생법에서는 36번) 가볍게 시작해서 점점 세게 마주치는 것이다. 치아나 잇몸 질환이 있는 사람에게도 유용하다. 치아를 상하로 마주쳐서 치아를 자극한 다음에 입술과 잇몸 사이에 혀를 굴리면서 침샘을 자극하면 입안에 침이 고인다. 이를 신령의 물, '신수神水'라고 한다. 입안의 침을 천천히 삼키면 내장기관에 신수의 기운이 전달된다. 또한 혀로 잇몸을 부드럽게 마사지해주면 잇몸의 혈액 순환에 도움이 되며, 입안에 고인 침을 자주 삼켜 내려 주면 소화도 잘되고 위장 질환을 치유하는 데에도 상당한 도움이 된다.

또한 고치법은 언제 어디서든 간편하게 할 수 있는 뇌 긴장 이완법이기도 하다. 중요한 발표나 회의에 앞서 고치법은 짧은 시간에 긴장을 해소할 수 있다. 야구 선수들이 타석에 들어서서 껌을 씹는 것도 긴장된 순간에 마음을 다스리기 위한 일종의 고치법이라 할 수 있다.

- **건륭제의 십상사물**十常四勿**과 치상고**齒常叩 | 〈대표적인 장수인들〉편(38쪽)에서 살펴본 바와 같이, 중국 청나라 건륭제의 장수 비결 중의 하나가 고치법이었다. 건륭의 십상사물十常四勿에서, 십상十常의 첫 번째로 '치아를 서로 부딪치고齒常叩'가 나온다.
- **퇴계와 고치법**叩齒法 | 퇴계는 젊어서부터 몸이 허약해서 질병으로 고생했는데, 부인을 사별하고 아들의 죽음까지 겪어야 했던 것은 엄청난 충격이었다. 그럼에도 70세까지 장수한 퇴계의 건강법은 《활인심방活人心方》에 남아 있다. '활인'은 막혔던 기혈의 통로를 열어 활력과 생명력을 일으킨다는 뜻이다. 여러 내용 중에서 고치법이 강조되어 있고 퇴계는 평생 고치법을 양생의 기본으로 삼았다.

회진법 廻津法

침涎/唾은 예로부터 옥천玉泉, 금진옥액金津玉液, 감로수甘露水, 신수神水로 불렸으며, 침을 다시 거두어들이는廻卽生 것을 회진법廻津法이라고 한다.

특히 진액인 침을 '향감연미香甘軟美, 향기롭고 달콤하며 부드럽고 맛있다'로 표현하며 귀하게 여겨왔다. 침을 자주 삼키는 '옥천상식법玉泉常食法'은 건강장수의 효과적인 양생법 중 하나로 알려져 있다.

나이가 들면 침샘에도 노화가 오고 침의 분비량이 줄어든다. 침이 줄어들면 구강 내 세균이 증식하고 충치나 구강 질환으로 연결된다. 침은 공기와 같아서, 줄어들거나 없게 되면 그 가치를 알게 된다. 입속에 침이 없으면, 입맛을 못 느끼고, 음식물이 뻑뻑하여 삼키기 힘들고, 침 속 소화효소도 음식물에 섞이지 않아 소화 불량의 원인이 된다.

건강한 성인은 하루에 평균 1L 양의 침을 만들어 분비한다. 큰 생수병 하나의 크기다. 고치법과 회진법을 행하면 1.5~2L 생성된다. 금진옥액과 신수로 불리는 침은 바로 우리 몸의 면역력이자 자가치유력이다. 침은 비장과 신장이 만드는데 침에는 인체의 건강과 장수에 도움이 되는 다양한 물질이 함유되어 있다. 침 속에는 구강 감염을 예방하는 면역 글로불린과 같은 항균 물질과 노화 방지 호르몬인 파로틴이 포함되어 있고, 특히 대표적 항산화 물질인 '코엔자임Q10'이 들어 있으니, 비싼 돈 들여 따로 사 먹지 말고, 침을 아끼고 사랑하며 꾸준히 회진법을 행하면 그것이 훨씬 효과적인 방법이다.

옛 양생서에서 이르기를, "침 뱉는 사람은 어리석은 사람이고, 치아를 여러 번 부딪치면 침이 생기고, 신령한 기운이 가득 찬다數數叩齒 華池生水 神氣滿谷"고 했다.

항문 운동, 제항공 提肛功

고령 사회를 맞아 항문 운동의 중요성이 재인식되고 있다. 항문 운동을 가리키는 '제항 提肛'은 의식과 생각을 항문에 두고 호흡에 맞춰서 항문 부위의 근육들을 수축하고 이완하는 항문 괄약근 운동이다.

인체의 오장육부는 생명의 주체이며 핵심이다. 오장육부가 자연과 교감할 수 있는 것은 신체 외부와 연결된 촉수들 덕분이다. 하나가 경락 經絡이고 또 하나는 구규 九竅, 아홉 구멍: 이목구비의 일곱 구멍과 항문과 요도의 두 구멍다. 구규는 신체와 오장의 의지와 작용이 직접 외부와 소통하면서 정보를 전달하고 받을 수 있는 송수신 작용의 중요한 역할을 한다.

특히 항문은 인체 배설의 가장 중차대한 기능을 담당하며, 이를 위해 직장에서 항문까지 항문관의 주위에는 자율신경의 지배를 받는 중요한 항문 괄약근이 있다. 제항의 유용성은 항문 주위 근육과 항문 괄약근의 수축 이완을 통한 자율신경의 조절에 있다.

앉거나 누운 자세로 자연스럽게 호흡하면서 힘을 주어 항문을 수축한다. 침이 모이면 삼키면서 항문을 오므렸다 풀었다를 반복한다. 시간과 장소의 제한을 받지 않고 수시로 일상 생활 속에서도 간편하게 할 수 있는 운동이다. 보통 한 번에 20여 회를 초과하지 않도록 한다.

항문 수축 운동의 효과 | 항문 수축 운동을 꾸준히 지속하면 다양한 질병을 예방하고 치료할 수 있으며 강건한 신체를 이룰 수 있다. 제항공의 효과는 신체의 기운이 가장 많이 빠져나가는 항문을 수축해 우리 몸의 유실되는 기운을 보존하는 것이다. 또 하단전 下丹田의 원기 元氣를 강화시켜 단전

에 기가 모여 중심이 굳건히 잡히고 마음이 안정되어, 육체의 부조화와 질병을 다스리는 데 효과가 좋다. 특히 기혈의 흐름이 좋아질 뿐만 아니라 항문 주위 근육들의 자극을 통하여 전립선, 요실금 및 성적 능력 유지와 강화에도 큰 도움을 준다.

전립선 비대는 노화에 의한 호르몬의 균형이 문제가 되어 생기게 되는데, 항문 운동을 꾸준히 하면 전립선 자체의 작용이 좋아지고 호르몬의 균형도 조절된다. 방광 기능과 배뇨 기능의 향상은 물론, 항문 운동은 비뇨 계통, 신경 계통, 생식 계통의 질병을 예방하고 치료할 수 있으며, 요실금 대변실금의 완화와 치질, 변비, 하복부 질환에 효과가 있다. 특히 제항은 운동에 제약이 있는 노약자의 건강에 적극적으로 활용할 수 있는 뚜렷한 장점을 가지고 있다.

동양과 서양 모두 강조하는 항문 조이기 운동 | 동양의학에서 항문과 성기 사이를 회음會陰이라고 한다. 회음會陰, perineum은, 남성은 5~6cm 여성은 2~3cm 정도의 길이이며 넓이는 여성이 조금 더 넓다(《서울대학교병원 신체기관 정보》). 회음에는 지방과 근육이 분포하며, 전음생식기과 후음항문의 중간에 위치한다. 회음부는 치골근, 내전근, 둔근, 복직근, 항문괄약근 등이 서로 긴밀히 연관되어 생식기의 중심에 위치하고 있다. 그만큼 중차대한 에너지 센터다. 이 부분은 성력을 고취하거나 강화시키는 곳으로 이 부분의 근육은 성기와 항문까지 모두 연결되어 있다.

그래서 회음 및 항문 주위 근육을 강화시키는 것은 남녀노소 누구나 자신의 성기를 단련하는 최고의 건강법이다. 이 부위를 단련하는 것의 중요성은 동서양이 따로 없다. 서양의 항문 조이기는 케겔 운동, PC근육 운동 등으로 불리며, 명칭만 다를 뿐 다 같은 단련법이다.

> 케겔운동 = 골반저근육 운동 = PC근육 운동 = 항문괄약근 운동 =
> 회음부 운동 = 항문 조이기 = 제항공

어린 아이의 항문은 체온계를 넣기 힘들 정도로 탄력이 있는데 고령일수록 항문은 점차 느슨하게 풀어진다. 항문 근육의 탄력이 떨어지고 느슨해지면 노화와 정력감퇴의 징조다. 그래서 나이 들수록 더욱더 항문에 힘이 주어지도록 수시로 '항문 조이기' 노력을 해야 할 필요가 커진다.

평소 생활 중에 수시로 하는 것이 좋은데, 계단을 내려갈 때에 뒤꿈치를 드는 것과 앉아 있을 때에도 가능하면 수시로 항문을 수축시키면 좋다. 무릎을 꿇고 엉덩이를 하늘로 향한 채 항문을 통해 햇빛과 맑은 공기를 받아들인다는 기분으로 항문을 수축시킬 수 있으면 최상이다. 실제 현실에서 적용하기가 쉽지는 않지만, 가장 효과적인 방법은 분명하다.

한편, 남자들은 소변 볼 때도 옥경만 밖으로 잠깐 나올 수 있을 뿐이지 고환은 하루 종일 외부 구경을 못한다. 바로 앞장에서 강조한 '두고한족복열頭寒足腹熱'의 생생한 의미를 다시 되새겨본다. 어떻게든 고환도 가능한 한 통풍시키는 것이 좋다. 남자들의 경우 특별히 유의할 사항은, 다리를 꼬고 앉는 자세는 허리 건강뿐만 아니라 고환과 옥경에 아주 극히 치명적이다.

동양의학의 3대 양생법 | 중국 최고의 장수 황제 건륭제가 가장 좋아했던 양생기공법이 바로 항상제肛常提, 提肛功이었다. 한편 항문 조이기 건강법의 전도사로 알려진 가수 김도향 씨는 그의 노래 〈에브리바디everybody 항문을 조입시다〉에서 제항공의 중요성을 수차례 강조하고 있다. 소설가 김훈 씨도 《조선일보》와의 대담에서 회음의 중요성을 다음과 같이 표현했다.

"책을 읽더라도 너무 책, 책 하지 마라. 잠자리에서는 책을 읽지 않는 게 좋다. 고요히 누워서 정신을 회음에 집중하고 몸이 텅 빔으로 충만할 때 경건한 마음으로 잠을 모시자."

진정한 건강 양생법은 바로 주변에 있다. 특출난 장수법이나 기법과 상품의 문제가 아니다. 중요한 것은 실천이다. 특정 지식과 많이 아는 것이 중요하다면 의학 박사가 가장 건강장수하고 증권 전문가가 돈을 제일 많이 벌어야 할 것이다. 고치법, 회진법, 제항공을 동양의학의 3대 양생법으로 정의 내리며, 우리들이 실생활 속에서 언제든지 간편하게 할 수 있으며 효험 또한 탁월한 운동이니 안 할 이유가 전혀 없을 것이다.

침구술鍼灸術, 침과 뜸

동양에서는 기원전에 이미 인체의 경락經絡을 발견했고 이 경락을 기반으로 침술이 발전했다. 해부학이란 개념 자체도 없던 시절에 어떻게 이토록 심오한 인체의 신비를 알게 되었는지 그저 놀라울 뿐이다. 경락과 침술의 발견에는 기의 발견이 기본 전제로 있었다.

　1970년대 핑퐁 외교시대에 닉슨 미국 대통령이 중국을 방문했다. 이때 중국은 침술이 무엇인지 닉슨 대통령에게 직접 보여주었다. 초등학생 아이의 뇌를 수술하는 장면을 전 세계로 생중계했다. 중의사가 나와 아이의 귀밑에 침을 한 방 놓고 난 뒤에 아이의 두개골 뒷부분을 열어서 양방의사들이 피범벅이 된 종양을 제거했는데, 이런 상황에서도 아이는 손에 든 콜라병에 빨대를 꽂아 콜라를 마시고 있었던 것이다.

　이 장면이 텔레비전을 통해 전 세계로 퍼져 나갔고 전 세계는 난리가 났다. 특히 서양의학계가 경악했다. 침 한 방으로 침술이 무엇인지 확실하게 보여준 것이다. 이 사건 이후 서양인들의 시각이 바뀌었다. 독일을 중심으로 침 시술과 연구가 활발히 진행되고, 1997년 NIH미국보건원 전문가 합의에서는 침 치료가 다양한 분야에 효과가 있음을 확인했다.

침과 뜸의 효능 | 침의 원리는 기의 소통, 즉 기운이 막혀 있는 곳을 뚫어 주고 균형을 잡아주는 것이다. 일시적인 병일 경우 침 치료는 단기간으로 끝나지만, 오래된 지병에는 최소 주 2~3회로 일정기간 지속적 치료를 하게 된다. 원기왕성할수록 침은 효과가 빠르고 오래 지속된다. 새롭게 기를 만든다기보다는 환자 자신의 내재된 기를 운행시켜 치료하는 것이므로 쇠약한 노인일수록 효과는 떨어진다. 만성병이나 한랭병 또는 원기 부족의 경우에는 침보다는 꾸준히 뜸을 뜨는 것이 효과가 더 좋다.

　뜸 또한 예로부터 장수 양생법의 하나로 알려져 왔으며, 침에 비해서 안전하고 일반인들도 사용할 수 있는 제품이 많이 있으므로, 추위를 많이 타거나 몸이 찬 사람, 일정 부위에 지속적으로 통증이 있는 경우에는 자가

요법의 하나로 시도해볼 수 있다. 그러나 침만큼 강한 자극은 아니지만 뜸 역시 먼저 한의사의 진단과 처방, 상담이 반드시 필요하다.

지압·안마·마사지

지압이나 안마는 누르고 두드리는 등의 손을 써서 환자의 증상을 완화하는 수기요법手技療法, Manipulative Therapy이다. 안마나 지압 모두 혈류와 기의 흐름을 개선해 자가치유력을 촉진하고 통증 완화와 스트레스 상태를 완화시키는 효과가 있다. 지압과 안마가 경혈과 경락을 의식하면서 시술하는 데 비해, 주로 유럽에서 행해져 온 마사지는 윤활제를 써서 직접 맨살에 대고 림프와 혈액의 흐름과 근육의 주행에 따라 한다.

안마의 원산지는 중국, 마사지는 프랑스, 지압은 일본이다. 이 중, 특히 경혈지압은 자기주도 양생법의 핵심이므로 이어지는 다음 장에서 심도 있게 설명하고자 한다. 경혈지압을 터득하기 위해 우선 경락과 경혈을 알아야 하고 기의 흐름을 이해해야 할 필요가 있다.

경락과 경혈, 그리고 기의 흐름

- **십이경락十二經絡** | 우리 몸은 12가닥의 경락과 360개의 경혈로 이루어져 있다. 사람의 몸을 철도 시스템에 비유하면, 경락은 경부선, 호남선 등과 같이 우리 몸에는 12개의 노선12경락이 있다. 경혈혈자리은

노선에 있는 역이며 우리 몸에 360개의 경혈이 있다. 이곳을 달리는 열차가 기氣에 해당한다. 생명 에너지를 품고 기는 12경락을 따라 온 몸의 360혈을 구석구석 쉼 없이 순환하고 있다.

혈穴이란 구멍이란 뜻이다. 즉, 혈자리는 비어 있는 구멍이다. 딱딱한 뼈나 단단한 근육부위는 혈이 되기가 힘들다. 뼈와 뼈 사이 근육과 근육 사이의 빈 공간이나 접합부 같은 곳이 혈이며, 이곳에 기가 모인다. 지압과 침술은 이 혈자리에 압력을 가하거나 침을 놓아 기의 흐름을 돕게 된다.

- **12경락의 원리** | 경락은 왜 12가닥일까? 우리 몸의 장부가 12개이기 때문이다. 우리 몸을 오장육부라고 한다. 오장五臟은 간肝, 심心, 비脾, 폐肺, 신腎 다섯 가지를 가리킨다. 여기에 동양의학에서는 심장을 싸고 보호하는 기능의 심포心包가 하나 더 있다. 그래서 오장이 아니라 육장이 된다. 여섯 장기는 각자 자기 짝이 있다. 이것이 바로 육부六腑이다. 담, 위, 대장, 소장, 방광, 삼초가 그것이다. 육장육부, 그래서 12경락이 되는 것이다.

12경락은 이 장부 12개에 경락이 각각 하나씩 흐르는 것이다. 폐의 기운이 흐르는 철도의 노선이 폐경락수태음폐경이고, 간의 기운이 흐르는 노선이 간경락족궐음간경이다. 철도의 노선들은 각기 노선이 정해져 있어서 열차가 다른 노선으로는 다니지 않는 것처럼, 12경락도 각각의 정해진 경락으로 흐르고 있다.

- **임맥과 독맥** | 12경락에 더해 더욱 중요한 경락이 2개가 있는데, 바로 임맥과 독맥이다. 인간 몸에서 중심축을 따라 앞으로 흐르는 경락이 임맥이고 뒤로 흐르는 경락이 독맥이다.

정수리에 백회百會혈이 있고 하늘과 닿는 곳이다. 독맥은 백회에서 아래로 내려온다. 반대로 우리가 앉은 자세에서 맨 아래 있는 것이 회음會陰혈인데, 이 회음이 땅과 닿는 곳이다. 우리 몸에서 가장 중요한 2대 중추가 뇌중추와 성중추다. 뇌중추는 자기 생존을 성중추는 후손의 생존을 도모하는 것이다. 독맥은 뇌와 연계되어 있고, 임맥은 자궁과 연계되어 있다.

우리 몸에 임맥은 모두 24혈, 독맥은 모두 28혈이 있다. 임맥은 맨 아래 회음에서 시작해서 단전기해을 지나 배꼽신궐과 전중을 타고 올라 입술 밑의 오목한 부위인 침漿이 흘러내려오는承 승장承漿에서 끝난다. 반대로 독맥은 꼬리뼈 아래에 있는 장강長強에서 시작해서 명문을 타고 올라 대추를 지나 백회에 이르고 여기서 다시 이마와 얼굴로 내려와 인당양미간 중간과 인중수구을 지나 입술 속에 있는 은교齦交에서 끝난다.

임맥과 독맥을 연결시켜주는 2가지 운동법 | 사람이 죽으면 열리는 구멍이 두 곳 있다. 어디일까? 입과 항문이다. 입에서는 은교독맥와 승장임맥이 단절되어 있고, 항문에서는 회음임맥과 장강독맥이 단절되어 있는 상태다. 사람이 죽으면 음양이 흩어지는데 이에 따라 임맥·독맥도 흩어진다. 그래서 위에서는 입이 열리고 아래에서는 항문이 열린다.

평소에 입과 항문에서 임맥과 독맥을 연결시켜 주는 것이 중요하다. 이를 위한 두 가지 운동법이 있다. 첫째는 앞서 말씀드린 고치법叩齒法으로 은교와 승장을 연결시켜주는 좋은 운동이다. 치아를 부딪쳐줌으로써 끊겼던 독맥은교과 임맥승장이 연결되어 침이 잘 나오게 된다. 둘째는 제항공提肛功

, 케겔운동, 항문 조이기으로 끊겨 있는 회음과 장강을 연결시켜 준다. 이토록 고치법과 제항공은 양생술의 핵심이며 매우 중요하다.

정·기·신精氣神과 삼단전三丹田 | '정기신精氣神'은 동양의학의 진수다. 오장육부는 눈에 보이지만 '정기신'은 보이지 않는다. 보이는 것의 배후에는 보이지 않는 것이 있다. 중요한 점은 '정기신'에는 병리적 요소가 아닌 생명의 기운이 있다. 병리적 요소에 대해 수술하고 투약하는 의료행위는 의사들이 전문이지만, 보다 근본적인 생명력은 질병을 고치는 의료행위가 아닌 생명을 기르는 일, 양생養生에 있다.

우리 인체에는 중심이 세 군데 있다. 상단전, 중단전, 하단전의 삼단전이다. 정·기·신精氣神은 삼단전과 각각 아래와 같이 연계되어 있다.

- 상단선-인당-신神-영靈적 중심(뇌의 중앙)
- 중단전-전중-기氣-심리적 중심(심장의 중앙)
- 하단전-단전-정精-생리적 중심(신장의 중앙)

인당은 양미간의 중간이고, 전중은 양 젖꼭지의 중간이며, 단전은 배꼽 아래 4.5cm 지점이다.

기의 원활한 순환, 건강의 지름길

이제 기의 통로인 경락에 위치하고 있는 혈자리, 이른바 '경혈'을 활용한

침술과 지압 요법에 대해서는 세계보건기구WHO도 인정하고 있으며, 일본에서는 2001년부터 주요 대학병원의 의학부 교육과정에 동양의학이 포함되는 등 인식이 많이 달라지고 있다.

기의 흐름 – 폐대위비 심소방신 포초담간 | 하루의 시간에 따라 기운이 오장육부를 돌아다닌다. 기는 수태음에서 족궐음까지 경락을 따라 하루에 몸을 50회 돈다. 1바퀴 도는 데 30분 정도가 걸린다. 침을 놓고 20~30분 기다리는 이유가 이것이다. 물론, 한 차례 도는 데 걸리는 시간은 사람마다 조금씩 다르다. 기의 충실도에 따라 빠르기도 다르다. 몸이 허한 사람은 늦게 들어왔다가 빨리 나가고, 반대로 몸이 실한 사람은 빨리 들어왔다가 늦게 나간다.

기가 도는 순서는 이렇다.

폐 → 대장 → 위 → 비장 → 심장 → 소장 → 방광 → 신장 → 심포 → 삼초 → 담 → 간

이것은 앞으로 경혈학을 이해하는 데 중요한 순서다. 그래서 그냥 외워야 한다. 이렇게 외우면 편하다. '폐대위비 심소방신 포초담간'

기의 흐름이 바로 건강의 척도 | 경혈학은 자기주도 건강관리에서 중요한 보물이다. 하지만 이 책에서는 추가로 공부하실 수 있는 방법들을 소개하는 정도로 그치고자 한다. 그 이유는 내용이 너무 방대하고 깊이 있는 공부를 별도로 해야 할 필요가 있으며, 또 다른 이유는 이 책이 너무 두꺼워지는 걸 염려하기 때문이기도 하다.

기의 흐름이 좋아지면 몸은 치료되고 통증은 해소되며, 반면 기의 흐름이 정체되면 몸은 무거워지고 이상 증세나 병이 생긴다. 건강하게 살려면 성실하게 자신의 몸을 스스로 의식하는 것이 필요하다. 머리에서 발끝까지 꼼꼼하게 손으로 만져주고 눌러주는 소소한 돌봄이 자연스럽게 건강과 이어진다. 기가 잘 순환되도록 노력하자는 생각을 갖는 것만으로도 운동량이 늘고 걸음걸이와 자세도 활기차고 바르게 될 것이다.

자! 이제 자기주도 양생과 건강자립의 주축 기둥의 하나인 지압指壓 그리고 경락經絡·경혈經穴로 들어가보자.

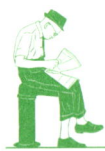

지압 그리고 경락·경혈

지압의 효과

지압은 기력이 쇠한 인체에 원기를 북돋을 수 있는 직접적인 수단이다. 지압은 손가락, 약간의 시간, 열정만 있으면 된다. 지압의 뚜렷한 효과는 두 가지로 요약된다. 첫째로 결림과 통증이 약화 또는 없어지며 아픈 몸이 자연스럽게 풀리고, 둘째로 몸의 전반적인 면역력의 증강이다. 지압은 제가 지난 십여 년간 진행해오는 일들이 많은 변수로 인해 어려운 과정을 겪을 때마다, 힘든 몸에 활기를 불어넣어준 수호천사가 되어주었다.

앞장에서 설명한 14경락의 주요 경혈들에 적절한 압력을 가하면 몸이 풀리면서 결림이나 통증이 완화되는 것을 경험할 수 있다. 몸이 딱딱하고 차가워졌다는 것은 기·혈의 생명 에너지가 정상적으로 순환되지 못하고 있다는 증거다. 따라서 기와 혈의 순환을 원활하게 하고 굳어진 곳을 풀어주는 데 도움이 되는 지압을 하면 좋은 효과를 볼 수 있다.

일반적으로 경혈 요법으로 질병을 치료한다거나 실제로 어떤 증상을 개선시키는 일은 그리 간단하지 않으며, 본격적인 치료를 행하기 위해서는 전문가의 도움을 필요로 한다. 그러나 자신의 건강유지를 위해 또는 질병 예방을 위해 면역력을 높이고 싶은 경우에는 손가락을 이용해 경혈의 위치 그림이나 영상을 참고해가면서 '기분 좋게' 느껴지는 부분을 적당한 세기로 자극하면 된다. 한 곳을 3~4초 정도 누르고 풀어주고 수차례 반복하면 효과적이다.

치료와 예방에 도움이 되는 지압 | 우리 몸의 생명 에너지가 밀집된 경혈은 신체의 각 기관과 장기들과 서로 긴밀히 영향을 주고 받고 있다. 경혈을 자극하면 약해진 기혈의 흐름을 정상적으로 작동시켜 장기의 활동을 활발하게 해서 관련 질병이나 증상을 개선시킨다. 경혈 자극을 면역적인 측면에서 보면, 피부에 대한 자극은 뇌의 골수에 전달된다. 골수는 백혈구를 만들므로 골수에 전해진 적당한 자극은 면역력을 높이는 데 도움이 되고, 또한 경혈 자극을 행하면 부교감신경이 우위에 서면서 면역력이 증강된다.

외상이나 긴급 질병들을 제외하고는, 그 밖의 대개의 질환들은 손가락 하나로 어느 정도 예방과 치료를 할 수 있다고 해도 과언이 아니다. 매일 또는 시간이 허락하는 한 수시로 몇 분 몇십 분간의 지압을 꾸준히 함으로써 기혈의 흐름을 강화하고 병을 예방할 수 있다면 그 이상 좋은 일은 없을 것이다. 특히 몸의 특정 부위나 장기 등에 자신이 없는 사람은 지금부터라도 당장 관게되는 경혈을 눌러볼 것을 적극 추천한다. 몸에 활력을 주고 치료와 예방에 효과를 나타내는 것이 지압의 특징이다. 다만 신체의 상태에 따라 효과를 느낄 수 있는 시간은 개인별로 차이가 있다.

정통지압 요법

지압에서 압력을 가한다, 즉 '압을 넣는다'는 것은 단순히 누르는 것만을 의미하지 않는다. '압을 뺀다'라는 행위가 함께하고 있다. 압력을 넣은 이유는 엉키거나 뭉친 기운을 흩어지게 하는 것으로 '양陽의 행위'가 되고, 이후 압을 뺀다는 행위는 흩어졌던 기운을 다시 모이게 하는 '음陰의 행위'가 된다. 정통지압에서는 수직압垂直壓, 지속압持續壓 그리고 정신집중精神集中의 3요소가 기본 원칙이다.

- **수직압** | 몸의 표면에 가해지는 압력은 반드시 수직으로 이루어져야 한다. 힘이 수직으로 가해져야만 압이 강해도 피부가 내부의 근육 탄력층과 밀착되어 압력을 받기 때문에 내부 근육에 손상을 주지 않는다. 반면, 옆으로 밀듯이 압력을 주게 되면 피부나 내부 근육에 손상을 줄 수 있으므로 유의해야 한다.
- **지속압** | 압을 줄 때 누른 채로 움직이지 않고 가만히 있는 것으로, 압력을 계속 지속적으로 주는 것을 말한다. 3초 동안 지긋이 눌렀다가 3초 쉬는 식으로 힘을 준다. 천천히 눌러서 압을 유지했다 천천히 뺀다.
- **정신집중** | 시술자와 피시술자의 정신이 집중되어야 상호 간에 기의 교감대가 형성될 수 있고 효과도 극대화될 수 있다. 혼자서 하는 셀프지압에서는 자연스럽게 스스로 집중할 수 있게 된다.

셀프지압

　정통 경혈치료는 전문가가 지압해주는 것이 기본이지만, 본인 자신을 위한 셀프 건강 지압은 혼자서 얼마든지 할 수 있다. 보통 사람의 경우, 경혈을 누르는 힘은 조금 세게 눌러서 약간 아픈 정도가 적당한 압력이다. 지압은 약물을 전혀 쓰지 않고 손가락으로 쇠약해진 세포와 조직과 장기에 활력을 불어넣어 우리 몸이 원래 지니고 있는 자가치유력과 생명의 지혜를 부활시킨다. 지압은 우리 일반인의 건강관리에 가장 알맞은 자기주도 건강법이라고 할 수 있다.

　이 책을 통해 시간과 장소의 제약 없이 간단히 할 수 있는 요령인 '셀프지압'을 터득하게 되면, 이 책의 목표인 '자기주도'의 '건강자립'을 향한 든든한 기둥 하나를 세울 수 있을 것이다. 지압할 때 참고 사항은 다음과 같다.

- 손은 청결히, 손톱은 미리 깎아두자.
- 얼굴이나 머리는 가능하면 수건을 대고 하자.
- 지압은 식후 1시간 이상 지난 후에 하자.
- 지압 중에는 필요 없는 말은 하지 말자.
- 부은 곳은 지압하지 말고, 급성 질병이나 전염병이 있으면 삼가자.

　경혈의 위치를 찾는 요령 | 경혈 위치는 폭넓은 영역이며 주로 각 관절의 함몰, 근육 속의 신경이 피부 밑으로 드러난 지점, 근육과 신경의 밑 부분에 위치한다. 사람마다 체형과 체질이 달라 경혈의 정확한 위치는 사람마다 다소간의 차이가 있다. 또한 동일인이라도 나이가 들면 미묘하게 그 위

치가 변하기도 한다. 그러므로 흔히 사진이나 그림이 제시하는 경혈의 위치는 꼭 맞는 장소가 아닐 수가 있으며 어디까지나 눈어림으로 생각하는 편이 좋다.

경혈의 위치를 찾는 일은 작고 한정된 포인트가 아니라는 점을 분명히 알아두자. 너무 포인트에만 집착하지 말고 좀 더 폭넓은 영역으로 생각하면 경혈의 위치를 찾아 헤매는 수고를 덜 수 있다. 경혈의 위치를 설명에 따라 손가락으로 주변을 눌러보다 보면, 다소 통증이 있거나 반대로 시원하거나 기분이 좋다면 그곳이 바로 경혈 위치다.

육장육부와 14경락

동양의학에서 말하는 육장육부와 경락의 각각에 대해서는 앞에서 간단히 언급했다. 장부와 경락은 서로 밀접한 관계가 있고, 특정 경락에는 그것에 연계되는 장부의 명칭이 함께하고 있다. 14경락과 각각의 경락에 따르는 작용과 기능 및 효과 등을 제대로 설명하고자 하면 복잡하고 방대한 분량이므로, 여기서는 간략한 개념 설명으로 대체하고, 추가로 공부를 원하는 분들을 위해 참고하기에 좋은 문헌들을 소개하고자 한다.

❶ 폐경肺經: 가슴 위 어깨 밑으로부터 엄지손가락까지 달리고 있으며 주로 폐장을 지배

❷ 대장경大腸經: 검지 끝에서부터 안면까지 달리고 있으며 주로 대장을 지배

❸ 위경胃經: 머리에서 목과 내장을 거쳐 가운데 발가락까지 달리고 있으며 위를 지배
❹ 비경脾經: 엄지발가락에서 내장에 걸쳐 달리며 주로 비장을 지배
❺ 심경心經: 내장에서 손가락까지 달리고 있으며 주로 심장을 지배
❻ 소장경小腸經: 새끼손가락에서 안면으로 달리고 있으며 주로 소장을 지배
❼ 방광경膀胱經: 얼굴, 두부, 척추 양쪽, 신장, 방광을 거쳐 발가락으로 달리며 주로 방광을 지배
❽ 신경腎經: 새끼발가락에서 내장으로 달리며 주로 신장을 지배
❾ 심포경心包經: 내장에서 가운뎃손가락으로 달리며 심장을 보좌하고 장과 두뇌와도 관련
❿ 삼초경三焦經: 약지 손가락에서 얼굴로 달리며 주로 소장을 지배
⓫ 담경膽經: 얼굴에서 두부, 내장을 거쳐 넷째 발가락으로 달리며 주로 담낭쓸개을 지배
⓬ 간경肝經: 엄지발가락에서부터 내장으로 달리며 주로 간장을 지배
⓭ 임맥任脈: 회음부에서 단전, 복부, 흉부, 인후를 거쳐 아랫입술로 달리며 온몸의 기능을 지배
⓮ 독맥督脈: 꼬리뼈의 끝, 척추, 정수리를 거쳐 콧대, 윗입술로 달리며 신장과 생식기를 지배

이상의 14계열이 몸을 세로로 달리는 경經이며, 이 경을 가로지르는 것이 낙洛이고, 합해서 경락經絡이다. 경혈은 1년이 365일인 것처럼 모두 365혈이 있으며 모두 각각 연계되는 경락 위에 분포되어 있다.

핵심 경혈經穴 28

365혈과 또 다른 경혈들 모두가 지압에 필요한 것은 아니다. 정통지압에서는 수많은 경혈별로 활용도가 다양하지만, 셀프지압에서는 실제로 도움 되는 경혈은 그리 많이 필요하지는 않다. 핵심 경혈들을 요약하면

- 수태음폐경手太陰肺經　　　태연太淵　　　척택尺澤
- 수양명대장경手陽明大腸經　합곡合谷　　　곡지曲池
- 족양명위경足陽明胃經　　　함곡陷谷　　　족삼리足三里
- 족태음비경足太陰脾經　　　태백太白　　　삼음교三陰交
- 수소음심경手少陰心經　　　신문神門　　　소충少衝
- 수태양소장경手太陽小腸經　완골腕骨　　　소택少澤
- 족태양방광경足太陽膀胱經　경골京骨　　　위중委中
- 족소음신경足少陰腎經　　　태계太谿　　　용천湧泉
- 수궐음심포경手厥陰心包經　대릉大陵　　　내관內關
- 수소양삼초경手少陽三焦經　양지陽池　　　외관外關
- 족소양담경足少陽膽經　　　구허丘墟　　　족임읍足臨泣
- 족궐음간경足厥陰肝經　　　태충太衝　　　대돈大敦
- 임맥任脈　　　　　　　　　관원關元　　　기해氣海
- 독맥督脈　　　　　　　　　명문命門　　　대추大椎

* 각 경락의 대표 경혈 2개씩(첫 번째가 원혈原穴)
* 12경락의 흐름은 나열된 순서대로 순환
* 12경락(폐경~간경)의 경혈은 좌우左右 한 쌍씩
* 2경락(임맥~독맥)의 경혈은 좌우 아닌 단독

알아두면 요긴한 혈자리

경혈이 365개 이상이지만, 가장 기본적이고 중요한 혈자리 10~20개는 꼭 알아두면 좋겠다. 어렵게 생각할 것 전혀 없다. 경혈은 내 몸의 반응점이니까 내가 느끼면 되는 것이다. 가장 기본적인 혈자리로 먼저 '사관'과 '중완'을 들겠다. 이것만 알아둬도 위급할 때 효험을 볼 수 있다.

- **사관**四關 | 은 우리 몸의 네 관문으로, 양손과 양발에 하나씩 모두 4개가 있으며, 이 4개의 관문이 오장육부로 들어오는 통로다. 손에 있는 것은 수양명대장경手陽明大腸經의 원혈인 '합곡合谷'으로 엄지와 검지 사이의 함몰 부위다. 발에 있는 것은 족궐음간경足厥陰肝經의 원혈인 '태충太衝'으로 엄지발가락과 둘째발가락 사이의 함몰 부위다.

  기의 가장 대표적인 혈이 합곡이다. 여기를 눌러주면 정상일 때는 느낌이 없는데, 소화가 안 되면 무척 아프다. 토사곽란이나 체했을 때 눌러 주면 효과가 있다. 합곡은 기를 소통시키고, 태충은 피를 소통시킨다. 기혈이 뭉쳤을 때 병이 생기니, 합곡은 기병을 태충은 혈병을 다스린다. 그래서 이 두 경혈좌우 네 군데에 지압이나 침을 놓으면 대부분의 기혈 문제를 풀어주게 된다. 예로부터 민중들 사이에서 '사관침'이라고 불릴 만큼 애용되는 혈자리다. **소화 불량, 두통, 스트레스 증상이 있을 때에도 사관을 자극해주면 도움이 된다.**

- **중완**中脘 | 복부에 있는 혈자리다. 배꼽과 명치를 이은 선의 중간에 위치한다. 기가 이동하는 경로인 임맥에 속한 혈자리다. 중완은 위장의 바로 위에 위치하기 때문에 소화기 질환의 중심이 된다. 이곳에

뜸이나 침 또는 지압으로 자극을 주면 **더부룩하거나 구토나 복통 등의 증상이 있을 때 도움이 된다.**

- **족삼리**足三里 | 종아리 위쪽에 있는 혈인 족삼리足三里는 각종 만성 질환에 효과가 있기 때문에 '무병장수혈'이라고 불린다. 나이가 들면서 다리에 힘이 없어지는데, 족삼리를 지압하면 하체의 기 흐름이 원활해진다. 예부터 "나이가 서른이 넘으면 족삼리에 꾸준히 지압하고 뜸을 떠주라"고 했다. 족삼리를 꾸준히 자극하면 다리가 건강해진다. 대중교통수단으로는 두 발뿐인 그 옛날에는 족삼리에 지압하고 뜸을 뜨며 여행을 했다고 한다.

- **관원**關元과 **기해**氣海 | 배꼽에서부터 아래로 내려오면 툭 튀어나온 뼈가 있는데 이게 곡골恥骨이다. 명치부터 배꼽까지가 8촌, 배꼽부터 곡골까지가 5촌이다. 평균적으로 8대5의 비율이다. 참고로 '촌寸'은 경혈의 위치를 찾는 기본적인 길이의 단위이며, 1촌은 엄지와 중지를 접했을 때 중지의 두 번째 마디의 거리다. 배꼽에서 곡골 사이를 5등분했을 때 3/5 위치가 관원이고, 배꼽과 관원의 중간 지점이 기해다. 생명력의 근원인 이 부위를 자극하면 **몸의 에너지가 충전된다.**

- **백회**百會 | 머리 꼭대기에 있는 혈자리다. 머리의 정중앙과 양쪽 귀가 연결하는 선의 교차점에 위치한다. 실제로 보면 정중앙보다는 머리의 약간 뒤쪽이다. 백회라는 것은 **인체에서 100가지 기능이 다 모아지는 곳이란 뜻이다.**

응용범위가 넓어 위급한 순간에 요긴하게 사용할 수 있는 특효 경혈로, 용천, 삼음교, 천주, 풍지, 정명, 곡지, 소충, 소택 8개를 추가한다.

경혈의 위치 - 동영상 해설

경혈의 위치와 효과에 대한 설명만 하더라도 서너 권의 책이 족히 필요할 정도의 방대한 내용이다. 경혈과 지압과 침구술은 수천 년 동양의학의 역사에서 맥맥히 전해져 내려온 귀중한 건강 보물이다. 정통지압은 전문 지압인에 의해 깊이 있게 실행되어야 하겠지만, 우리의 목적인 자기주도 건강법의 일환으로 혼자서도 충분히 할 수 있는 셀프지압도 만족할 만한 효과를 얻을 수 있다.

'셀프지압'을 추구하는 우리 일반인들은 전문적인 내용까지 터득할 필요는 없으며, 혼자서 할 수 있는 수준부터 시작해도 충분할 것으로 본다. 작게라도 시작하다 보면 차츰 효험을 느끼게 될 것이고, 그리하여 좀 더 깊이 있는 접근을 원하게 되면 얼마든지 깊고 넓게 공부할 수 있게 될 것이다. '셀프지압'의 가장 유용한 점은 시간과 장소의 별다른 제약 없이 혼자서도 쉽게 할 수 있는 강력한 자기주도 건강법이다.

동영상으로 지압을 배워보자 | 지금까지는 경혈과 지압 공부를 하려면, 아무리 간단히 하더라도, 복잡하고 두꺼운 책들과 2차원의 시각자료나 안내서에 의지할 수밖에 없었다. 일반인들이 접근하고 이해하기에는 많은 무리가 따르고, 마음먹고 시작하더라도 거의 중도에 포기하는 실정이었다.

그런데 아주 반가운 소식이 있다. 일반인 초보자에게 아주 적합한 최적의 안내 정보가 바로 눈앞에 있다. 국가지정 연구기관 한의약융합연구정보센터 KMCRIC에서 온라인 동영상 해설을 제공하고 있으니 얼마나 큰 혜택인가? 두껍고 어려운 책들보다는, 경혈과 지압에 대한 간단한 책 핸드북 정도 한

권을 들고 이곳으로 직접 들어가보길 권한다.

한의약융합연구정보센터www.kmcric.com | 홈페이지를 열면 우측 상단에 컬러별로 DB 상자가 나온다. 세 번째 그린색 상자가 바로 우리가 찾는 '표준경혈 DB'다. 이 동영상과 간편한 가이드북 하나면, 경혈 지압의 입문에는 충분할 것이다.

주요 증상별 응용(예시)

앞에서 설명드린 바와 같이, 경혈 지압은 다양한 증상에 효험을 보인다. 허나 너무 방대한 내용이고 이미 많은 관련서적에서 정보를 제공하고 있으므로, 여기서는 양념 정도의 예시만 하고자 한다.

두통

- 백회百會, 정수리
- 솔곡率谷, 귀를 반으로 접은 후 이첨에서 1.5촌 위: **숙취해소에 효과**
- 천주天柱, 목 뒤의 중앙 근육에서 바로 양쪽 옆
- 풍지風池, 귀 뒤쪽 뼈와 후두부 중앙 두꺼운 근육 사이: **안구 건조 완화, 눈을 맑게, 마음을 밝게**
- 합곡合谷, 엄지와 검지의 뿌리 뼈와 뼈 접하는 부분: **호랑이연고 같은 만병통치약, 진통 효과**

노년 건강

- 백회百會, 정수리에서 약간 뒤쪽: 몸의 모든 양기가 취합되는 곳
- 장강長强, 꼬리뼈 끝 부분에서 약간 안쪽: 노년 건강의 핵심, 양기가 나오는 부위
- 용천湧泉, 발바닥 가운데서 약간 위쪽: 인체 장부에 강한 생명력을 공급하는 제1원천
- 관원關元, 배꼽 아래 3촌, 4손가락 새끼손가락 옆면: 아랫배 단전의 핵심, 신허腎虛, 신장이 허약한 분들에게 최고의 보약

혈압 당뇨 전립선

혈압: 백회, 합곡, 용천
당뇨: 천주, 곡지, 삼음교
전립선: 태충, 중극, 방광수

좀 더 관심이 있으시면 아래에 기록한 문헌들에서 신뢰할 수 있는 다양한 정보를 얻을 수 있다. 다만, 지압은 개인의 건강상태와 기의 흐름, 그리고 신체의 노쇠 정도에 따라 다소간 효과의 차이가 있을 수 있음을 양지하시기 바란다. 지압에 의한 기의 흐름과 자극은 아무래도 젊은 층에게는 반응과 효과가 빠르게 나타나고 고령층에게는 다소 시간이 더 걸리고 효과도 비교적 약하게 되므로, 고령자들은 자주 꾸준히 시행할 필요가 있다.

- 《경혈 MAP》, 2015, 왕효명王曉明, 군자출판
- 《WHO/WPRO 표준경혈위치》, 한중일3국 합의, 2009
- 《지압 동의보감》, 2021, 세리자와 가츠스케, 중앙생활

- 《361 지압 경혈》, 백과(정본), 수첩(핸드북), 2015, 최수찬, 지식서관
- 《혈자리서당》, 2015, 감이당 혈자리팀, 북드라망

손톱자극요법

일본에서 개발되어 좋은 효험을 보이고 있는 자극요법 한 가지를 소개하고 마무리하겠다. 일본 자율신경면역요법 연구회 이사장 후쿠다 미노루 씨의 증언이다.

- 하루 2분으로 면역력을 높이는 손톱자극요법
- 자율신경을 조절해 혈액순환을 개선한다

연구회에 전달된 손톱자극요법을 실천한 사람들이 전한 내용의 일부다.

"혈색이 좋아지고 피부가 고와졌다."
"숙면을 취하게 되었다."
"어깨결림이 사라졌다."
"변비 증상이 호전되었다."
"류머티즘의 고통에서 해방되었다."
"약으로도 안 듣던 혈압이 정상으로 바뀌었다."

손톱자극요법이란 | 손톱뿌리의 양쪽 코너를 다른 손의 손톱으로 눌러

자극한다. 손톱자극요법에는 교감신경 쪽으로 치우쳐 있는 자율신경을 부교감신경의 우위로 이끌어 임파구를 증가시킴으로써 면역력을 회복시키는 효과가 있다. 손톱뿌리 부위는 신경섬유가 밀집해 있어 매우 예민하다. 손톱에 대한 자극은 순간적으로 자율신경에 전해져 자율신경의 기능을 조절하게 된다.

양손의 엄지, 검지, 중지, 소지의 손톱뿌리 양쪽 코너를 누른다. 엄지 바깥쪽부터 순서대로 1, 2(엄지), 3, 4(검지), 5, 6(중지), 7, 8(약지), 9, 10(소지) 번호를 붙인다. 이 중 7, 8(약지)은 교감신경을 자극하는 곳으로, 손톱자극요법에서는 약지는 원칙적으로 사용하지 않는다.

자극하는 방법과 세기는 다음과 같다.

❶ 손톱뿌리의 양쪽 코너를 다른 손의 엄지와 검지로 눌러 자극한다.
❷ 양손의 엄지, 검지, 중지, 소지를 각각 10초씩 자극한다. 양손을 모두 해도 2분이면 끝난다.

하루에 두세 차례 매일 지속하기를 권장한다. 취침 전에 시행하면 숙면도 가능하다. 손톱을 자극할 때에는 조금 아프다고 느낄 정도로 자극한다. 가벼운 자극으로는 효과가 없지만, 그렇다고 너무 세게 누르는 것은 아니다.

손톱뿌리 지압 | 엄지는 폐의 호흡기에 해당하며, 검지는 위와 장의 소화기, 중지는 귀의 각종 증상, 소지는 심장과 신장 등의 순환기에 해당된다. 경락과 경혈에서 손톱의 뿌리 부분에 있는 핵심 경혈들의 위치와 효과를 살펴보면 이것과 정확히 일치하고 있다. 즉, 손톱자극요법이 별다른 특

별한 것이 아니라, 바로 우리가 앞에서 공부한 손가락 끝에 있는 경혈들을 눌러주는 것이다. 바로 '손톱뿌리 지압'이다.

사람에 따라서는 며칠 후부터 증상이 호전됨을 느낄 수도 있지만, 보통은 1개월 정도부터 증상이 점차 개선되는 것을 실감할 수 있다. 꾸준히 건강 유지를 목적으로 지속하는 것을 추천한다.

하반신의 증상에 효과적인 발톱자극요법 | 손톱자극요법은 양손의 손톱뿌리를 자극하는 것이 기본인데, 특히 하반신의 증상을 개선하고 싶은 경우에는 손가락과 함께 발가락도 누르면 더욱 효과적이다. 발가락에서 자극하는 곳은 손톱과 마찬가지로 발톱뿌리의 양쪽 코너다. 엄지발가락, 둘째발가락, 셋째발가락, 새끼발가락의 발톱 코너를 자극하며, 자극법과 자극의 세기는 손톱의 경우와 동일하다.

침술의 자가요법, 셀프침술 '홈침'

동양의학의 또다른 한 분야가 침술이다. 경혈을 자극한다는 측면에서 지압과 같은 개념이지만, 침은 경혈을 훨씬 강하게 자극하여 즉시 효과를 볼 수 있는 강력한 의술이다. 앞에서 설명한 바와 같이 닉슨 미국 대통령이 중국을 방문했을 때 경이적인 침술의 효과를 보고 서양의학도 침술에 눈을 뜨게 되었다.

하지만 지압과 달리, 침술은 고도의 전문적인 분야다. 법적으로도 일반인들이 타인에게 시술하는 것에는 제한이 있고, 또한 일반인들이 함부로

할 수 없는 위험성도 있다. 따라서 '셀프침술'이라는 개념 자체가 지금까지는 가능하지 않았다.

그런데, 이 장벽을 깨고 셀프침술의 영역을 개척한 분이 있다. 일반인이 영리를 목적으로 타인에게 행하는 침술이 아니라, 목적 자체가 자신의 건강을 위해 자신이 스스로 행하는 침술이기에 아무 문제가 없다. 이것 역시 온라인 동영상의 혜택으로 가능하게 되었다.

셀프침술에 관심 있으신 분은 아래를 참고하여 시도해보시기 바란다.

※ 네이버카페 〈최성진 홈침〉(easy acupuncture, https://cafe.naver.com/chimjangi/436)

제4부

주요 논쟁 이슈들

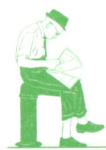

왜 논쟁은 계속되는가

건강 관련 주장이 다양한 이유

　건강과 영양 관련한 많은 연구 결과들이 서로 달라서 일반인에게 혼란을 초래하는 이유는 연구 결과가 진실에서 왜곡되는 경우가 흔하기 때문이다. 우리는 연구 결과와 언론의 보도를 상당히 신뢰하는 편이다. 하지만 많은 연구 결과는 왜곡이 많다. 그 이유는, 연구비 지급 주체가 요구하는 유리한 결론에 맞춰야 하기 때문이다. MSG, 식품첨가물, 비타민 보충제, 혈압약, 고지혈증약 등의 논쟁들은 끊이지 않는다.
　연구비 지급 주체 이외에도 적절치 못한 표본의 설정이나 연구 결과의 해석에 오류가 있을 경우, 그리고 치료 효과가 예상보다 낮게 나올 때나 여론에 큰 영향을 미칠 때 등에도 연구 결과는 진실에서 멀어지기 쉽다. 그래서 우리는 어느 정도 공부를 통해 스스로의 건강을 관리할 필요성이 커지는 현실 속에 살고 있다.

불량 정보에 쉽게 빠지는 이유

식품과 영양 분야에서는, 좋고 나쁨의 판단기준은 주로 '천연' 아니면 '합성', 즉 천연은 '선'이고 합성은 "악'인 것처럼 말한다. 일방적인 주장이나 의혹이 비일비재하다. 독자들의 취향에 맞는 용어를 골라 사용하고 그럴듯한 몇몇 체험담까지 동원해 친근하게 설명하기도 한다.

우리는 생소하고 불확실한 것들을 위험한 것과 제대로 구별하지 못한다. 낯설면 괜히 이상하게 보고 또한 불확실성에 대한 막연한 오해도 많다. 과학적인 주장임에도 불구하고, '100%가 아니니 믿을 수 없다'고까지 말하는 경우도 있다. 일방적으로 왜곡된 주장들과 거리를 두면서 공정하고 객관적인 판단을 위해서는 과학적 생각과 접근이 필요하다.

100% 안전에 집착하지 말자 | 예를 들면, 전자레인지 마이크로웨이브 파장의 안전도에 대한 논쟁이다. 전자레인지 파장은 '긴 파장의 약한 에너지'로 라디오 다음으로 안전한 수준이다. 전자레인지로 인한 식품의 영양분 파괴 여부 논쟁은 별도로 하고, 마이크로웨이브 파장 자체가 위험하니 전자레인지 근처에 가지 말라고까지 극단적 주장을 하는 것은, 라디오나 휴대폰 근처에 가지 말라고 하는 것과 같은 얘기가 될 수 있다.

안전하다고 하더라도, 파장은 무엇이든지 오래 접하면 좋을 리는 없다. 라디오나 휴대폰도 마찬가지다. 오래 접하면 다 안 좋다. 하지만 2~3분 정도의 데움이나 통화까지 불안해하며 걱정할 필요는 없지 않을까?

이 세상에는 '완전한 무독', '100% 안전'이라는 것은 없다. 지나치게 걱정하며 사는 것은 분명 또 다른 스트레스일 수 있다.

유해한가, 유익한가? 결국 양의 문제

독과 약은 하나다. 모든 것은 양이 결정한다. 독을 희석하면 약이 되고 약이 과하면 바로 독이 된다. 완전한 무독의 상태도 없다. 청결이 지나치면 독이 되고 적당한 독은 오히려 도움이 되기도 한다. 또한 우리 몸에서는 좋은 일과 나쁜 일이 동시에 일어난다. 생명활동에 꼭 필요한 산소가 활성산소가 되어 노화의 주범이 된다. 그럼에도 우리의 몸에는 항상성이 있고 손상에 대비할 수 있도록 갖춰져 있다. 아마도 긴 시간의 진화 과정에서 생존을 향한 적응력이 그렇게 만들었을 것이다.

용량이 독을 만든다 | 스위스 의학자 파라켈수스Paracelsus는 이미 500년 전에 그렇게 가르쳤다. "용량에 따라 독이 되고 약이 된다." 간단한 말이지만 사실은 어려운 말이다. 적절한 용량을 찾기가 쉽지 않은 일이고, 그래서 수많은 논쟁이 그칠 줄 모르고 계속되고 있다.

어느 한쪽 극단이 해롭다고 해서 반대쪽 극단이 안전한 것은 아니다. 우리가 건강과 장수와 관련한 권고사항에서 너무 극단적으로 치우치지 않았는지를 살펴볼 때다. 많은 분야의 다양한 현상에서 "중용이 최고의 덕목이다"라는 가르침이 더욱 뚜렷하게 다가온다.

건강에 관한 올바른 정보를 얻으려면

우리는 각종 매스컴과 인터넷의 발달로 인해 온갖 정보가 난무하는 세상에서 살고 있다. 수많은 정보 중에는 우리 건강과 관련된 유익한 것도 많지만, 오히려 건강을 해치는 것도 상당수 있다는 점에 유의해야 한다. 수많은 정보 중에서 어떤 정보들이 우리의 건강에 도움이 될지 고민해야 하고 이에 현명한 판단과 선택이 요구된다.

어떤 학자는 탄수화물을 대폭 줄이고 고기를 많이 먹어야 한다고 주장하는 반면, 어떤 학자는 식사에서 붉은 고기 단백질은 발암 위험성이 높아진다고 하면서 각종 데이터를 제시한다. 영양학을 전공하지 않은 사람들과 과거의 영양학에 집착하는 학자들은 칼슘 섭취에는 우유가 최고라고 권하고 있는 반면, 21세기 첨단 홀리스틱 영양학을 공부한 사람들은 우유는 많이 마실수록 골다공증과 암을 유발한다고 하면서 관련 임상 사례를 제시한다.

각각의 주장에는 각자 일리가 있다. 하지만 이런 상반된 주장에 대해 우리는 어떻게 하면 분별력을 발휘해 그들의 주장에 휘둘리지 않고 우리의 건강을 지켜낼 수 있을까? 건강과 관련한 정보를 접할 때에는 다음 사항을 기억해두면 많은 도움이 될 것이다.

- 식품업계는 자신들에게 유리한 정보만 제공한다.
- 각종 매스컴의 정보는 광고 스폰서 편에서 제공한다.
- 매스컴은 자극적인 뉴스만을 보도한다(항공기의 안전한 착륙은 뉴스 거리가 되지 않는다).
- 공인된 단체의 정보나 지침도 공정하지 못할 때가 적지 않다.
- 최신 의학과 영양학은 빠르게 발전하고 업데이트되고 있다.
- 반면, 새로운 지식이 현장에 제대로 반영되지 못하고 있다.

- 수많은 식품첨가물이 라벨에 제대로 표시되어 있지 않다.
- '○○병에는 ○○ 건강식품이 좋다'는 말에 쉽게 이끌리면 안 된다.

다양한 논쟁들, 그리고 핵심 4대 논쟁

음식과 영양, 건강과 장수 분야만큼 다양한 논쟁이 계속되는 분야가 있을까? 이 책을 보면 이렇다고 하고, 저 책을 보면 또 달리 얘기하고, 이 전문가는 이게 옳다고 하고, 저 전문가는 아니라고 주장하고… 다양한 논쟁이 끊임없는 이슈들 중에서 몇 가지만 예를 들어보겠다.

- **무엇이 건강에 좋은가** | 채식 v. 육식, 저탄고지 vs 고탄저단…
- **섭취를 줄여야 하는가** | 계란, 초콜릿, 우유, 햄버거, 당분 과일…
- **유해한가 무해한가** | GMO식품, MSG, 식품첨가물, 전자파…
- **필요성 논란** | 비타민 보충제, 정기 건강검진…
- **부작용 논란** | 백신, 고혈압약, 고지혈증약…

언론과 온라인에서는 이해관계가 얽힌 주장들이 분별없이 난무하고, 전문가들도 각자 자신의 주장만 일방적으로 강조하고 있으니, 일반 대중들은 뭐가 맞는지 헷갈리고 우왕좌왕할 뿐이다. 또한 방송의 위력은 엄청나서, 전문가라는 분이 흰 가운을 입고 TV에 나와서 몇 마디 얘기하면 일반인들은 세뇌되어 즉시 그다음 날부터 해당 약물과 기구들의 구매 문의가 난리가 나는 실정이다.

일반인들도 어느 정도 판단할 수 있는 지식과 정보가 필요한데, 현실은 녹록지 않다. 쉽지 않은 현실이지만, 그래도 너무도 중요하고 비중이 큰 이슈들이기에 일반인들의 현명한 판단과 선택을 조금이나마 돕기 위해서 이 장을 마련했다.

다양한 논쟁들 중에서, 우리 몸의 균형과 건강에 무척이나 중요한, 하지만 첨예하게 대립되고 있는 4가지 논쟁을 집중 분석하겠다.

- **미네랄** | 무기물 vs 유기물
- **소금** | 고혈압 관련성, 섭취량, 미네랄 효과
- **물** | 적정 섭취량, 미네랄 효과
- **햇빛** | 피부암 vs 면역력, 비타민D

미네랄

미네랄이란

인체는 탄수화물, 단백질, 지방을 구성하는 원소인 비금속성의 C·H·O·N이 96%_{산소 65%, 탄소 18%, 수소 10%, 질소 3%}이며, 그 나머지가 K, Na, Ca, Mg, S, P 등의 미네랄이다. 미네랄이 인체에서 차지하는 비율은 4% 정도로 비중은 작지만, 종류가 70여 가지나 되며 역할 또한 중요하다.

인간의 몸을 만들고 생명 현상을 유지하기 위해서는 단백질, 지방, 탄

수화물, 비타민, 미네랄이라는 5대 영양소가 필요하다. 단백질, 지방, 탄수화물이 에너지원연료영양소이라면, 미네랄은 비타민과 함께 효소작용을 활성화하여 인체 대사의 중요한 역할연료를 분해하는 영양소(《음식·영양》편(75쪽) 참조)을 담당하면서 산도 조절과 영양소의 이동 작용을 돕고 있다. 탄수화물, 단백질, 지방은 탄소, 산소, 수소, 질소의 혼합물로 일정 부분은 몸에서 합성할 수 있지만, 미네랄은 몸에서 합성할 수 없어 모두 음식물을 통해서 섭취해야 하는 필수 영양소다.

무기 미네랄 vs 유기 미네랄

미네랄은 크게 무기질과 유기질로 구분된다. 유기물은 생명체가 만든 탄소화합물이지만, 무기물 자체는 빅뱅과 초신성이 만든 태초의 자연의 물질이다. 미네랄은 다시 화학적 특징과 결합 형태에 따라 중립자 미네랄, 이온화 미네랄, 킬레이트화 미네랄로 구분되고 인체에의 영향이 각각 다르다.

중립자 미네랄은 자연계에 존재하는 이온화되지 않은 돌, 쇠, 흙 등의 광물질을 말하며, 에너지를 받아 전하를 띠게 되면 이온화 미네랄이라고 한다. 그리고 식물은 미생물과 햇빛의 도움을 받아 이온화 미네랄을 유기화합물로 킬레이트화하는데 이를 식물성유기질 미네랄이라고 한다. 미네랄이 킬레이트화되었는지의 여부에 따라 무기질 미네랄과 유기질 미네랄로 구분된다.

여기서 킬레이트chelate, 집게발화는, 금속 이온과 다른 원소들(주로 탄소)이 결합해 생체적으로 활용 가능한 상태로 만들어지는 과정이며, 킬레이트화되면 신체 흡수율이 높아진다. 인체의 미네랄 흡수 순서는, 식물성유기질. 킬레이트화 미네랄 〉 이온화된 미네랄 〉 중립자 무기질 미네랄 〉 중금속 순이다(출처: 《소금, 오해를 풀면 건강이 보인다》, 윤태호, 2016, 행복나무, 159쪽).

살아 있는 식물성 미네랄과 주의가 필요한 무기 미네랄 | 식물이 땅속에서 흡수한 무기질 미네랄에 태양에너지와 물과 탄소를 화합해광합성 만든 유기질 미네랄만이 동물이나 사람의 신진대사에 사용될 수 있다. 식물에서 얻은 미네랄은 열에 의해 잘 파괴되지 않으며 효소의 영양제로 제대로 활용되는 살아 있는 미네랄이다.

무기 미네랄은 수십 년 수백 년이 지나도 유기 미네랄로 변하지 않는다. 칼슘, 마그네슘, 유황 등의 미네랄이 들어 있는 산속의 광천수鑛泉水를 마시는 것은, 오염되지 않은 물이라 좋을 수는 있지만, 한편으로는 광물질인 무기 미네랄을 마시는 위험스러운 것이다. 채석장이나 광산에서 흘러나오는 물을 마시는 인근 주민들이 신체의 이상 증상을 호소하거나 각종 질병에 노출되어 고생하는 경우를 가끔씩 언론에서 접할 수 있다. 미네랄mineral이란, 극소량의 무기화합물 원소들 중에서 생명체와 관련된 것에 붙여진 미사여구일 뿐 동일한 물질, 광물질이다.

우리 인체는 유기 미네랄만 이용할 수 있다

시금치에 있는 철분은 시금치가 무기의 철분을 유기화한 것이고, 감자에 있는 칼륨은 감자가 무기물 칼륨을 유기화한 식물성 미네랄이다. 무기의 유황은 맹독성으로 섭취할 경우 매우 해롭지만, 마늘이나 양파와 같은 식물에 의해 유기화한 유황은 뼈를 튼튼하게 하고 위·십이지장 궤양은 물론 냉증, 간경화, 방광염 등에 효과가 크다. 인체의 생리효과가 큰 게르마늄도 무기질의 게르마늄은 해롭지만 버섯, 마늘, 인삼, 콩류 등에 들어 있는 식물성 게르마늄은 인체에 유익하다.

철분이 필요하다고 쇳가루를 갈아서 먹을 수는 없다. 철광석의 철분과 시금치 속의 철분은 성질과 작용이 다르며, 인체 내에서 소화와 흡수가 되느냐 안 되느냐의 큰 차이가 있다. **인체에 유익한 미네랄은 채소, 해조류, 과일 등이 에너지 대사과정을 거쳐 만들어낸 유기질 미네랄이다.**

우리 몸이 무기 미네랄을 이용하는 것은 생리적으로 불가능하다. 생화학과 생리학을 아는 사람이라면 누구든 이 사실을 안다. 헌데 많은 전문가들이 이를 모르거나 애써 외면하고 있다(출처: 《자연치유 불변의 법칙》, 하비 다이아몬드, 이문희, 사이몬북스, 131~136쪽).

간혹 인체에 들어온 무기 미네랄이 담즙에 의해 제한적이나마 유기 미네랄로 변환될 수 있음을 주장하는 바도 있는데, 변환된다면 변환 비율이 얼마나 되는지, 그렇게 미미하게 변환된 미네랄의 인체에의 흡수 및 효능은 과연 어떠한지에 대한 객관적인 연구 결과와 백업 데이터로 증명되기를 기대할 뿐이다.

소금 속 미네랄

　소금에는 많은 미네랄이 들어 있다. 천일염을 제조해 그대로 두면 간수라고 불리는 반투명의 액체가 수 개월간 흘러나온다. 간수에는 수분과 염소, 마그네슘, 칼륨, 칼슘 등 다양한 미네랄이 들어 있다. 간수로 빠져나간 중금속과 미네랄은 약 70~80% 정도이며 20~30%는 소금에 남아 있다.

　소금에 들어 있는 미네랄은 모두 무기질 미네랄이다. 식물성 유기 미네랄은 우리 몸에서 거의 100% 흡수되는 데 반하여, 무기 미네랄은 인체 흡수율이 10% 이내로 매우 낮고 또한 흡수되고 나서도 대사 과정에서 많은 문제를 일으킨다. 인체에 흡수가 안되는 무기질 미네랄은 혈관에서 여러 대사물과 결합해 결석을 만든다.

　또한 소금 속의 미네랄은 거의 무의미할 정도의 양이다. 현재 WHO와 한국영양학회의 소금 권장량은 하루 5g정도인데 그 속에 있는 미네랄의 양은 마그네슘, 칼륨, 황을 제외하면 수십에서 수백ppm에 불과하다 1ppm=0.0001%. 그나마 들어 있는 마그네슘, 칼륨, 황의 경우에도 소금에 들어 있는 양으로는 필요량에 턱없이 부족하다. 만일 소금을 통해 하루에 필요한 미네랄을 섭취하려면 소금을 하루 몇kg, 몇십kg을 먹어야 하는 도저히 말이 안 되는 결과가 나온다(출처: 《소금, 오해를 풀면 건강이 보인다》, 윤태호, 2016, 행복나무, 165쪽).

　반면에 처혜의 선물인 각종 식물과 해조류 속에는 소금과는 비교도 안 되는 훨씬 많고 다양한 양질의 식물성 유기 미네랄이 존재한다. 소금을 통해 미네랄을 섭취해야 한다는 당위성 이전에, 몸이 필요로 하는 미네랄은 식사 때 적당량의 채소와 해조류만 섭취해주면 충분하고도 남는다. 식물과 해조류에 풍부하게 들어 있는 양질의 유기 미네랄을 값싸게 먹는 것이 훨씬 건강에 이롭고 경제적이다.

물속의 미네랄

우리가 영양소로 먹어야 할 미네랄은 물이 아닌 음식물, 특히 채소와 과일과 해조류에 있다. 식물과 식품이 질 좋은 유기 미네랄을 충분히 보유하고 있는데, 왜 굳이 먹는 물에서 미네랄을 찾아야 하는지 이해하기 어렵다. 땅이나 물에는 유기 미네랄이 없다. 물속의 미네랄은 이물질이고 무기 미네랄이다.

결석結石, Calculus이란 몸속에서 자라는 돌을 말하며 무기물질이 응집해 만들어진다. 결석은 귀에는 이석, 이에는 치석, 눈에는 결막결석, 쓸개에 담석, 신장에 신장결석, 요로에 요로결석 등으로 나타난다. 이러한 각종 결석의 주요 물질은 석회석 돌가루다. 물에서 얻는 미네랄은 각종 질병의 발단이 된다. 미세한 석회석 가루가 오랜 세월 동안 몸속에 쌓여 자그마한 돌이 되고, 그 자그마한 돌들이 시간이 가면서 좀 더 자라나면서 몸을 힘들게 하고 여러 질병의 원인이 되고 있다.

무기 미네랄은 건강에 도움이 되지 않는다 | 무기 미네랄이 함유된 센물경수을 마시게 되면 체내에서 용해되지 않는 무기 미네랄 때문에 혈관은 서서히 손상을 입는다. 혈관의 작은 막힘에서 시작하여 나중에는 관상동맥이나 동맥혈관에서도 문제가 일어날 수 있다.

물을 마시면서, 비록 아주 미량이지만, 무기 미네랄을 조금씩이나마 몸속과 혈관에 계속 쌓이게 하면서, 미네랄이 풍부한 비싸고 좋은 물이라고 내심 좋아하는가? 정제염은 미네랄이 없어서 나쁘고, 미네랄이 많다는 유명 브랜드 암염이나 천일염을 드시면서 건강에 도움이 된다고 뿌듯해 하는가?

반복하지만, 극히 적은 양의 미네랄 그것도 인체에 용해되지 않는 무기 미네랄을 얻으려고 미네랄이 많다는 물과 소금을 찾아 힘들게 먹는 것보다, 질 좋고 다양한 유기 미네랄들을 충분히 함유하고 있는 채소와 과일과 해조류를 식사 때에 적당량만 먹어도 훨씬 간편하게 해결되는데, 이토록 단순한 이슈를 왜 이렇게 복잡한 문제로 만드는지 알 수가 없다.

최근에는 미세플라스틱의 위험성을 알리는 보도가 자주 등장하고 있다. 생수병의 미세플라스틱에 더해 이제는 인공눈물을 담은 아주 작은 플라스틱 앰플까지 미세플라스틱 오염의 위험성을 들먹이고 있다. 그러나 인체에 용해되지 않고 축적된다는 측면에서 볼 때, 이러한 미세플라스틱 오염 이슈에 비하면, 물과 소금 속의 광물성 무기 미네랄의 이슈는 비교도 할 수 없는 큰 차이일 것이다.

오랫동안 특정 업체와 홍보매체들은, 특정한 물과 특정한 소금에는 미네랄이 풍부하다고 강조해왔고, 심지어는 미네랄이 없는 물과 소금은 건강에 나쁜 것이니 아예 먹지 말라고까지 줄곧 알려왔다. 도대체 어떤 미네랄을 말하고 있는 것일까? 문제도 아닌 문제가 문제로 되고 있는 현실 속에서 우리는 괜한 고민과 염려를 달고 살아가고 있다.

소금

소금과 인체

소금은 혈액의 주성분으로, 물의 양을 조절하고, 체온을 유지해주며, 소화를 돕고, 삼투압 작용을 통해 영양흡수를 돕는다. 소금은 산소와 물과 함께 우리 몸에서 절대적인 기능을 수행하고 있다.

이렇게 중요한 소금의 기능과 특징은 다음과 같다.

- 체액을 구성한다. 인체는 75%의 물로 구성되어 있으며 체액은 0.9%의 염도를 갖는다.
- 보온효과로 체온을 유지해준다. 체내 소금이 부족할 경우 체온이 낮아져 추위를 느낀다.
- 소화와 영양 흡수를 돕는다. 소금은 식욕을 당기게 하고 위산을 통해 소화흡수를 돕는다.
- 세포의 산화를 막는다. 소금물은 못의 녹을 제거한다.
- 체내의 중금속, 노폐물, 유해가스, 독성물질, 지방을 흡착해 땀과 소변으로 배출시킨다.
- 이를 통해, 활성산소 발생이 줄어들고 혈전을 방지하고 혈관을 청소해서 혈액을 맑게 한다.
- 소금은 강력한 살균제다. 상처에 소금물 소독을 해주면 세포재생이 잘 되어 상처가 빨리 낫는다.

소금과 고혈압

세계적 명성과 높은 신뢰의 〈코크런 공동연구소Cochrane Collaboration 2011년 보고서〉는 이렇게 시작된다. "지금껏 100년 넘게 연구를 거듭했지만, 질병예방의 일환으로 나트륨 섭취를 줄이는 문제에 대해선 아직도 뚜렷한 결론이 나지 않았다." 이 보고서는 '저염 식단'에 초점을 맞추고, 167개에 달하는 연구 논문들과 데이터들을 메타분석으로 자세히 살폈다. 그 결과 저염 식단을 택한다면 혈압이 1% 떨어진다는 사실을 확인했을 뿐이었다. 코크런 보고서는 다음과 같은 결론을 맺는다.

"우리는 저염 식단이 건강을 개선시키는지는 알 수 없다."

2014년 세계적 권위의 《뉴잉글랜드 의학저널New England Journal of Medicine》의 연구 결과가 다시 한번 충격을 주었다. 나트륨 섭취량이 하루 7g 이상인 사람들의 사망률이 높은 것은 사실이지만, 나트륨 섭취량이 하루 3g 이하 정도로 낮으면 더욱 몸에 해롭다고 발표했다. 나트륨 섭취량이 적은 사람들의 건강이 훨씬 나빴다는 점이 이슈가 되었다. 또한 인디애나대학교 소아과 교수인 애런 캐럴Aaron Carroll 박사는 미국 심장병학회가 하루의 나트륨 최소 섭취 권장량을 왜 1.5g으로 낮게 설정했는지 의문을 제기하는 글을 발표한 적이 있다. 연구 결과에 따르면 나트륨 섭취량이 너무 낮으면 섭취량이 높은 것보다 훨씬 더 위험하다고 한다.

소금은 고혈압의 원인이 아니다 | 소금이 고혈압과 관계가 있다는 말은, 혈액 속에 소금이 많게 되면 몸은 이를 희석하기 위해 물을 필요로 하게 되고 결과적으로 물이 혈액 속에 과잉으로 들어와서 혈액량이 증가하게

되고 그 결과로 혈압이 오른다는 것이다. 이는 소금을 많이 먹었을 때 나타나는 일시적인 현상을 말한다. 소금 섭취가 많아지면 물 섭취도 자연스럽게 늘어나고 일시적으로 혈압이 올라갈 수 있다. 이것은 병적인 것이 아니라 생리적인 필요에 따른 것이다. 시간이 지나면서 몸이 스스로 수분과 염분의 균형을 찾으면서 자연스럽게 조절되는 생리적 현상이므로 염려할 일이 아니다.

소금이 혈압을 올리는 일시적인 현상을 만들 수 있지만, 고혈압의 근본 원인은 소금이 아니다. 소금이 고혈압의 원인이라면 소금물 속에 사는 물고기들은 고혈압이어야 할 것이다. 물고기가 고혈압이 아닌 것은 몸이 적절한 양의 소금만을 받아들이도록 하고 과잉의 것은 배출하는 시스템을 갖추고 있기 때문이다. 우리의 몸도 마찬가지로, 소금을 섭취하면 이를 모두 흡수하지 않는다. 필요 이상의 뭔가가 들어오면 우리 몸은 이를 밖으로 배출해 평형을 유지하는 지혜를 발휘한다.

고혈압을 해결하는 가장 확실한 방법 | 근본적으로 고혈압은 혈액의 양이 증가해서 생기는 것이 아니라, 혈액의 점성이 올라가거나 끈적하고 걸죽한 상태 혈관이 좁아지거나 부분적 막힘으로 인해 발생하는 질환이다. 혈액의 점성이 올라가면 심장은 정상적인 힘으로는 혈액을 보낼 수가 없어 과잉의 힘을 주어 보내려고 한다. 또한 혈관이 막혀 있거나 좁아져 있을 경우에도 혈압은 올라가게 된다. 이것이 고혈압이다. 고혈압 해결의 근본은 소금 덜 먹기 저염식보다는, 나쁜 식습관으로 형성된 혈액의 점성을 낮추어야 한다.

소금-고혈압 논쟁에 예민하게 고민할 필요 없이, 고혈압을 낮추거나 예방할 수 있는 훨씬 더 좋은 방법이 있다. 식사는 입맛대로 즐겁게 즐기고, 그 대신 체중 줄이기, 금연, 규칙적인 운동 등으로 혈압을 낮추고 전체적 건강을 향상시키는 것이 훨씬 유익하고 확실한 방법일 것이다.

소금과 고혈압, 바뀌고 있는 패러다임

최근 발표되는 많은 연구 결과들은, 사람에 따라 소금 섭취량이 혈압에 영향을 끼치는 부류가 있고 그렇지 않은 부류가 있다는 쪽으로 방향이 바뀌고 있다. 소금 섭취량이 증가하면 혈압이 올라가는 '염 민감성salt sensitivity'과 소금 섭취량이 늘어나도 혈압에는 별다른 변화가 없는 '염 저항성salt resistance'의 두 부류가 있는데, 그 비율은 거의 반반이다.

또한 소금 섭취가 혈압을 올리는 경우라고 해도 실제 혈압이 상승하는 폭은 그리 크지 않다. 동국대 심장혈관센터에서 소금과 고혈압 관련 논문들을 분석한 결과, 나트륨 1g(소금 기준 2.5g)을 섭취하면 수축기 혈압이 0.9mmHg가 올라가고, 소금 3g을 더 먹는다고 해도 혈압은 겨우 1mmHg 오른다고 발표했다. 하루 동안 혈압 수치가 30~40mmHg를 오르내리는데, 그에 비하면 1mmHg은 거의 무의미한 수치라고 할 수 있다.

오히려 소금 부족이 위험할 수 있다 | 사실 고혈압과 소금 섭취량은 크게 관계가 없으며, 특히 혈압이 정상인 사람은 아무리 소금 섭취를 줄여도 혈압에 변화가 없다. 일부 고혈압 환자나 고령층은 소금 섭취가 늘수록 혈압이 올라가는 경향이 있지만, 혈압 수치를 내리려고 소금 섭취를 줄인다면

다른 더 심각한 문제를 불러올 수 있다는 반론도 만만치 않다. 최근에는 고혈압 환자들이 소금 섭취를 줄였을 때 오히려 심장질환, 심장마비 확률이 더 높아진다는 연구 결과를 비롯해 소금 부족의 위험성을 경고하는 연구가 늘어나고 있다.

노화와 장수의 명저 《하버드 의대 100세 장수법》의 245쪽에 정리된 내용을 요약한다.

"어떤 사람들은 고혈압에 잘 걸리는 체질을 타고날 수도 있다. 또 어떤 사람들은 소금에 따른 혈압 상승에 특히 민감하다. 연구자들은 특히 '소금에 민감한' 사람들의 경우 일반인에 비해 심장 질환의 위험성이 훨씬 더 높다고 한다. 우리가 장수 노인들의 집을 방문했을 때, 그들이 짜게 먹는 것을 종종 보았다. 우리는 소금에 민감한 장수 노인은 본 일이 없다. 따라서 짠 음식을 즐기면서도 혈압이 적정 수준인 사람들의 경우, 의사가 소금에 민감한 체질이 아니라고 확인해준다면 굳이 소금을 적게 섭취할 필요는 없다."

소금은 어떻게 '나쁜 놈'이 되었나

소금이 혈압을 높인다는 가설은 100년이 넘는 얘기다. 1904년 프랑스 과학자 암바르Ambard와 보차르Beauchard가 단지 6명의 환자로부터 얻은 발견사항을 근거로 '소금-혈압' 가설을 제안했다. 그들은 환자들에게 소금을 더 공급했을 때 그들의 혈압이 상승함을 보였다고 밝혔다. 그러나 불과 몇 년 뒤부터 상반된 연구들이 발표되기 시작해서 지금까지 과학자들은 소금 섭취량의 이익과 위험을 놓고 끝날 줄 모르는 논쟁을 벌이고 있다.

하지만 현실은 과학자들의 논쟁과는 다른 현상을 보여주고 있다. 전 세계에서 관상동맥 질환으로 인한 사망률이 가장 낮은 3개국_{일본, 프랑스, 한국}은 모두 고염 식이를 하고 있고, 건강식단으로 널리 알려진 지중해식 식단은 소금 함량이 상당히 높다_{정어리와 멸치, 올리브, 숙성 치즈, 수프, 조개류, 염소젖…}. 특이한 것은 고염 식이를 하는 국가들 중 많은 나라는 기대수명이 가장 긴 일본을 포함해 매우 긴 기대수명을 가지고 있고, 반면에 라트비아에서는 소금 섭취량(7g)은 일본(13g)의 절반이지만 사망률은 10배 이상 높다.

맛을 포기한다고 모두 건강한 것은 아니다 | 음식을 맛있고 기분 좋게 즐기는 것은 인생의 가장 큰 낙樂 중의 하나다. 평범한 요리에 약간의 소금을 넣는 것만으로도 풍미를 높일 수 있으며 특별한 맛을 선사한다. 소금은 쓴맛을 잡아주고 음식의 맛을 더 감미롭게 해서 설탕의 필요성을 줄인다. 그리고 소금이 음식에 더해 주는 만족감과 풍미를 맛보는 것 또한 삶의 즐거움일 것이다.

맛있고 즐거운 식사시간이 불편해지고 불안과 염려는 커져만 간다. 설탕은 살쪄서 안 되고 지방은 콜레스테롤 때문에 안 되고, 조상 대대로 먹어 검증된 된장과 간장, 장아찌, 젓갈 등이 모두 소금 폭탄의 원인으로 내몰리고 있다. 이래서 나쁘고 저래서 위험하다는 것뿐이니 편히 먹을 것이 없다. 짜게 먹거나 기름진 것을 먹으면 죄책감에 괜히 시달리곤 한다.

건강은 한두 가지 요인으로 좋아지고 나빠지는 것이 아닌데, 고혈압뿐만 아니라 당뇨, 심장병, 뇌졸중, 골다공증 등 많은 질병의 원인과 '비건강'

의 혐의를 소금에다 뒤집어씌웠다. 단순하고 저렴해서 거의 모든 곳에 필수적으로 쓰이면서도 소금은 누명을 뒤집어쓰고 희생양이 되었다.

몸의 지혜, 그리고 다이내믹 균형

병은 없다가도 생기고 있다가도 없어진다. 어떤 질병이든 몸 안에 이겨낼 힘이 있다면 얼마든지 극복할 수 있다. 건강의 핵심은 순환, 특히 혈액순환이다. 혈액이 탁해지고 흐름이 나빠지면 말단까지 피가 흐르지 못하게 되니, 머리 쪽이나 신체 끝부분의 감각기관으로 보내려면 피의 압력이 높아질 수밖에 없다. 각자 살아가는 데 필요한 혈압이 다를 수밖에 없다. 인체의 순환계가 제대로 기능하려면 혈액의 양과 압력이 충분해야 조직에 필요한 영양소를 운반하고 대사 작용에서 나온 유해 부산물들을 배출시킬 수 있다.

우리 몸은 물과 소금의 밸런스를 조정하며 이 압력이 적절하게 유지되도록 균형을 잡으며 시시각각 필요에 따라 몸에 맞는 최적의 혈압을 설정해주고 있다. 혈압이 높아진다면 사람마다 개인별 상황과 조건에서 그럴 만한 이유가 있는 것인데, 현실은 정상 수치만 벗어나면 무조건 비정상으로 진단하고 하루아침에 관리대상자를 만들어 평생 혈압약을 먹게 만든다. 정상 수치보다 높다고 해서 혈압약을 먹고 혈압을 떨어뜨려 놓으면, 몸은 제 기능을 다하기 위해 조금 지나면 더 세게 압력을 올릴 수밖에 없다. 원인을 해결하지 않고 수치만 떨어뜨려 놓으면 근본적인 문제는 해결되지 않는다.

너무 짜면 물을 마시게 되고, 소금이 지나치면 소변이나 대변이나 땀을 통하여 밖으로 빼낸다. 몸은 스스로 조절하고 스스로 균형을 이루는 유기체다. 낮과 밤, 여름과 겨울, 스트레스 등 상황에 따라 환경이나 조건이 바뀌면 거기에 맞춰 질서를 잡아간다. 몸은 매 순간 이 모든 일을 스스로 해낸다. 누구나 똑같은 양의 소금을 먹는 것이 아니라 각자의 몸이 요구하는 상황에 맞춰 필요한 만큼 먹으면 된다.

살기 위해 무엇을 얼마나 먹어야 할지는 몸의 지혜를 따르면 된다. 개와 고양이, 하늘을 나는 새, 어떤 야생동물도 자기가 무엇을 얼마나 먹어야 하는지 누구에게 묻거나 공부하지 않는다. 필요할 때 필요한 만큼 몸이 원하는 것을 먹을 뿐이다. 생명의 본능과 지혜는 원시적이고 아날로그다. 배워서 아는 것이 아니라 세상에 나오면서부터 갖고 태어난 내부의 힘이고 자가보유 능력이다.

좋은 음식과 나쁜 음식의 이분법에서 벗어나자 | 건강 정보 통계와 이론들은 하루가 멀다 하고 쏟아져 나오고 있고, 때로는 건강 정보가 오히려 병을 만드는 게 아닌가 싶을 정도로 정보의 홍수 속에서 살아가고 있다. 개인이나 그 사회만의 음식 문화, 삶의 방식, 전통과 역사를 무시한 분석은 실생활에 도움이 안 되거나 자칫 위험할 수도 있다.

몸에 좋은 음식과 나쁜 음식이 나눠진다고 생각하는 이분법에서 벗어나야 하다. 문제는 양이다. 절대적으로 좋고 나쁜 음식은 없다. 더 먹느냐 덜 먹느냐, 더 필요하냐 덜 필요하냐 하는 것이 있을 뿐이다. 무엇을 먹어야 할지, 얼마나 먹어야 할지를 일일이 전문가가 정해주는 것이 아니고, 우리 각자에게는 기준이 있고 자신에게 필요한 양이 있다.

우리 몸은 짜게 먹으면 그만 먹으라고 신호를 주고 물을 먹어 중화시키도록 만들어져 있다. 손끝에 가시 하나만 찔려도 온 신경이 그곳으로 쏠린다. 우리 몸은 상상 이상으로 정교하게 연결되어 있는 초고성능 슈퍼 네트워크 시스템으로서 아무리 최첨단 기기라도 흉내 낼 수 없는 소우주다. 우리 몸은 본능적으로 언제나 생존을 위해 최선의 길을 선택하고 있다.

정말 저염식이 건강에 좋은가

지금껏 양편에 서서 무수한 연구자들이 치열한 논쟁을 펼쳐 왔으나, 다음의 세 가지 연구 결과와 두 권의 책, 그리고 잡지 기고문으로 종합 정리해볼 수 있다(출처: 《의사의 거짓말》, 켄베리, 한소영, 대성 Korea, 2020, 194쪽, 198쪽).

- 2003년에 발표된 〈코크런 리뷰〉에서는 57건의 연구를 종합 분석한 끝에 다음과 같은 결론을 내렸다. "저염식의 식습관이 제공하는 장기적인 유익은 거의 없음을 확인할 수 있었다." (근거중심의학을 지향하는 높은 신뢰도의 국제연구기관 코크런은, 〈코크런 리뷰〉를 통해 해당 의료 활동에 대한 다양한 연구 문헌을 체계적으로 메타분석해 종합된 분석치를 제공하고 있음)
- 2006년에는 14년 동안 7,000만 명이 넘는 미국인을 대상으로, 소금 섭취량과 심장질환으로 인한 사망률 간의 연관성을 비교한 연구 결과가 《어메리칸 저널 오브 메디신 The American Journal of Medicine》에 발표

되었다. 그 결과는, 소금 섭취량이 많을수록 심장질환 때문에 사망할 가능성은 오히려 낮아진다는 결론이었다.
- 8,000명이 넘는 피험자를 대상으로 진행한 연구 결과가 《어메리칸 저널 오브 하이퍼텐션The American Journal of Hypertension》에 발표된 적이 있다. 연구자들은 소금 섭취량은 혈압에 아무런 영향을 주지 않는다는 결론을 내렸다.

도서 |

— 《솔트 픽스The Salt Fix》, 제임스 디니콜란토니오James DiNicolantonio, 2017

저자인 디니콜란토니오 박사는 그동안 해롭다고 여겨져 왔던 소금이 오히려 건강을 유지하기 위해 꼭 필요한 물질이며, 신체적 활력을 높이는 작용을 한다는 사실을 과학적으로 자세히 증명하며 설명한다.

— 《솔트 유어 웨이 투 헬스Salt Your Way to Health》, 데이비드 브라운스타인David Brownstein, 2006

의사이기도 한 저자는 의학계의 통념에 맞서 오랫동안 씨름해왔다. 이 책에는 소금에 관한 새로운 발상과 소금이 우리 몸을 건강하게 하는 것과 관련해 놀라운 정보가 가득하다.

잡지 기고문 |

— 〈It's Time to Fnd the War on Salt〉, Melinda Wenner Moyer, 《Scientific American》, 2011. 07

과학 저널리스트인 저자는 이 기고문을 통해 소금이 건강에 해롭다는 통념을 만들어 온 역사를 알기 쉽게 정리하고, 이 과정에 미국연

방정부와 보건전문가들이 어떻게 가담했는지 설명한다.

이처럼 저염식이 고혈압이나 심장마비의 위험성을 낮추는 데 도움이 되지 않는다는 연구 결과가 이어지는데도, 의사들은 왜 근거 빈약한 저염식을 계속 강조하고 있는 것일까? 소금에 대한 제 개인적인 결론은 이렇다.

현재 혈압이 정상범위의 분들의 경우, 싱겁게 먹는 것이 입맛에 맞으면 그렇게 드시면 되고 조금 짭짤해야 입맛이 살면 또 그렇게 드시면 된다고 본다. 현재 혈압이 높으신 분들은 짠맛을 줄이시면 혈압조절에는 어느 정도 도움이 될 것이다. 한 말씀만 더 추가한다면, 혈압이 높거나 높지 않거나 모든 사람들에게 '싱거운 음식'보다 훨씬 더 중요한 것은, 바로 본인의 입맛에 맞는 '맛있는 건강한 음식'이 아닐까 한다.

천연소금이 진짜 소금?

건강을 위해 소금을 먹어야 한다는 사람들 사이에서도 또 논란이 되는 부분이 있다. 바로 소금 속 미네랄인데, 이는 천일염과 정제염 논쟁으로 이어진다. 소금을 먹되 꼭 천일염이나 토판염을 먹어야 한다고 주장하는 사람들은 천일염이 천연 소금이라는 것을 강조한다. 정제염은 공장에서 만들어낸 기계염으로 건강을 해치고, 반면 자연 그대로인 천일염은 천연 소금이므로 유익한 미네랄이 많아서 건강에 좋다고 주장한다. 또한 정제염은 염화나트륨뿐이므로 건강에 위험하고 심지어 정제염은 사람의 건강을 해치는 것이므로 먹어서는 안 된다는 극단적인 주장까지도 한다.

정제염refined salt은 바닷물을 정수한 뒤 이온교환막을 통해 염화나트륨만 통과시키고 고압증기를 이용해 소금을 생산하는 방식이다. 이 과정에서 미세 플라스틱을 포함한 각종 오염물질과 이물질이 제거되고 염화나트륨 외에 다른 미네랄은 거의 사라져 염도가 균일하고 안전한 소금이 된다. 정제염도 100% 천연 바닷물로 만든다. 처리 장치 자체는 기계식이나 화학식처럼 보이지만, 처리 과정은 모두 자연적 과정을 거친다. 심각해지는 바닷물의 오염을 극복하고 깨끗한 소금을 얻기 위한 가공법으로써, 과자나 빵, 기타 가공식품들은 대부분 정제염으로 만들어진다.

정제염과 천일염 속의 미네랄 논쟁은 앞장의 미네랄 편에서 충분히 설명했으므로, 간단히 아래의 문장으로 정리하고자 한다.

소금을 놓고 천연이냐 가공이냐, 미네랄이 얼마나 들어 있느냐 등을 따지는 것은 소모적인 논쟁일 뿐이다. 우리가 영양분을 섭취하려고 물을 마시는 것이 아니다. 물과 소금은 영양분이 아니고, 영양분을 분해하고 녹이고 이동시키는 매개와 촉매의 별도의 중요한 역할을 하는 필수 물질이다. 만일 물과 소금의 매개자·촉매자 역할이 없다면 우리가 애써 섭취한 귀중한 영양분들은 몸 속으로 흡수되지 못하고 그냥 배설될 수밖에 없다.

미네랄의 근본은 소금

인간의 육체는 21여 개의 물질원소로 구성되어 있다. 그중 대부분은 산소, 탄소, 수소, 질소이고(96.2%), 그 나머지 3.8%가 소량의 미네랄이다. 미네랄이 인체에서 차지하는 비중은 아주 작지만, 종류가 다양하며 역할 또한 중요하다. 소량의 미네랄의 대부분은 소금 속의 나트륨을 비롯한 칼슘과 인, 칼륨이고, 기타 아주 극소량의 마그네슘, 철, 아연, 구리, 망간 등으로 구성된다. 인체를 구성하는 주요 원소들과 그 비율(대략적인 체중 대비 구성%) 및 주요 역할들은 다음과 같다.

인간의 육체를 구성하는 주요 원소들

원소명	구성비(%)	주요 역할
산소O	65.0	물H_2O 및 유기분자의 주성분
탄소C	18.5	모든 유기분자의 기본 구조
수소H	9.5	물 및 유기분자의 구성 성분
질소N	3.2	단백질 및 핵산DNA/RNA의 구성 요소
칼슘Ca	1.5	뼈와 치아의 주성분, 근육 수축 및 신경전달
인P	1.0	DNA, RNA, ATP, 뼈 등의 구성 성분
칼륨K	0.4	세포 기능 및 전기적 신호 전달
황S	0.3	단백질 구조 형성
나트륨Na	0.2	체액의 삼투압 유지, 신경전달
염소Cl	0.2	체액의 전해질 균형 유지
마그네슘Mg	0.1	효소 작용 보조, 뼈 형성
철Fe	0.006	헤모글로빈Hb 구성, 산소 운반
아연Zn	0.003	면역 기능, 효소 활성 조절
구리Cu	0.0001	철 대사, 항산화 효소 구성
망간Mn	0.00002	뼈 성장, 효소의 보조인자
요오드I	극소량	갑상선 호르몬 생성
셀레늄Se	극소량	항산화 작용, 갑상선 기능 유지
몰리브덴Mo	극소량	효소 반응 조절
크롬Cr	극소량	인슐린 기능 보조
코발트Co	극소량	비타민B12의 중심 원자
플루오르F	극소량	치아 및 뼈 건강

출처:
- Guyton and Hall, Textbook of Medical Physiology
- U.S. Geological Survey (USGS) - The Elements in the Human Body
- National Institutes of Health (NIH) - Office of Dietary Supplements
- WHO: Trace Elements in Human Nutrition and Health

생명활동의 근원인 소금 | 칼슘 칼륨과 함께 미네랄의 근본인 소금은 생명활동의 근원이다. 인간의 선조는 물고기라고 하며, 바닷속의 생명체에서 진화를 거쳐 육지로 올라온 것이 약 3억 년 전이라고 한다. 그래서인지 인간의 체액이나 양수의 성분이 바닷물의 성분과 같고, 다만 그 농도가 인간의 경우 0.9%인데, 해수의 농도는 시간이 지남에 따라 차츰 진해져서 3.5%가 되었다고 한다. 다시 말해 우리 인체의 65% 이상을 차지하는 수분은 바닷물과 같은 상태다. 병원에서 쓰는 포도당 주사는 포도당 5~15%에 식염이 0.45~0.9%가 들어간다. 혈액뿐 아니라 신체 내에서 물이 포함된 모든 조직과 세포들의 수분도 0.9%의 농도를 유지하고 있다.

우리 몸에 나트륨이 부족하면 생명에 위험 경고 지수가 올라간다. 탈수 후 과도한 수분 섭취를 하면 체액의 나트륨의 농도가 낮아져 신경전달에 지장이 생기기 때문에 극히 위험하다. 나트륨이 없으면 인체의 어떤 기관도 작동할 수 없다. 예로부터 소금은 금 다음으로 매우 귀하고 중요한 보물로 여겨져 왔고, 소금을 얻기 위해 전쟁도 불사했던 우리 몸의 소중한 구성 원소다. 현대에 들어와서 식품의 저장과 요리뿐 아니라 일상 생활의 다양한 측면에 활용도가 많아지면서 전혀 부족함이 없이 생산되고 또한 매우 저렴하고 너무 흔해지다 보니, 한편으로 고혈압의 원흉으로 매도되면서 되도록 기피해야 할 대상으로 변해 있는 현실이다.

물

물은 몸의 70%를 차지하는 가장 중요한 구성 물질이다. 물은 음식의 소화와 흡수, 영양소의 운반과 사용, 독소와 노폐물의 배출을 돕고 있다. 특히 뇌, 폐, 간, 심장, 근육, 간 등의 장기들은 70~80%가 물로 채워져 있다. 인체의 부위별로 필요한 물의 양을 살펴보면, 혈액과 혈장 90%, 림프액 94%, 침과 위액 95%, 담즙 86%, 피부 80%, 근육 75%, 연골 50%, 뼈 15%, 치아 10%다.

우리가 먹는 음식물과 식자재에는 물이 넉넉히 들어 있으나, 근래에 가공식품 섭취가 많다 보니 물을 별도로 마셔야 하는 현실이 되었다. 당질 위주의 식사나 짠 음식은 대사기능을 떨어뜨리고 갈증을 유발한다. 보통 하루 1.5~2리터의 물을 마시라고 하지만, 체질과 상황에 따라 필요량이 다르므로 물을 억지로 많이 마실 필요까지는 없다.

물은 언제 마시면 좋은가

❶ 식사 30분 전에 마신다. 소화관이 준비 태세를 갖추게 된다.
❷ 목이 마를 때에는 언제든지, 약간의 물을 마신다.
❸ 식후 2시간이 지난 뒤, 음식물 분해로 인한 수분 보충을 위해.
❹ 아침에 일어나면 먼저 물부터 마신다(미지근한 상온 추천).
❺ 운동하기에 앞서 마신다. 운동 중에도 운동 후에도 마신다.

❻ 변비가 있거나 과일과 채소를 충분히 먹지 않는 경우에는 꼭 물을 마신다.

식사 중에는 물을 되도록 삼가자. 식전 30분에 물을 마시면 위액, 췌장액, 담즙의 원료가 되어 소화에 도움을 줄 수 있다. 물은 아주 빨리(5~10분) 위를 떠나기 때문에 식사 전에 물을 마시는 것은 분명히 몸에 좋다. 문제는 식사 중이나 식사 후의 물 섭취다. 소화액은 액체. 식사 중이나 식사 후에 어떤 종류든 액체를 마시면 소화액이 희석되기 마련이다. 그 결과 소화작용의 속도가 현저히 느려지고 소화 장애로 이어질 수 있다. 또한 음식을 먹으면서 물을 마시면 음식물을 덜 씹게 된다. 식사 중에는 물을 마시지 않는 것이 좋다. 물이나 국에 밥을 말아서 대충 씹고 빨리 먹으면 위와 소화기관에는 좋지 않은 습관이다. '밥 따로 국 따로'가 권장되는 이유다.

식사 후에는 2시간 정도 지난 후 마셔야 한다. 무조건 물을 좀 마셔야겠다면, 아주 조금씩 나누어 마시는 방법으로 역효과를 최소화하는 것이 좋겠다. 식후 2시간이 지나면 소화된 음식이 위장을 떠나는 시간이므로 이때에 물을 마시면 소화관 호르몬인 모틸린이 활성화된다. 모틸린은 위에 물이 들어오면 활성화되며 장을 원활하게 하는 상하 연동운동을 촉진한다. 물을 마시는 시간만 잘 맞춰도 우리 몸의 소화기능은 훨씬 좋아진다. 물 마시기 좋은 시간은 공복, 식전 30분, 식후 2시간부터 다음 식사 30분 전까지가 이상적이다.

물은 얼마나 마셔야 하는가

물이 없으면 생명도 없다. 물은 생명의 정수다. 그렇다면, 물은 언제 얼마나 마셔야 할까? 목이 마를 때 몸이 원하는 만큼 마시면 된다. 물에 대한 필요성은 계절과 활동에 따라 달라진다. 뜨거운 태양 아래에서 육체노동을 하는 사람은 에어컨 있는 사무실에서 일하는 사람보다 훨씬 더 많은 물이 필요할 것이고, 겨울보다는 여름에 더 많은 물을 필요로 할 것이다. 또한 음식물에서 섭취하는 수분의 양이 적으면 적을수록 더 많은 물을 마셔야 할 것이다. 갈증은 음식물의 수분함량과 직접적으로 연관이 된다.

'하루에 2리터 8잔의 물을 마셔야 한다', 심지어는 '목이 마르지 않아도 마시고, 일정한 간격을 두고 물을 한 잔씩 마시는 습관을 들이라'고도 충고하는 전문가들의 의견을 충실히 따라서, 물을 마시고 싶지도 않은데 남녀노소, 춘하추동, 섭취한 음식, 신체 활동량 등을 불문하고 매일 2리터를 마셔야 한다는 말인가? 그렇게까지 해야 할 정도로 우리 몸은 바보가 아니고, 자연신 또한 우리 인간의 짧은 지식으로 이렇게 저렇게 해야 한다고 가르쳐야 할 정도로 어리석은 존재가 아니다.

우리가 기억해야 할 것이 있다. 현대인들은 물이 너무나 풍족한 시대를 살지만, 우리의 먼 조상이 살던 원시시대에는 먹을 수 있는 물이 모자라서 인체는 물을 절약해 쓸 수 있도록 설계되어 있다. **우리 몸은 목마를 때 물 마시는 걸로 충분하고, 하루에 2리터는 마셔야 한다는 주장이나 권고로 인해 괜한 염려를 할 필요는 없다. 간단명료한 원칙은 '목 마를 때 마시자'다.** 우리 몸은 언제 물을 마셔야 할지 알려줄 정도의 현명함은 갖추고 있다.

과잉의 물 섭취는 과식만큼 해롭다

그렇다면 물을 얼마나 마셔야 한다는 말인가? 여기서도 확실한 원칙은 하나뿐이다. '목이 마를 때 갈증이 해소될 만큼' 마시면 된다. 우리 몸이 하루에 필요로 하는 최소한의 섭취량은 있다. 대부분의 사람들은 필요한 물의 60~70%를 음식물을 통해 얻는다. 섭취량이 조금 더 초과되어도 문제는 없다. 그러나 너무 많이 마시면 조직들이 물에 잠기면서 체액이 희석되고 세포기능이 손상될 수 있으며, 산소와 영양소를 흡수하고 운반하는 혈액의 능력을 떨어뜨리게 된다.

지나친 물 섭취는 과식만큼이나 해롭다. 우리 몸은 갈증이라는 성능이 탁월한 센서 메커니즘을 통해 수분이 필요할 때 곧바로 알아차려 물을 마시도록 신호를 보낸다. 하루에 여덟 잔 정도의 물을 꼭 마셔야 한다고 정해두고 강박에 시달릴 필요는 없다. 목이 마르지 않은데 왜 물을 마셔야 할까? 배가 고프지 않은데 왜 밥을 먹어야 할까? 그것은 자연신의 섭리를 거스르는 것이다.

위스키 짐빔Jim Beam의 오래된 광고에 이런 말이 있다.

'모든 것은 기본으로 회귀한다 You Always Come Back To The Basics.'

뭐가를 결정할 때, 특히 어떤 것이 좋으냐 나쁘냐를 선택해야 할 때 한 번쯤 반추해볼 만한 의미를 담고 있다.

무엇이 몸에 건강에 좋은지? 얼마나 먹어야 하며, 얼마나 호흡해야 하며, 얼마나 자야 하는지? 기본으로 돌아가면 된다. 답은 몸이 요구하는 만큼이다. 개인의 라이프스타일, 음식의 특징, 기후, 신체활동 등에 따라서도 달라질 것이다. 몸이 알려줄 것이기 때문이다. 어떤 동물들도 이런 것들을 묻거나 배우지 않는다. 우리 조상들도 마찬가지였을 것이다. 다만 현대를 사는 우리들은 너무 많은 정보에 휘둘리고 있다. 건강 지침은 몸과 자연의 섭리에 따르는 균형이며 그 이상도 이하도 아닐 것이다.

물, 하루에 8잔 2리터?

"수십 년 전 연구 잘못 이해한 권장량, 근거 없어"

하루에 물 8잔, 2리터는 마셔야 건강하다. 오랫동안 과학적 진실이라고 믿어온 이 주장이 사실은 수십 년 전 연구를 잘못 해석한 것이고, 물을 무작정 많이 마시는 것이 별 효과도 없다. 물 섭취량은 체질과 신체 활동, 기후 등 여러 요인에 따라 다르기 때문에 목이 마를 때 마시면 된다.

하루 물 권장량 8잔은 1945년 전미연구평의회NRC의 식품영양위원회에서 처음 제시되었는데, 음식과 음료에서 섭취 가능한 수분까지 포함해서 한 사람의 하루 총 물 섭취량을 나타낸 것이었다. 하지만 이를 매일 물을 8잔씩 마셔야 한다는 것으로 잘못 이해하면서 널리 확산되었다.

이상은 2022년 국제적 과학전문지 《사이언스Science》에 게재된, 미국 듀크대에서 진행된 연구 결과의 결론이다. 《워싱턴포스트WP》를 비롯한 주요 언론에서도 보도되었다(2022년 12월 6일자).

WP에 따르면, 듀크대학교 연구팀은 사람이 얼마나 많은 물을 필요로 하는지 알아보기 위해 10세부터 90대까지 다양한 연령대의 26개국 5,600명의 참가자를 대상으로 데이터를 분석했다. 연구를 통해 발견한 사항은, 체지방이 적을수록 많은 물이 필요하고, 더운 기후에 살고 신체 활동이 많은 사람들은 비교적 더 많은 물을 섭취해야 하고, 연령별로는 20~50세가 물 섭취량이 많아야 한다로 요약되었다.

연구팀은 "목이 마를 때 물을 마시면 된다"고 하며, 수분이 풍부한 과일과 야채, 요구르트 등을 물 대신 섭취하는 것도 괜찮지만, 설탕이 든 음료만큼은 꼭 피하라고 강조했다. 물을(필요 이상으로) 많이 마시면 화장실만 자주 간다. "몸이 필요로 할 때 물을 마시는 것이 가장 좋다"는 것이 결론이었다.

한국인 수분 섭취 기준 - 한국영양학회

수분은 물, 음료, 음식을 통해 섭취하게 되며, 체내에 섭취된 이후 분포 또한 여러 환경, 대사, 신체 활동 등에 의해 영향을 많이 받기 때문에 단순히 물을 얼마나 마셔야 한다고 결론 내리기는 어렵다. 이에 대해 한국영양학회는 〈2020 한국인 영양소 섭취기준〉을 통해 음식과 액체 섭취를 통한 '일일 수분 충분 섭취량'을 성별과 나이에 따라 세부적으로 제시하고 있다.

수분 충분 섭취량(㎖/일)

	연령	음식	액체제	총수분
남자	19~29	1,400	1,200	2,600
	30~49	1,300	1,200	2,500
	50~64	1,200	1,000	2,200
	65~74	1,100	1,000	2,100
	75 이상	1,000	1,100	2,100
여자	19~29	1,100	1,000	2,100
	30~49	1,000	1,000	2,000
	50~64	900	1,000	1,900
	65~74	900	900	1,800
	75 이상	800	1,000	1,800

　60세 남성의 경우 '한국인 일상식'을 했을 때 평균적으로 약 1,200㎖ 정도 수분을 음식으로 섭취하게 되므로, 물과 음료 등 액체 형태로 1,000㎖ 정도를 더 마시면 된다. 여기서 말하는 액체에는, 첨가물이 들어 있는 가공 음료는 제외되고, 충분한 양의 물이 포함돼야 한다는 조건이 따른다.

　국내·외 여러 권위 있는 유수 연구기관들의 연구 결과와 권장 사항들을 살펴보았다. 이쯤이면 물을 얼마나 마셔야 하는지에 대한 적절한 답을 얻을 수 있을 것으로 보인다.

햇빛

　햇빛은 흔해서 오히려 부족해지기 쉬운 너무도 귀중한 영양소다. 햇빛을 며칠 받지 않는다고 해서 우리 몸에 이상이 생기는 것도 아니니, 우리들 대부분은 햇빛이 중요하다는 사실을 잊어버린 채 살아가고 있다.

한편 햇빛의 자외선이 나쁘다고 너무 강조하다 보니 차단제를 바르지 않고 밖에 나가면 큰일 나는 줄 알거나, 심지어는 어떻게든 햇빛을 피해보려고 얼굴을 가면으로 완전히 뒤집어씌우고 눈만 내놓고 다니는 우스꽝스러운 모습도 자주 눈에 띈다.

햇빛은 이렇게 피하고 도망 다녀야 할 대상이 아니다. 햇빛은 우리 인간뿐만 아니라 모든 생명체와 꼭 함께 지내야 할 아주 소중한 친구다. 우리가 잘 모르면서 지내고 있지만, 햇빛을 받지 못해서 생기거나 악화되는 병이 한두 가지가 아니다. 햇빛이 부족해서 생긴 병은 햇빛으로만 고칠 수 있다.

햇빛의 작용

햇살에는 파장이 다른 무수한 광선이 섞여 있다. 무지개에서 보듯 색이 다른 것도 파장이 다르기 때문이다. 무지개로 보이는 것을 가시광선이라고 하고, 무지개의 빨간 띠 너머에 있는 선을 적외선, 보라색 너머에 있는 선을 자외선이라고 한다. 자외선 쪽으로 갈수록 파장이 짧고, 주파수는 높고, 적외선 쪽으로 갈수록 파장이 길고, 주파수는 낮다.

- **가시광선** | 가시광선은 식물들이 광합성을 하는 데 쓰인다. 우리가 음식을 먹고 내는 힘은 모두 가시광선에서 온 것이다. 가시광선은 놀라운 치유력을 지니고 있다.
- **자외선** | 자외선은 보라색 가시광선 바깥쪽에 있다. 가시광선보다 파

장이 짧은데, 자외선 가운데에서도 가시광선 가까이에 있는 것을 자외선A라고 하고, 그보다 파장이 더 짧아서 가시광선에서 더 멀리 있는 것을 자외선B라고 한다. 이 중에서 비타민D를 만들고 세균을 죽이는 것은 자외선B다. 피부는 자외선B에서 에너지를 받아 콜레스테롤을 비타민D로 바꾼다.

- **적외선** | 적외선은 붉은색 건너편에 있는데, 가시광선에서 더 멀리 있는 것을 원적외선이라고 하며, 피부 깊숙이 뚫고 들어와 세포를 활성화시킨다. 황토방이 좋다는 것도 황토가 열을 받아 내놓는 원적외선이 우리 몸을 편안하게 해주기 때문이다.

햇빛은 우리 몸에서 중요한 물질이 된다

햇빛을 쬐는 것은 자연에 몸을 맡기는 가장 기본적이며 건강한 일이다. 현대인들, 특히 사무직 종사자는 겨울철은 물론이고 여름에도 햇빛을 거의 못 쬐고 있다. 해가 있을 때에는 사무실에 있어서 햇빛 볼 일이 거의 없으니 **비타민D 결핍 현상**이 나타나고 있다. 요즘은 아이들마저 햇빛을 제대로 못 쬐고 있다. 뼈가 한창 커가는 성장기에 비타민D가 부족하면 척추나 뼈가 단단한 형태를 갖추지 못하게 된다. 햇볕이 비추고 있으면 그늘이라도 햇볕을 직접 받는 효과의 절반 가까이는 된다고 한다.

자외선B의 양은 하루 중에도 태양의 위치에 따라 달라지고, 바깥에는 그늘이라도 꽤 많은 자외선B가 있으며, 이슬비가 내리는 날에도 대낮에는 비타민D를 합성할 수 있을 만큼의 자외선B가 있다. 하지만 유리문으로 둘러싸여 있다면 자외선B는 들어올 수가 없다. 여름에는 해가 길고 팔다리를 적당히 드러내고 있어서 신경 쓰지 않아도 비타민D를 충분히 합성할 수 있다. 하지만 문제는 겨울철이다. 대부분의 사람들은 겨울 내내 비타민D가 많이 부족한 상태로 살아가게 된다.

한편 인종마다 피부색이 다른 것은 각자 살고 있는 곳의 자외선 양에서 차이가 있기 때문이다. 자외선을 많이 받는 열대 지방 사람들은 넘치는 자외선을 막기 위해 피부가 검은색으로 진화되었고, 반대로 북쪽 추운 지방 사람들은 부족한 자외선을 조금이라도 더 받아들이기 위해 하얀색 피부를 가지게 되었다. 적도 지방 사람들이 북쪽 추운 곳에 가서 살면 비타민D 결핍증에 걸리기 쉽고, 역으로 북쪽 지방 사람들이 열대 지방으로 내려오면 자외선을 많이 쬐게 되어서 피부암에 걸리기 쉽게 된다.

햇빛에 대한 오해

햇빛은 생명의 에너지원이며 해독과 양생의 기능이 있어 적절하게 활용하면 질병을 치유하는 데 매우 유용하다. 햇빛은 태초부터 인류와 공존해 왔고 조상들은 평생을 햇빛에 노출되어도 아무 문제가 없었는데 언제부터인가 갑자기 햇빛을 피부암의 원인이라고 매도하게 되었다. 환경오염으로 인한 오존층 파괴로 유해한 자외선이 증가하고 있는 것은 사실이지만, 자외선이 피부암의 원인이라는 이론은 주로 미국이나 유럽 등에서 발표된 백인을 대상으로 한 논문에 바탕을 두고 있다.

미국과 유럽의 백인들은 본래 햇빛이 약한 지역에 살면서 거기에 맞춰

흰색 피부로 적응해왔는데, 점점 태양이 강하게 내리쬐는 지역으로 확장 진출하면서 자외선에 대한 주의가 필요하게 된 것이다. 피부암은 주로 백인들과 관련된 병이고 유색 인종과는 연관성이 약하다. 인종과 피부의 다양성을 무시한 채, 지구촌 모든 사람들에게 똑같이 적용하는 것은 상당한 무리가 따른다.

햇빛은 사람에 따라 약이 되기도 독이 되기도 한다 | 우리 민족은 오래전부터 햇빛이 적당하게 내리쬐는 곳에서 잘 살아왔다. 따라서 백인과 같이 자외선을 쬐면 나쁘다고 일률적으로 단정지으면 곤란하다. 오히려 햇빛을 쬐는 것이 더욱 잘 어울리는 건강법일 수가 있다. 실제로 햇빛을 쬐면 혈액 순환이 좋아지며 자외선은 뼈를 비롯한 신체기관을 튼튼하게 해주기 때문에, 햇빛에 적절히 노출된 사람은 그렇지 않은 사람보다 훨씬 건강하다. 밖에서 신나게 뛰어노는 아이들에게는 아토피나 알레르기 질환이 매우 드물다.

인체는 동일한 자극에도 달리 반응한다. 유당乳糖을 분해하는 효소가 있는 사람은 우유를 먹어도 괜찮지만 유당분해효소가 없는 사람은 설사를 한다. 햇빛도 마찬가지다. 햇빛을 받는 사람의 신체 상태가 어떠한가에 따라서도 그 효과는 다르게 나타난다. 피부암을 일으키는 적군이 될 수도 있고 면역력을 강화시켜 주는 아군이 되기도 한다.

자외선 딜레마, 피해야 하나 받아야 하나

　국내 피부암흑색종 환자 수가 5년간 36% 증가했다는 건강보험심사평가원 보고서가 있다. 햇빛자외선을 많이 쪼인 탓이라고 한다. 그런데 자외선을 너무 안 쪼여서 생기는 병도 있다. 근골격계 질환자의 91%가 비타민D 부족 및 결핍 상태였다는 경희대병원 정형외과 연구팀의 연구 결과가 있다. 이외에도 자외선이 건강에 좋다는 경우와 나쁘다는 경우에 대한 서로 상반된 내용의 연구 논문들이 끊임없이 나오고 있다. 이런 서로 반대되는 내용의 연구 결과들은 도대체 자외선을 피하라는 건지 쬐라는 건지 우리들을 헷갈리게 만든다.

　일반적으로 비타민D의 적정농도는 30~100ng/mL다. 세계보건기구WHO는 20ng/mL 이하를 '부족', 10ng/mL 이하를 '결핍'으로 정의하고 있다. 비타민D 부족과 결핍 증상은 일종의 '선진국병'이다. 현대인들이 실내에서 주로 생활하고, 공기에 오염물질이 많아지면서 피부에 닿는 자외선 양이 부족해지다 보니 생기는 현상이다. 우리나라는 비타민D 결핍이 심한 국가 중 하나로 분류되고 있다. 국민건강영양조사에 참여한 10세 이상 국민의 비타민D가 모든 연령대에서 최저 기준인 30ng/mL을 넘지 못하고 있다.

우리 몸에 적당량 필요한 자외선B

　두 자외선 중에서 자외선A는 일단 무조건 막아야 하지만, 자외선B는 적당량은 반드시 쬐야 한다. 자외선B가 비타민D를 합성하기 때문이다. 비타민D는 우리 몸의 조직세포의 성장과 분화, 그리고 유전자들을 조절하고 면역계에 직접 영향을 준다. 비타민D가 부족하면, 면역세포가 제대로 활동하지 못하고, 암과 뇌졸중의 위험이 훨씬 더 커진다.

10~15분이면 햇빛 쬐기 적정 | 미국 뉴욕대 연구팀의 연구결과에 의하면, 미국 마이애미 낮 12시 기준으로 동양인은 여름 6분, 겨울 15분간 햇빛을 쬐야 한다고 밝혔다. 이에 대한 국내 전문가들의 결론은 다음과 같다. "미국은 우리나라보다 햇빛이 강하기 때문에, 우리는 2배 정도인 10~15분여름 햇빛을 쬐면 좋다."

여름에는 오전 10시 전, 오후 2시 이후 | 자외선이 강한 여름철 오전 10시~오후 2시에는 햇빛을 피하는 것이 좋다. 봄 가을에는 낮 시간을 적절히 활용하면 괜찮다. 하지만 겨울에는 자외선이 거의 없어서 겨울철 햇빛으로는 비타민D 합성이 힘들므로 겨울철에는 오히려 햇빛을 적극적으로 쬐야 한다.

일반적으로 추천하기로는, 햇빛 쬐기는 일주일에 3~4회, 10~20분씩 팔·다리를 내놓고 쬐면 된다. 매일 10분씩 피부가 햇빛을 보게 하는 것만으로도 충분하다. 단, 햇빛 쬐기를 할 때 자외선 차단제를 바르지 않아야 한다. 자외선 차단제가 햇빛 속 청색광선과 비타민D 생성을 막기 때문이다.

**현대인들은 햇볕을 너무 두려워하는 것 같다. 자외선 차단제의 SPF 지수는, 업체 홍보와 언론의 영향으로, 점점 더 올라가고 있다. 그러나 우리나라 사람들의 경우 자외선으로 인한 손해보다는, 자외선을 쬐면서 얻는 혜택이 훨씬 크다는 것을 알아야 한다. 햇빛은 비타민D와 심혈관계 질환, 암 그리고 기억력 장애와도 아주 밀접한 관계가 있다는 것을 꼭 기억할 필요가 있다.

자외선 차단제선크림, 제대로 알자

일반적으로 선크림이 태양 광선으로부터 피부를 안전하게 보호해줄 거라고 생각하지만, 한편으로는 실제 선크림을 바른 사람들이 흑색종피부암에 더 잘 걸린다는 임상 결과가 나와 있다. 특히 문제가 되는 성분이 나노 입자로 첨가된 미세한 이산화티타늄이다.

이산화티타늄의 미세 나노 물질이 햇빛에 노출되면 산화되어 세포에 손상을 입히거나 암을 일으킬 수 있고 건강을 해치는 독성 물질이라는 사실은 이미 수많은 연구를 통해 밝혀졌다. 반면에 나노 입자 이산화티타늄의 인체 사용에 따른 안전성에 관한 객관적인 연구는 아직 없으며, 이런 물질을 장기간 사용했을 때 어떤 부작용들이 일어나는지에 대한 연구 결과 또한 전혀 없는 현실이다.

한편 선크림은 바른 후 30분 이상은 지나야 효과가 나타나고 또한 1시간마다 발라 줘야 효과가 지속되는데, 대부분의 사람들은 그냥 선크림을 바르기만 하면 안전한 것으로 생각하고 있다.

적절한 양의 햇빛을 받아들이자

태양은 모든 생명의 원천이다. 위험한 것은 막연한 두려움과 지나친 염려다. 연구에 따르면, 선크림이 대중화되면서 피부암 발병 건수가 오히려 증가했다. 만일 태양이 우리의 피부와 눈과 건강에 그토록 위험한 것이라면, 우리의 먼 조상들의 몸에는 어떤 형태로든 적절한 보호 장치가 갖춰져 있었지 않았을까?

햇빛을 기피하게 되면 육체적으로는 비만과 질병의 원인이 될 뿐만 아니라 정신병적인 원인도 된다. 과거 지하 수용소에 갇힌 대부분의 정치범들이 미쳐버린 이유가 바로 햇빛 부족 때문이었다고 한다. 북반구에서는 많은 사람들이 '겨울 우울증'에 시달린다. 미美국립정신건강연구소의 연구원들은 이런 우울증을 앓는 사람들을 햇빛을 모방해 만든 풀 스펙트럼 형광등에 하루에 2시간씩 노출시켰더니 증상들이 완전히 사라졌다고 밝혔다.

햇볕을 쬐지 못하는 올챙이는 개구리가 되지 못한다. 빛이 전혀 없는 상태에서 평생을 사는 동물은 보통 시력이 없고, 심지어 눈이 없는 경우도 있다. 또한 직사광선을 받지 못한 나무들은 4대 후에 멸종했다는 주목할 만한 실험 연구결과도 있다.

햇빛을 쬐기에 좋은 시간과 방법 | 햇빛에 몸을 맡겨도 좋은 최적의 시간은 아침이나 늦은 오후, 햇빛의 강도가 약할 때다. 가능한 한 피부의 많은 부분을 노출시키고 선탠로션 오일, 햇빛 차단제는 사용하지 않는 게 좋다. 물론 자외선 차단제가 필요할 때가 있다. 강렬한 태양의 햇빛에 노출될 경우에는 자외선 차단제가 필요하다. 하지만 어떠한 경우에도 작열하는 태양 아래 몇 시간 동안이나 피부를 노출하는 것은 절대 금물이다. 오랜 시간 태양 아래 있게 된다면 반드시 피부를 철저히 보호할 예방조치를 취해야만 한다.

많은 연구 결과를 종합하면, 고지대나 적도 부근에 사는 사람들의 피부암 발병률이 가장 낮다. 반면 주로 실내에서 일하거나, 자외선 차단 선글라스를 착용하고 선크림을 사용하는 사람들 중에서 피부암 발병률이 상대적으로 높다. 동물들은 선글라스나 선크림이 없어도 피부암에 걸리지 않고 우리의 먼 선조들도 또한 마찬가지였을 것이다.

적절한 양의 햇빛 쬐기는 반드시 필요하다 | 자! 이제 건강에 양가적인 햇빛과 피부의 복합적 관계, 즉 피부암 유발 vs 면역력 강화로부터 어떤 결론을 내야 할까? 다시 또 용량의 문제로 돌아간다. 간단 명료하다. 적절한 햇빛을 적정량으로 꼭 쬐야 하고, 강렬하고 많은 햇빛은 당연히 피해야 한다.

일부 과격한 마케팅과 언론의 요란한 홍보 덕분(?)에, 우리의 영원한 생명의 빛은 어떻게든 피해야 하는 나쁜 놈으로 둔갑해버렸고, 햇빛 차단제는 조금이라노 게을리하면 당장에라도 피부암에 걸릴 것 같은 생존의 필수품화되었다. 단순한 용량의 문제이고 또한 특정 인종과 지역에 관련된 이슈인 것을, 강력한 흑백논리의 이분법으로 만들어낸 결과, 이산화티타늄 나노 물질의 독성과 부작용은 감춰진 채, 관련 상품들은 지구에 살고 있는 대부분의 사람들의 필수 화장품으로 자리 잡게 되었다.

적정량의 햇빛은 꼭 필요하고, 강렬하고 많은 햇빛은 피해야 한다. 그리고 만년설의 고산과 모래밭과 물가에서는 반사되는 자외선이 매우 강하기 때문에 차단제는 꼭 필요하다. 하지만 하루 20~30분도 제대로 직접 햇빛을 쬐지 못하는 현대인들은 비타민D를 비롯한 햇빛의 생명과 건강의 선물을 제대로 받지 못하고 있다.

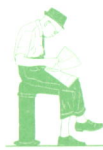

지혜로운 판단과 선택

무엇이든 적당하게 먹는 것이 몸에 좋다. 좋은 것도 많이 먹으면 몸에 안 좋다. 밥이 몸에 좋고, 인삼 녹용도 몸에 좋고, 야채도 좋고, 과일도 몸에 다 좋다. 그런데 그중에 어느 것 하나라도 많이 먹어보면 어떨까? 다 몸에 안 좋다. 스테로이드나 몰핀마약도 조금씩 쓰면 괜찮지만 일정량 이상 많이 사용하면 중독되고 몸이 피폐해지는 것과 같다. 물, 소금, 햇빛, 미네랄, 식초, 술… 모두 과하면 독이고 모자라면 또한 병의 원인이 되기도 한다. 적정한 수준을 찾아야 한다.

끊임없는 논쟁… 과연 무엇이 건강에 좋은 것일까

"용량이 독을 만든다." 스위스의 의학자 파라켈수스Paracelsus는 500년 전에 원칙을 천명했다. 약물, 물질, 모든 종류의 자극이 건강에 이로운지 해로운지는 물질 자체가 아니라 그것의 양에 달려 있다는 원칙이다. 하지만 대부분은, 전문가들조차도, 이런 원칙을 염두에 두지 않는다. 그저 단순히 무엇이 좋다, 무엇은 나쁘다의 이분법 흑백논리만 팽배하고 있다.

호메시스는 삶의 기본 원칙이다. 모든 것에는 좋은 면과 나쁜 면이 공존한다. 호메시스는 생체 안에서 이 두 가지 일이 동시에 일어날 수 있다는 것이다. 살아간다는 것이 곧 죽어간다는 것이다.

우리 몸은 적절한 용량을 조절할 능력을 가지고 있다 | 우리 몸의 신진대사와 관련하여 전개되는 모든 것, 그리고 화학적 효소적 반응에 활용되는 모든 것은 두 얼굴을 가지고 있다. 몸에 좋다는 오메가3 지방산도 해로울 수 있으며, 건강에 좋은 비타민도A와 D는 고용량에서 상당한 부작용이 초래된다. 특히나 올리브유가 그렇게도 몸에 좋다고 하지만 적당히 먹어야지, 많이 먹게 되면 올리브유에 포함된 항암 효과를 비롯한 다양한 좋은 효능의 올레산이 역으로 비만과 연관된 암의 성장을 촉진하는 것으로 밝혀지고 있다.

어느 것도 일방적으로 좋고 또 일방적으로 나쁘지도 않다. 답은 우리 몸이 가지고 있다. 우리의 신체가 적절한 용량을 조절하는 것이다. 여기에 다시 또 인체의 신비와 지혜가 있다.

제5부

마음관리

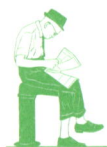

마음관리

마음 챙김은 몸 챙김으로부터

머릿속의 생각과 감정은 수시로 변화하면서 우리를 과거와 미래로 계속 연결시킨다. 무념무상이 그만큼 힘든 이유다. 현재의 시점에 존재하려면 우리의 의식은 머리가 아닌 몸에 머물러야 한다. 그래서 '마음 챙김'을 제대로 하기 위해서 '몸 챙김'에서부터 시작하는 것이다. '몸 챙김Bodyfulness'은 '마음 챙김Mindfulness'의 가장 큰 주축이며, '몸 챙김'은 '건강 챙김'에서 한 단계 더 숙성된 개념이다.

몸 챙김	=	몸 자각	+	몸 돌봄	+	몸 존중
bodyfulness		body-awareness		body-care		body-esteem

몸 챙김은 **'따뜻한 관심을 몸에 기울이는 것'**이다. '따뜻한 관심'이란 몸을 수단으로 대하지 않고 삶의 동반자로 대하는 존중의 의미를 담고 있다. 따

뜻한 관심을 기울이면 몸은 자가치유와 면역력의 문을 훨씬 더 활짝 열게 된다. 몸을 챙기는 것은 곧바로 마음을 챙기는 것이고 삶을 챙기는 것이다. 몸이 힘들고 지쳐 있으면 마음 챙김을 떠나 모든 것이 귀찮아진다. 우울하고 외로울 때 그냥 처져 있지 말고, 몸을 움직이고 몸에 집중해보자. 땀 흘리며 운동을 해보자. 몸이 깨어나면 삶이 깨어난다.

스트레스에 대처하는 방식

정신적 스트레스를 크게 받으면서도 어떤 사람은 잘 지내는데 어떤 사람은 그렇지 못한 것은 왜일까? 어떤 사람은 스트레스를 잘 견디고, 오히려 그것을 추진력으로 활용하며, 그것에서 힘을 얻는 것처럼 보이는 반면, 어떤 사람은 스트레스로 인해 진이 빠지고 의욕도 떨어져 심신으로 번아웃된다.

많은 연구들이 알려주는 것은, 대부분의 경우, 스트레스가 병을 부르는 게 아니라, 스트레스가 병을 부를까 봐 미리 두려워하는 마음이 우리를 병들게 한다는 것이다. 우리가 살면서 스트레스와 떨어져 살 수는 없다. 실제로 스트레스 자체보다는 스트레스에 대처하는 방식이 중요하다. 공식적 최장수 인물인 프랑스 여성 잔 칼망이 강조한 바와 같이, '스트레스에 대한 면역력'을 키우면 된다.

어떤 용량의 스트레스가 어떤 적응과 반응을 줄까? 호메시스 적응을 줄까 또는 독소 반응을 일으킬까? 인간은 의식을 어떻게 하느냐에 따라 생체 화학에 영향을 미칠 수 있다. '최악이야'라고 의식하면 최악이 될 수 있고, 스트레스가 심근경색을 부른다는 기사를 보면 심장에 이상이 생기지 않을까 괜히 걱정이 되기도 한다. 반면에 똑같은 스트레스라도 '별거 아냐. 나쁘지 않아. 오히려 좋을 수 있어'라고 생각하면 모든 것이 더 좋아질 수도 있다.

'행복명상', 명상을 쉽게 시작하는 방법

명상은 부교감신경 활성화로 자율신경의 균형을 이루면서 면역력과 자가치유력의 귀착점으로 간다. 명상으로 자연스럽게 복식호흡을 하게 되며, 들숨은 긍정적 에너지를 흡입하고, 날숨은 체내의 나쁜 감정과 독소를 배출시키면서, 수면보다 더 깊은 휴식을 취할 수 있게 된다. 명상을 통하여 증가하고 향상되는 것은 혈행, 세로토닌, 멜라토닌, 뇌 기능, 신체적·정신적·감정적 상태의 균형을 들 수 있고, 감소하고 억제되는 것은 혈압, 근육 긴장, 코르티솔스트레스 호르몬, 충동적 행동, 불안감, 우울증, 부정적 생각 등이다.

이렇게도 명상이 여러모로 좋다고는 하는데, 우리 같은 일반인들도 할 수 있을까? 명상은 얼마나 특별한 것일까? 어떤 사람들은 명상이 매우 좋은 것이지만 실행하기에는 쉽지 않다고 말하고, 어떤 사람들은 명상을 특별한 것처럼 과대포장한다. 그러나 그런 것들은 우리 일반인들에게는 어울리지 않는다. 다른 측면에서 보면, 명상은 그리 특별한 것이 아니고, 그렇게 생각할 필요도 없다.

누구나 집에서 할 수 있는 명상법 | 거창하게 속세를 떠나 산속 암자에서 또는 폭포수 옆에서 고고히 하는 명상이 아니라, 누구나 집에서 할 수 있는 명상법을 소개하겠다. 편안한 옷을 입고 가장 편안한 자세로 앉거나 눕는다. 의식은 자신의 몸을 편안히 느끼고 있으면 된다. 입꼬리를 올리면 자연스럽게 기분이 좋아진다.

명상의 고수들은 '무념무상'을 강조한다. 아무런 감정도 아무런 생각도 없는 상태를 뜻한다. 허나 고수의 무념무상이 현실적으로 가능한 사람이 얼마나 되겠는가? 처음부터 무념무상에 매달리지 말고, 쉽게 할 수 있는 '행복한 상상'을 권한다. 과거의 행복했던 순간이나 미래에 꿈이 이루어지는 모습을 가볍게 상상해보자. 그러면 자연스럽게 명상을 통한 양기가 축적되기 시작한다.

긍정적인 생각과 즐거운 상상의 명상을 하면 양기가 온몸으로 들어온다. 호흡은 자연스럽게 하며, 의식적으로 호흡을 이렇게 저렇게 만들지는 말자. 감정을 차분히 가라앉히는 명상음악을 은은하게 듣는 것도 좋은 방법이다. 긍정적인 생각은 긍정적인 에너지를 불러온다. 눈을 감고 행복한 상상을 하면 양기가 하복부의 단전에 쌓인다.

수련이 깊어지다 보면 어느 때에 몸도 잊고 생각도 감정도 버리고 자연스럽게 무념무상으로 들어가게 된다. 의식적으로 무념무상으로 들어가겠다고 해서 들어갈 수 있는 것이 아니다. 명상은 특별한 사람들의 전유물처럼 멀리 있는 것이 아니다. 이론적이고 고답적인 '무념무상'에 얽매이지 말고, 우선 즐거웠던 생각과 좋은 상상을 하면서 차분하고 편하게 '행복명상'으로 시작할 것을 권해드린다.

노인이 되지 않는 법

나이 듦 자체는 어쩔 수 없지만, 나이 듦에 따른 개개인의 양태는 천차만별이다. 노력에 따라서 얼마든지 '나이 먹은 추레한 노인'이 아닌 '품위 있고 지혜로운 연장자'가 될 수 있다. 우연히 접한 일본 서적 《노인이 되지 않는 법》(2021, 소노 아야코, 김욱, 리수)에 참고할 만한 괜찮은 제안들이 있어 공유하고자 한다.

• 자립
내가 할 일은 직접 한다.
타인의 친절을 기대하지 말고 대가를 지불한다.
고령자에게 주어진 권리는 포기하는 편이 낫다.
정신의 멋도 옷차림만큼이나 중요하다.
건강을 지키려면 자기만의 생활 패턴과 루틴을 지킨다.

• 일
죽을 때까지 일하고 놀고 배워야 한다.
인생의 목적과 목표를 갖는다.
무엇을 해줄 수 있는가를 고민한다.
요리, 청소, 세탁은 반드시 직접 한다.
받는 사람보다 주는 사람이 되면 행복해진다.

• 관계

친한 사이에도 예의를 지킨다.

서로 절충할 수 있는 부부가 된다.

부모와 자식 간에도 감사와 예절이 필요하다.

주변 사람에게 진심으로 감사한다.

자녀의 도움을 기대하지 않는다.

• 고독

혼자 노는 습관을 기른다.

고독을 견디는, 고독에서 나를 발견하는 훈련을 한다.

푸념은 사람을 떠나게 한다.

모험은 노년의 특권이다.

말이 통하는 사람들과 식사한다.

• 늙음, 질병, 죽음

이기심만 커지고 인내심이 사라지면 완전 노인이다.

75세부터는 건강 유지를 임무로 삼는다.

질병도 인생의 일부라고 생각한다.

혼자가 되었을 때를 대비해 연습해둔다.

신이 저 세상이 있는지 모르겠다면 있다에 건다.

멋지게 잘 늙는 데 투자하자

노인의학 분야의 권위자인 미국 노스캐롤라이나 의대 마크 E. 윌리엄스 교수는 명저《늙어감의 기술》(2017, 김성훈, 현암사)에서, 세상에는 노인에 대한 착각과 오해가 많고 또한 노인들 역시 늙어가는 모습들은 천차만별이니, 잘 늙는 데 시간과 노력을 투자할 것을 역설하고 있다.

착각 ❶ 노인들은 다 비슷하다.
→ 나이 들수록 생물학적으로 더욱 남다르고 독특해진다.

착각 ❷ 나이들면 깜빡깜빡한다.
→ 80세 노인 중 정상적인 인지 기능을 가진 사람이 80%가 넘는다.

착각 ❸ 나이 들면 학습능력 창의성이 떨어진다.
→ 생산적인 활동을 지속하면 경험이 더해져 깊어진다.

착각 ❹ 노화는 어찌할 도리가 없다.
→ 생활방식을 잘 선택하면 노년의 삶의 질을 충분히 높일 수 있다.

착각 ❺ 노인은 사회경제적인 짐이다.
→ 생산라인 위주의 사고는 위험하다. 충분히 기여할 수 있다.

착각 ❻ 노인들은 섹스에 관심이 없다.
→ 65세 이상 미국인의 70%가 40대 때보다 성만족도가 높다.

데이비드 마호니와 리처드 레스텍 공저《장수 전략The Longevity Strategy》(2006, 허원미디어)에서 제시한, '행복한 노년을 준비하는 전략' 중에서 참고할 만한 10가지를 간추려본다.

- 21세기는 100세 노인의 시대, 노화를 긍정적으로 바라보자.
  - 나이에 상관없이 자신이 원하는 것을 추구하자.
  - 다른 사람들을 위해 좋은 일을 하고 품격을 높이자.
- 스트레스를 조절하는 법을 배우자.
  - 쓸데없는 걱정은 마음의 평화를 갉아먹고 백해무익
  - '하루 20분 햇볕 쬐기'는 영양제보다 백 배의 선물
- 낙천적으로 살자.
  - 노래, 공연, 악기 연주 등 음악을 사랑하자.
  - 신문의 부고란을 들여다보지 말자.
- 운동의 우선순위를 정하자.
  - 우선 좋아하는 운동이나 스포츠를 찾고 갖자.
  - '규칙적 + 적당한' 운동을 하자. 과도한 운동은 해롭다.
- 제대로 된 의학, 과학 정보를 빨리 받아들이자.
  - 치매, 뇌졸중, 심장질환, 암 예방법을 배우자.
  - 지금 바로 장수전략을 세우고 착실히 실천하자.

암 때문이 아니라, 걱정과 고통 때문에 죽어간다

　암 때문에 죽는 것보다는 한없는 노심초사와 치료에 따르는 극심한 고통 때문에 죽어간다고 한다. 많은 경우, 사실상 병원에서 암환자들은 암 때문에 죽는 게 아니었다. 암 자체보다는 암에 대한 두려움과 치료로 인한 엄청난 고통으로 죽어가고 있다.

옛날 아라비아 우화가 있다. 한 청년이 바그다드에 가는데 동행자가 생겼다. 다리가 아프다고 해서 업어줬더니 그 동행자가 "나는 사실 바그다드 사람들을 죽이러 가는 페스트균인데, 원래는 절반을 없앨 생각이었지만 네가 도와줬으니 3분의 1만 죽이겠다"고 했다. 약속을 어겼을 때 불러낼 수 있는 주문까지 가르쳐주곤 먼저 가더란다. 그런데 청년이 바그다드에 도착해보니 절반이 죽은 것이다. 그래서 그 페스트균을 불러내 따지자, 페스트균이 한다는 말이 "정확히 3분의 1만 죽였는데, 나머지는 놀라서 죽었다"는 것이다. 사람들은 걱정과 두려움을 실제보다 훨씬 더 키워서 고통을 받는다는 얘기다.

암 진단을 받았을 때, '한시라도 빨리 제거하지 않으면 나는 죽는다'라고 생각하는 사람에게는 그것을 방치하면 실제로 점점 더 악화될 것이다. '암=죽음'이라는 의식은 실제로 죽음을 초래할 수 있기 때문이다.

인위적인 치료보다 삶의 질이 더 중요할 수 있다 | 현재 암의 3대 치료법, 즉 수술, 화학요법(항암제), 방사선요법 중에서, 화학요법과 방사선요법이 과연 진정으로 사람을 치료해주는 제대로된 치료법이라고 할 수 있을까? 화학요법이나 방사선요법의 결과는 독약과 광선에 찌들게 되는 것뿐이다. 체력도 기력도 소모시키고 치료로 만신창이가 되는데 누구를 위한 무엇을 위한 치료인지 알 수 없다. 엄청나게 과격하고 공격적인 인공적 암 치료는 체력과 면역력을 급격히 저하시켜 감기에도 저항하지 못하고 증상은 더욱 악화되어 죽어가는 신체로 바뀌어가는 것뿐이다.

인간은 언젠가 죽는다. 암이든 아니든 바뀌지 않는다. 그러나 생의 마지막 단계를 충실한 삶으로 보낼 수는 있다. 시한부 3개월이었던 것이 암 치료로 반년을 더 늘렸다고 해서 그 늘어난 반년이 진정 '살아 있었다'고 할 수 있을까? 그것보다는 좋아하는 곳에 가고, 먹고 싶은 것 먹고, 하고 싶은 것을 하며, 좋아하는 사람들과 만나며 3개월을 재미있게 보내는 편이 훨씬 행복한 삶이라고 할 수 있는 것 아닐까?

하루하루를 즐겁고 충실하게 지내다 보면 의외로 장수하는 경우도 종종 보게 된다. 인공적이고 폭력적인 3대 치료법 대신에, 의식주를 건강한 환경으로 바꾸고, 치유에 바람직한 식이요법과 적절한 운동, 자신에 맞는 치유 요법의 실천, 그리고 자신이 좋아하는 일, 하고 싶은 일을 하면서 웃으며 밝고 긍정적으로 생의 기쁨과 삶의 보람을 진하게 느끼며 지내다 보면, 병원에서 '시한부 3개월'로 선고받은 한시적 생명이 반년이 아니라 1년, 2년, 10년으로 늘어난 경우를 심심치 않게 접할 수 있다.

영화배우 신성일 씨가 돌연 떠났다

그는 80살이 되어서도 건강해 보였다. 멀리 경북 영천에 한옥을 짓고 말도 타면서 유유자적 말년을 행복하게 지내는 모습을 영상을 통해 공개하기도 했다. 그런데 어느날 갑자기 어느 TV 프로그램에 나와 "건강검진 결과 돌연 폐암 3기라는 판정을 받았다"고 말했다. 그리고 그는 암과의 전쟁을 선포하고, 암과 싸워서 반드시 이기겠다고 선언하며 웃으면서 수술실로 들어갔다.

그는 결국 5번 이상의 항암제 치료와 25번의 방사선 치료를 받았다고 한다. 몇 차례도 아닌 엄청난 횟수의 인공 화학약물과 강력한 방사선의 살인적 피폭으로부터 제대로 살아 남을 수 있는 사람이 과연 얼마나 될까? 그는 "다양한 운동을 열심히 하고 술과 담배도 멀리했는데도 갑자기 찾아온 질병으로 심신의 충격을 견디기 힘들다"고 토로했다. 그런 암 치료 후, 호남 광주 인근의 어느 요양병원에서 심신을 다스리다가 몇 달 후 홀연히 떠났다.

그의 죽음을 접하면서 현대서양의학의 인공적이고 공격적인 치료 시스템과 과도한 처치의 한계를 다시 한번 보게 되었다. 하지만 그것을 탓할 생각은 없다. 다만 '보다 순리적이고 자연적이며 비폭력적인 방법도 있었는데…'라고 말하고 싶을 뿐이다.

소설가 복거일 씨는 활발한 작품 활동 중

암 진단을 받았다면 보통 당장 치료받기 위해서 하던 일도 접고 모든 일을 치료에 집중하기 마련인데, 암 치료가 집필을 방해한다는 이유로 병원에 가지 않는 작가·소설가·시사평론가 복거일 씨(1946년생, 2011년 간암 선고, 13년째 투병 중) 근황이다. 최근 인터뷰 내용 중에서 "절망에 기대니 오히려 마음이 편하다"고 하면서 아래와 같이 심경을 전하고 있다.

"나는 암 환자가 아니라 작가입니다."
"내 삶에서 가장 값진 부분, 소중한 부분이 글을 쓰는 거니까, 이런 상황에서는 글 쓰는데 모두 걸고, 치료는 어쩔 수 없다 생각하는 거죠."
"작품 위해 치료 포기, 한 권이라도 더…"

"죽는다고 생각하니 정신이 번쩍… 세 권 쓰는 데 일 년도 안 걸려."

지금도 활발한 작품 활동을 하고 있는 것을 보면 건강관리가 잘되고 있는 것으로 보인다. 최근에도(2024년 4월) 중앙일보에서 열린 《월간중앙》 창간 56주년 기념 명사 초청 특별 토크쇼에서 이승만 대통령 연구 현황 및 대하소설《물로 씌어진 이름》연재 이야기를 주제로 강연을 했다.

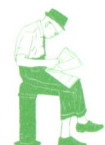

뇌 건강 · 치매 예방

건강장수의 큰 걸림돌, 치매

미국의 로널드 레이건 전 대통령은 치매에 관한 대화의 장을 여는 데 기여했다. 1994년 11월 그는 자신이 알츠하이머 진단을 받았다는 사실을 미국 국민들에게 알렸다.

> "최근 저는 미국인 100만 명 중에 한 명꼴로 발생하는 알츠하이머 진단을 받았습니다. 하지만 저는 아무렇지 않습니다. 신이 허락하신 이 땅에서 나머지 일생을 제가 늘 해왔던 일을 하면서 보내려고 합니다.
> (…) 저는 이제 인생의 석양을 향한 여정을 시작하려 합니다. 우리 앞에는 언제나 밝은 새벽이 기다리고 있음을 압니다."

사실 레이건은 대통령직에 있던 1986년에 이미 치매 징후를 보이기 시작했다. 정식으로 치매 진단이 내려진 건 1994년이었으며 10년 뒤인 93세에 세상을 떠났다.

나이는 치매를 유발하는 가장 큰 요인이다. 치매 환자는 60세 인구 중에서는 1%에 불과하지만 75세에는 7%, 85세에는 30%로 증가한다. 〈2009년 세계 알츠하이머 보고서 The World Alzheimer Report 2009〉에 따르면, 2050년 전 세계에서 치매를 앓는 사람은 1억 1,800만 명에 이를 것이라고 밝혔다. 가장 흔하게 발생하는 치매의 종류로는 알츠하이머, 혈관성 치매, 전두측두치매, 파킨슨병이 있다. 알츠하이머가 전체 치매의 70%, 혈관성 치매가 15%이며 나머지 15%는 전두측두치매와 파킨슨병, 그 밖의 몇 가지 희귀 질환이다.

치매에 대한 오해

우선 치매에 걸리면 인생 끝났다는 오해부터 풀어내자.

첫 번째 오해는 치매는 진행이 매우 빠른 병이다라는 잘못된 믿음이다. 대부분의 노인성 치매는 발생 후 서서히 진행되며 개인차가 큰 병이라 평균적으로는 10년 정도 걸쳐서 진행된 후 임종을 맞이하게 된다.

두 번째 오해는 난폭해지고, 알 수 없는 말로 소리 지르는 병이라는 잘못된 생각이다. 치매는 오히려 "얌전하고 온순해지는 병"이다. 또한 치매 환자는 길거리를 배회한다고 생각하는데, 실제로 배회하는 사람은 극히 일부에 불과하다.

세 번째 오해는 치매가 되면 아무것도 할 수 없게 된다라는 생각이다. 치매는 아무것도 할 수 없게 되는 질병이 아니라, 초기에는 새로운 것을 기억하지 못하게 되는 것이고, 중기 이후에는 지금까지 기억하고 있던 것들이 차츰 잊혀가는 것이다. 치매 진단을 받은 후에도 정상적인 일상 생활을 할 수 있는 사람들이 많고 계속해서 혼자 살 수 있는 환자들도 많다(출처: 《치매의 벽》, 2024, 와다 히데키, 지상사(청홍), 허영주, 18~25쪽).

최대 위험인자, 청력 저하

고령층 뇌의 위험도 1순위는 귀가 점점 안 들리는 것이다. 2020년 국제 알츠하이머협회와 세계적 의학저널 《랜싯Lancet》에서 발표한 〈치매 예방·중재·치료에 관한 보고서〉에 따르면 12개의 위험인자를 제거하면 치매의 약 40%를 예방하거나 진행을 늦출 수 있다고 한다. 12대 위험인자 중에서 가장 큰 문제는 청각 장애다. 귀가 점점 어두워지면 외부에서 들어오는 정보가 현저히 줄어들게 된다. 그다음의 위험인자들은 학습자극의 수준, 흡연, 우울증, 사회적 고립이다. 과도한 음주가 위험인자의 1%밖에 되지 않는 점은 매우 의외다. 치매 연구는 계속 진전 중에 있으므로 위험인자들은 앞으로 더 늘어날 것으로 보인다.

난청을 예방하는 방법 | 세계보건기구WHO는 2019년에 전 세계 젊은이들의 절반(11억 명) 이상이 앞으로 난청이 될 위험성이 있다고 경고했다. 특히 최근에는 20대의 청력 저하가 심각해서 40세 정도의 청력을 가진 사람이 많다고 한다. 이에 대한 긴급 대책은 우선 지하철 등 소음이 있는 곳에서 높은 음량으로 이어폰이나 헤드폰을 사용하지 않는 것이다.

65세 이상 고령층 가운데 난청인노인성 난청은 40% 정도로 추정되고 있다. 노인성 난청을 방지하는 대책은 우선 '큰 소리로 듣지 않는 것'이다. 예컨대 음악이나 영상을 볼 때, 들리고 들을 수 있으면, 가능한 한 좀 더 낮은 소리로 듣는 습관이 권장된다. 이는 대화할 때도 마찬가지다. 특히 고령자들은 대화할 때 큰 소리로 떠드는 경우가 자주 있는데, 주변에도 피해를 주고 있지만, 무엇보다 본인들의 치매 위험이 높아진다는 사실을 명심해야 할 것이다.

또한 혈액순환이 악화되거나 혈관이 막히면 난청이 될 위험이 커지므로 당뇨병과 동맥경화 예방도 중요하다. 소리가 크게 나게 코를 풀거나 가래를 뱉는 습관도 청력 저하의 또 다른 요인이 된다. 또한 소리가 잘 들리지 않게 됐을 때 미루지 말고 바로 보청기를 착용하는 것도 하나의 선택이다. 보청기를 끼면 난청이 되기 전 상태로 인지력이 회복된다는 보고도 있다. 일난 약해진 청각은 회복되기 어렵지만, 청각이 약해졌더라도 청각 이외의 자극, 예컨대 체성감각체감이나 후각, 시각, 새로운 경험 등이 있으면 노인 뇌를 방지할 수 있다. 청각이 약해졌다고 해서 슈퍼 에이저가 될 수 없는 건 아니다.

암보다 두렵다는 치매, 제3형 당뇨

지금까지 알려진 치매의 원인은, 뇌세포를 파괴하는 중금속, 화학 물질, 스트레스 등으로 파악되며, 그중에서도 가장 큰 원인으로 지목되는 것이 인슐린과 코르티솔 호르몬이다. 즉, 혈당으로 빨리 전환되는 음식을 자주 먹어 인슐린이 높아지거나 스트레스를 받아 코르티솔이 높아지면 아밀로이드나 타우 단백질이 배출되지 않고 쌓이면서 뇌 기능이 떨어진다. 그래서 요즘은 치매를 '제3형 당뇨'라고 부른다. 안정된 혈당을 유지하는 것은 당뇨와 치매를 넘어 모든 건강의 핵심이다. 각종 설탕류와 과당 음료는 억제하고 밥, 빵, 면을 되도록 줄이고 채소, 고기, 생선을 충분히 먹고 과일은 조금 먹으며, 앞서 설명한 건강해지는 순서로 식사^{탄수화물은 맨 나중에}를 하면 상당부분 대비할 수 있다.

인슐린 수치를 안정화시키는 것만큼 중요한 것이 스트레스 관리이고, 최근에는 하루 20분 근력 운동이 기억력을 담당하는 해마 부위를 좋게 한다는 연구 결과가 계속 나오고 있다. 근력 운동을 하면 근육의 힘도 커지고 뇌 건강과 기억력도 좋아지니 1타 쌍피 효과다.

치매약보다 더 효과적인 예방법 | 또한 캘리포니아 주립대의 연구에 따르면, 정상인에 비해 과체중 환자의 뇌는 8년, 비만인의 뇌는 16년 더 노쇠한 것으로 나타났다. 여러 가지 뇌 기능이 떨어지는데, 특히 치매에 걸릴 가능성이 높다고 한다. 100세 장수 시대를 맞아 고상하게 나이들고자 하면 우선적으로 과도한 살^{특히 뱃살}부터 좀 빼야 할 것 같다.

흔히 '뇌 영양제'로 불리는 약이나 최근 발표된 치매 신약들은 효과가 입증되지 않거나 부작용이 있는 등 뇌 건강을 위한 열쇠가 아니다. 치매약보다 훨씬 효과가 좋고 부작용도 없으며 비용 부담도 없는 방법은 생활습관 개선이다. 각국의 치매 연구자로 구성된 랜싯위원회 발표에 따르면, 다음의 인자를 개선하면 치매를 40%까지 지연시키거나 예방할 수 있다고 한다.

- 중년기 – 난청, 외상성 뇌 손상, 고혈압, 흡연, 과도한 음주, 비만
- 노년기 – 흡연, 우울증, 사회적 고립, 대기오염, 신체 활동 부족, 당뇨

오래 앉아 있는 습관과 누워 있는 습관은 치매를 촉진

오래 앉아 있는 생활 습관이 치매로 발전하는 데는 겨우 세 단계만 거칠 뿐이다.

❶ 오래 앉은 채 생활하면 몸이 동면 상태에 진입하며 대사가 억제되어 혈압, 혈당, 체중이 증가한다.
❷ 증가하는 혈압과 혈당은 혈관에 손상을 주고, 혈관이 손상되어 뇌에 혈액이 적절히 공급되지 못하면 뇌 영역의 통신망 역할을 하는 백질이 손상되고 죽게 되어 뇌의 커뮤니케이션은 서서히 중단된다.
❸ 광범위한 백질 손상은 인지력을 빠르게 저하시켜 치매와 뇌졸중의 위험에 처하게 된다.

실제로 치매 발생 요인 중 30%가 정적인 생활 습관으로 추정될 뿐만 아니라 치매에 걸린 노인들은 하루의 대부분을 앉아서 보내고 있다. 이들의 일상에서 움직이는 활동이라고는 침대에서 의자로 다시 침대로 이동하는 게 대부분이다. 계속되는 비활동적인 생활은 치매뿐만 아니라 정신적·육체적 건강을 더욱 악화시키는 악순환으로 이어진다. 그래도 다행인 것은

이 모든 것들은 사전에 충분히 예방하고 대처할 수 있다는 것이다.

한편 **누워만 있다 보면 치매에 걸리기 십상이다.** 넘어져서 골절 부상을 입었다면 대부분의 경우 대퇴부 허벅지 뼈가 부러진다. 대퇴부는 무릎에서 고관절 쪽으로 비스듬히 붙어 있기 때문에 넘어지면 쉽게 부러진다. 대퇴부가 골절되면 간병이 필요하고 침대에 누워서 지내야 한다.

넘어진 뒤에 골절이 의심되면 입원과 수술 절차를 밟게 된다. 대퇴골 부상의 경우 대부분 전신마취로 수술이 진행된다. 수술로 골절상은 치료되지만 마취에서 깨어나면 섬망이라는 일시적인 의식 장애를 겪는 사례가 많다. 전신마취는 젊은 사람에게조차 큰 부담이 되는 것이다. 75세가 넘으면 수술 뒤에 섬망으로 이어지는 경우가 많아진다. 섬망이 지속되면 향정신성의약품, 진정제, 수면제 등의 약물을 먹어야 되고 재활도 못 하게 되면서 신체 기능은 점점 더 떨어지게 된다.

정신이 흐리지만 않다면 힘들더라도 반드시 일어나 재활 훈련최소한 걷기 연습을 열심히 해야 한다. 또 전신마취 수술 후에는 섬망이 없었더라도 반드시 재활 훈련을 해야 한다. 열심히 재활 훈련을 받지 않고 그냥 몇 주 동안 침대에 누워있다 보면 몸뿐만 아니라, 뇌의 기능까지 잃게 된다. 예전처럼 걸을 수 있느냐 없느냐에 따라 그 이후의 삶은 너무나 크게 달라진다.

낮잠과 음악의 치매 예방 효과

낮잠은 과연 필요할까? 인간은 원래 '다상수면polyphasic sleep'이라는 수면 방법을 취했다. 다상수면이란 하루 몇 차례에 걸쳐 잠을 나눠서 자는 수면 방법이다. 대부분의 동물들은 다상수면을 하고 있다. 하루에 한 번만 잠을 자는 것은 사자처럼 먹이 사슬 꼭대기에 있는 힘이 센 동물들뿐이다. 그 이외의 대부분의 동물들은 잠을 자는 동안에 외부의 적에게 공격당하는 것을 대비해야만 하므로 한 번에 잠을 길게 잘 수 없다. 그래서 몇 차례에 걸쳐 짧게 잠을 자면서 필요한 수면 시간을 확보하고 있다. 인간의 하루에 한 번 수면은 조명 기구 탄생 이후부터였다.

낮잠의 효능 | 낮잠은 인지 능력과 기억력을 향상시킨다. 낮잠은 부족했던 수면을 보충해줄 뿐 아니라, 오후의 생산성과 행동력을 끌어올리는 효과가 있다. 구글, 애플, 마이크로소프트는 낮잠 공간과 수면 보조 기계를 도입해 낮잠을 권장하고 있고, 낮잠 연구 또한 최근에 활발히 진행되고 있다. NASA미국항공우주국가 우주 비행사의 수면에 관해 시행했던 실험에 따르면 우주 비행사들에게 26분간 낮잠을 자게 한 결과, 인지 능력이 34% 향상되었고, 주의력도 54% 상승했다고 한다.

낮잠은 인지 능력과 주의력뿐만 아니라 창의력도 높여주고, 뇌의 피로를 풀어주면서 기억력이 향상된다는 사실도 밝혀졌다. 낮잠을 자는 동안 새로운 정보를 정리하는 해마가 정보를 장기기억으로 이동시키고, 기분을 조절하는 세로토닌 호르몬 생성을 증가시켜 체내 피로와 신경 흥분이 축적되지 않게 하고 혈압을 낮추기도 한다. 이런 연유로 낮에 잠시 낮잠을 즐기면 치매 예방에 도움이 된다고 한다. 우리나라 대표적 슈퍼 에이저 김형석 교수도 오후에 잠시 20~30분 낮잠을 즐긴다고 밝혔다.

상황에 맞는 낮잠 요령 | 낮잠의 유용성에 대해 이해는 되지만, 다음과 같은 이유로 낮잠을 잘 수 없다고 생각하는 분도 있을 것이다. '일이 바빠서 낮잠을 잘 시간이 없다', '주위 사람이 신경 쓰여서 낮잠을 잘 수 없다' 등등. 낮잠에도 여러 종류가 있다. 그러니 각 상황에 맞춰서 대처할 수 있는 방법을 선택해 가끔씩 잠깐이라도 경험해보시면 어떨까 한다.

1분 낮잠 1분간 머리를 쉬게 하며 졸음을 잡아낸다.
졸음 해소와 함께 주의력도 회복시켜준다.

10분 낮잠 졸음과 피로 해소, 논리적 사고력도 향상
10분의 안락한 휴식, 10분 충전

20분 낮잠 최고의 행동력을 회복하는 파워 낮잠
여유가 있다면 '오후 3시 이전 20분' 낮잠이 최고

음악이 치매 증상을 억제한다 | 한편으로, **많은 학술보고서들은 음악이 치매 증상을 억제한다는 사실을 밝히고 있다. 수동적으로 감상할 때보다 능동적으로 노래를 부르거나 악기를 연주할 때 효과가 더 높다고 한다.** 15세에서 30세 사이에 익힌 가사와 멜로디는 평생 가고, 한동안 잊고 살았어도 어느 날 불현듯 떠오른다는 것이다. 노래를 부르면 엔돌핀이 많이 분비되고, 함께 부르면 그 자체가 사회 활동이기에 외로움을 덜한다.

음악이 어떻게 이런 기능을 발휘할까? 의학계에서는 우리 뇌의 멜로디

나 가사를 저장하는 공간이 치매로 인한 타격에 일정 기간 동안에는 공격을 받지 않기 때문이라 말한다. 긴 시간이 흐른 뒤에도 노래에 관한 기억만큼은 다시 불러올 수 있다는 것이다. 나아가 그 부위가 다시 가동되면 뇌의 다른 영역에도 긍정적인 영향을 미치게 된다. 수동적이든 능동적이든 음악을 즐기는 것은 치매 예방이나 증상 완화에만 도움이 되는 것이 아니라 뇌세포를 재생하는 효과도 지니고 있다고 밝혀지고 있다.

음악은 두뇌를 젊게 유지해주고, 특히 혼자가 아니라는 느낌을 준다. 가수의 목소리는 말할 것도 없고 악기로 연주하는 멜로디도 누군가와 소통하고 있는 느낌을 선물한다. 음악은 홀로 남겨진 시간과 텅 빈 공간을 채워주는 훌륭한 매개체이며 윤활제이다. 음악은 그저 감상하는 것만으로도 도움을 주고, 노래를 직접 부르면 긍정적 효과는 증폭된다.

뇌의 건강 수명을 늘리는 생활 습관

치매를 지연시키거나 예방하기 위한 생활 습관으로 추천되는 많은 사항들 중에서 선별해 6가지 카테고리로 간추려 요약한다.

- **치아관리** 70대 이상 평균 치아 수는 치매 아닌 사람 14.9개
  치매가 의심되는 사람 9.4개
  치아가 20개 이상인 사람은 치매에 걸릴 확률이 절반으로 낮아짐
  양손으로 좌우 번갈아 양치질 하기

- **일상생활** 심호흡을 하자 – 10초 만에 뇌에 활기를
  주문은 직접 하자 – 여러 가지를 생각하고 선택
  요리를 하자 – 요리는 뇌의 훈련에 좋다.

- **친구** 식물을 키우자 – 식물 재배는 뇌를 쓰는 작업
  반려동물을 키우자 – 마음과 몸에 긍정적 효과
  연애를 하자 – 뇌도 몸도 젊어진다.

- **즐거움** 노래하자 – 산소를 많이 마시게 되고 폐에 활기를
  구경하러 다니자 – 공연, 스포츠는 뇌를 활기차게
  여행을 떠나자 – 여행은 뇌를 활기차고 즐겁게

- **라이프스타일** 멋을 부리자 – 스스로 할 수 있는 행동 요법
  사치를 하자 – 돈을 쓰는 것은 뇌를 쓰는 것
  혼자 살자 – 혼자 사는 편이 치매가 덜 악화된다.

- **마음가짐** 즐기자 – 즐기는 것을 그만두면 안 된다.
  낙관적이 되자 – 아직 충분히 즐길 수 있다.
  웃자 – 전두엽 혈류 증가, 면역력이 높아진다.

좋아하는 음식은 뇌에도 좋다

건강실용서나 양생훈養生訓들의 주장을 정리해보면, '음식과 욕심을 삼가고 절제하라', '소식小食하라'라며, 절제와 '검소한 식사'를 반복하고 있다. 하지만 이러한 교훈들은 건강한 젊은이들과 중년층에게 필요한 말이고, 고령층의 신체와 뇌의 건강을 위해서는 영양을 충분히 섭취해야 한다. 특히

고령의 신체에 절제나 인내를 하다가는 노쇠와 치매의 위험이 빨리 올 수도 있다. 그렇다고 '과식·과음'을 하자는 것은 아니다. **과도한 금욕 또한 문제가 될 수 있다는** 것이다.

"콜레스테롤 수치가 높으니 연어알 성게알은 먹지 말자", "혈압이 높으니 염분이 많은 음식은 안돼"라는 것처럼 금욕적인 생활을 하다가는 오히려 스트레스만 쌓여 뇌와 면역 기능에 악영향을 줄 수 있다. **절제보다는 먹고 싶은 것은 먹고 사는 것이 뇌와 면역력에는 훨씬 좋다. 특히 고령자야말로 뇌를 위해서는 어느 정도의 육식을 드셔야 한다.** 고기는 뇌 활동에 필수적이며 고기에 함유된 아미노산 등이 뇌 속의 신경 전달 물질인 세로토닌의 재료가 된다. 고기 섭취를 삼가는 식생활은 우울증이나 치매 위험을 높일 수 있다.

건강 안내서에 '안 됨'이라고 써 있는 음식이라도 좋아하는 음식이라면 어느 정도 먹어도 문제없다. 다만 고혈당, 고혈압, 고지혈증, 비만 등의 생활습관병 증상을 심하게 지니고 있다면 상당 부분 절제함은 반드시 필요할 것이다.

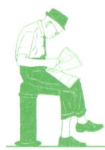

행복의학

우리는 너무 쉽게 자주 병원에 다닌다

어떤 사람들은 '완벽한 건강', '완벽한 정상 상태'가 있다고 믿고 이를 열심히 추구하는 모습을 보인다. 우리나라 사람들이 유난히 집착하는 경향이 있다는 것은 많이 지적되고 있다. 이런 것들이 과하다 보면 마땅히 삶의 한 측면으로 받아들이고 공유해야 할 일반적인 것들이 치료를 해야만 하는 '비건강, 비정상'으로 인식되게 된다.

몸이 조금만 불편해도 "빨리 병원에 가야지 뭘 하고 있어?" 사방에서 난리다. 조금 참고 기다려보는 것이 게으름이나 방치가 되고 있는 현실이다. 그 결과 우리들은 조기 진단, 조기 치료의 구호 아래 수많은 검사들을 받고 의미도 잘 모르는 수많은 수치와 이상 소견 속에서 걱정하며 헤매는 신세가 되고 있다. 우리에게 없는 것은 시간이 아니라 마음의 여유다.

동경대 의대를 졸업하고 몬트리올 대학 국제스트레스연구소와 가나카와 현립병원 내과과장을 거쳐 현재 의료 저널리스트와 작가로 활동 중인

나가이 아키라 씨의 진솔한 대담 내용을 간추려 옮겨본다(출처: 《의학 상식 이야기》, 2013, 나가이 아키라, 조범래, 지성문화사, 134~137쪽).

내과 의사였던 그는, 외래 진료를 하면서 정말 치료가 필요한 환자는 20~30%가량밖에 되지 않았다는 생각을 가지고 있다. 나머지 사람들은 적극적인 치료를 하지 않아도 2~3일이면 자연히 진정될 수 있는 케이스였다. 많은 사람들은 보통 때와 조금이라도 몸의 건강 상태가 다르다고 생각되면, 이렇다 할 뚜렷한 증상이 없는 데도 즉시 병원을 찾는 것이었다.
병원에 가보는 것이 좋지 않을까 하는 생각이 들어도 일단 한번 참아본다. 그러다가 회복이 되면 좋다. 만약에 그 상태가 계속되면 그때 병원으로 간다. 도저히 참을 수 없을 만큼 급성인 심한 통증의 경우를 제외하고는 참았기 때문에 때가 늦어지는 일은 좀처럼 없다. 세상에서는 지금 '조기 발견, 조기 치료'의 중요성을 금과옥조처럼 외치고 있다. 그래서 그가 하는 말이 쉽게 납득이 되지 않을 것으로 안다.
그렇지만 속는 셈치고 병원에 가는 것을 한번 참아보길 권한다. 약도 먹지 말고 따뜻한 물을 수시로 마시면서 가만히 누워 있는 것만으로도 대부분은 상태가 나아질 것이라고 한다. 인간의 몸이라는 것은 우리가 생각하는 것보다 훨씬 강하다. 불균형의 건강에서 회복하는 힘을 충분히 가지고 있다. 어설픈 것으로 곧장 병원 가기를 되풀이하면, 본래 우리의 몸과 마음에 준비되어 있는 그 힘마저 잃게 될 수밖에 없다.
그러나 그 발상을 전환해서 '이 정도는 내버려두어도 걱정할 것이 없다'는 것을 자기 몸으로 직접 한번 시험해보기를 권한다. 지금 여러분이 '병원에 가려고 하는' 부조화의 레벨을 한 단계씩만 올리면, 환자 수가 상당히 많이 줄어들어 병원도 꽤 넓어질 것이다. 그리고 정말 치료가 필요한 환자들이 기다리는 시간도 틀림없이 단축될 것이다.

알아둘 필요가 있는 의료 지식

의료 종사자 중 건강검진을 받는 사람은 정말 적다
- 가장 근본적 이유는 건강 유지에 반드시 필요하다고 생각하지 않기 때문임.
- 건강검진은 자원봉사가 아닌 수익사업이기 때문에 시장원리가 작용함. 환자가 아니라 고객임.
- 조금이라도 이상한 소견이 있으면 '경과 관찰 필요', '정밀 진단 요망'이라는 말이 기재됨.
- 내년 고객 확보와 진료 대상 환자 확보의 지름길.

의료는 과학이 아니다
- 수학, 물리, 화학과는 다름. 과학은 사람에 따라 답이 다르지 않지만 의학은 사람에 따라 답이 다름.
- 의료는 경영학, 경제학과 비슷함. 일류라는 사람들이 다양한 의견을 내놓고 진실은 나중에 명확해짐.
- 예측할 수 없는 것을 예측하려는 것이 의학. 정답은 나중에 밝혀짐. 어느 정도 추측이 항상 따라다님.

약이나 영양제는 하나씩 먹자

- 투여한 약의 수가 늘어나면, 부작용이 일어날 가능성은 기하급수적으로 높아짐.
- 4종류가 넘는 약은 의학의 영역을 벗어남.

치료와 치유

- 의사는 치료를 잘하지만, 치유에 대해서는 이해가 제한적임.
- 암 세포를 제거하는 데 최고 권위자는 의사들, 그러나 암의 원인에 대한 이해는 한계를 보임.
- 서양의학이 잘 다룰 수 있는 문제를 가지고 대안적인 치료법에 의존하지 말자.
- 서양의학이 치료하기 힘든 증세를 놓고 서양의학에서 도움을 얻으려 하지 말자.

U자 곡선, 적절한 용량

건강에 관련한 연구에서는 U자 곡선이 자주 언급된다. 알코올과 건강 상관 관계에서도, 술을 전혀 마시지 않는 것이 건강에 가장 좋다는 것은 아니다. 과음이 나쁘다는 것은 어느 누구도 부정하지 않는다. 하지만 적당한 알코올 소비는 호메시스 효과로 인해 건강에 이로울 뿐 아니라, 식사를 즐기고 행복한 삶을 누리는 데에도 도움이 된다. 금주보다는 과음하지 않는 것이 보다 현실적인 최선의 대안일 수 있다.

세상의 많은 현상들에는 좋은 면과 나쁜 면이 공존한다. 어떤 자극이나 물질이 독독성물질이 될 수도 있고 약선물이 될 수도 있다. 재미있는 일례로, 동일한 표현의 한 단어에도 두 가지의 상반된 의미를 내포하고 있다. 'gift'라는 단어는 영어에서는 '선물present'을 의미하지만 독일어에서는 '독성물질poison'을 뜻한다.

칼로리 섭취와 질병 사망률에 대한 연관성에서도 마찬가지다. 아주 적은 칼로리는 기아상태가 된다. 칼로리가 약간 늘어나면 영양실조 상태이고 그러다가 칼로리가 더 증가하면 건강상 최적의 상태가 된다. 하지만 여기서 칼로리가 계속 늘어나면 이제 곡선은 비만과 당뇨와 만성 질환이 동반되는 영양과잉 상태로 변하게 된다.

양극단을 피하고 적절한 용량을 찾자 | 따라서 아주 높은 용량이나 아주 낮은 용량 등의 극단을 피하고, U자 곡선의 최적점을 찾듯이 적절한 용량을 찾는 것이 지혜일 것이다. 칼로리, 지방, 방사선뿐만 아니라, 소금, 물, 햇빛, 초콜릿, 게임, SNS 등등 우리 일상생활을 둘러싼 많은 영역들에서 각각 적절한 용량을 찾는다면 바람직한 건강상의 혜택을 얻을 수 있을 것이다.

우리는 호메시스라는 진화의 선물을 소중히 간직해야 한다. 호메시스는 우리들의 과도하거나 쓸데없는 두려움을 진정시켜준다. 옆 사람이 피우는 담배 연기를 좀 마셨다고 지나치게 예민해질 필요는 없으며 병원에서 방사선에 조금 노출되었다고 너무 신경 쓸 필요도 없다. 약간의 유해성 자극을 만났을 때 호메시스를 생각한다면 그렇게까지 염려하지는 않아도 될 것이기 때문이다.

'바브밸', 몸과 뇌의 균형을 향해서

4차 산업혁명 시대에는 AI와 로봇이 인간의 대부분 루틴 작업을 대체하게 될 것이고, 상대적으로 인간의 창의력과 상상력의 가치와 중요성은 더욱 커질 것이다. 인간의 창의력과 상상력은 뇌에서 출발한다. 이제 우리의 뇌는 또다른 새로운 도전과 스트레스를 맞을 운명이다. 따라서 앞으로는 자연의 힐링과 뇌의 휴식이 무엇보다 중요시될 것이다.

디지털은 뇌를 자극하지만, 아날로그는 몸도 자극한다. 디지털 폭풍 속에서 정신없이 살고 있는 우리 현대인들의 뇌는 지나치게 많은 자극을 받는 반면 몸을 쓰고 반응하는 시간은 많이 줄어들고 있다. 하지만 우리 인간의 몸은 영원한 아날로그다. 아날로그 인간의 건강을 위해서는 이제부터 우리는 워라밸일과 삶의 밸런스 만큼이나 **몸**바디**과 뇌**브레인**의 균형, 즉 '바브밸'**을 중시해야 할 때다.

디지털 문명이 우리를 뇌와 손가락만 발달한 E.T.로 만들지 않도록, 아날로그 경험을 통해 몸의 자극과 반응에 균형을 잡아줘야 한다. 인공 화학물질과 약물, 공해, 전자파, 방사선 등의 폐해를 최소화하고, 자연의 청록, 풀, 나무, 숲, 공기, 햇빛, 흙, 물, 천연 식자재, 자연 약초 등에 더욱 자주 가까이 할수록 우리의 아날로그 몸과 뇌는 진정한 건강을 되찾고 유지할 수 있을 것이다.

변화하는 세상에 적응하는 두 가지 방법

디지털 의학 혁명, 인공지능AI, 양자 컴퓨터 등등 우리들은 엄청난 변화 속에서 살아가고 있다. 이러한 세상의 변화에 적응하는 방법에 두 가지가 있다고 본다.

❶ 적극적으로 나서서 바꿔 나가는 방법
❷ 흐르는 대로 순리로 따라가는 방법

주도적인 삶을 위해 적극적으로 바꿔 나가는 방법 | 주도적인 삶이 중요하다고 배워온 사람들은 첫 번째 방법이 더 필요하며 적극적으로 내 삶을 펼쳐 나가라고 권유할 것이다. 이러한 방법은 보람찬 삶이 될 수는 있으나 훨씬 힘들고 어려우며 어쩌면 불충분한 결론을 도출하는 부족한 방향으로 가는 오류를 발생시킬 수도 있다. 내가 결정하고 방향을 정할 수 있는 일이 많을 때에는 가능하지만, 내가 결정한 대로 세상이 움직이지 않을 경우에는 잘못된 방향으로 가고 있을 수도 있다. 특히 4차 산업혁명에 마주해서, 보통의 일반인이 새로운 결정을 만들어 나가기는 그리 쉬워 보이지 않는다.

흐르는 대로 따라가며 기회를 노리는 방법 | 두 번째 방법도 그리 나쁘지 않다고 본다. 우생마사牛生馬死라는 고사성어가 있다. 홍수가 나서 마을의 모든 것이 떠내려갈 때 소와 말도 같이 떠내려간다. 말은 어떻게든 이 홍수에서 벗어나기 위해 발버둥 치고 최선을 다해 헤엄쳐서 강기슭에 닿으려

한다. 하지만 물살이 워낙 강하기 때문에 보통은 강기슭에 닿기도 전에 지쳐서 쓰러지기 쉽다.

이에 반해 소는 아무런 동작을 하지 않는 듯이 둥둥 떠내려간다. 물에 빠져 호흡이 곤란한 일만 없도록 약간의 힘으로 버티고 있다. 그러다가 하류에 다가가게 되면 점차 물의 속도가 느려지고 헤엄을 쳐서 강기슭에 도달할 수 있을 정도가 된다. 그때 소는 아껴 놓았던 체력으로 느린 물살을 가르고 강기슭에 도착해 살아난다고 한다. 헤엄치는 힘과 실력으로만 보면 말이 소에 비해 훨씬 더 좋다. 하지만 홍수와 같은 상황에서는 말은 죽을 수 있지만 소는 살아난다고 한다.

4차 산업혁명도 아마도 이런 것이 아닐까 하는 생각을 해본다. Y2K를 비롯한 많은 사건들이 그랬던 것처럼, 신종플루나 코로나 같은 바이러스조차도 시간이 지나면 우리가 감당할 수준으로 되어간다. 겪어보지 못한 일들은 항상 두려움을 동반한다. 어떤 일이 닥칠지 모르기 때문에 겁이 나고 걱정이 된다. "이 또한 지나가리라"는 문구를 마음에 품고 주변의 상황을 잘 살펴가면서 내가 감당할 수준이 될 때를 기다리는 것도 현명한 생존전략 중의 하나일 것이다.

기술적 발전에 너무 빠지면 사회의 변화를 잘 관찰하기 힘들다. 4차 산업혁명을 기술의 변화만으로 바라보면 곤란할 것 같다는 이유다. 소의 마음과 자세로 주변을 찬찬히 살피고 공부를 꾸준히 하며 옛 선인들의 지혜에서 배울 수 있다면 4차 산업혁명은 그리 위험한 것도 아니며 또한 엄청나게 새로운 기회를 주는 것도 아니라 생각된다. 그러기 위해서는 삶을 조금 더 신나고 재미있게, 하고 싶은 일을 하면서 살아가는 것이 더 중요하지 않을까 한다. 4천여 년 전 고대 수메르인들의 서사시 〈길가메시〉에서 전한 지혜를 되짚어보자.

> "우투나피슈팀이 전해준 영생의 약을 잃어버린 길가메시가 다시 약을 달라고 부탁을 합니다. 그랬더니 우투나피슈팀이 '안 된다'고 해요. 길가메시가 '그러면 나는 어떻게 살라고?' 하며 엉엉 울자, 우투나피슈팀이 말합니다. '네가 그렇게 울고불고한다고 안 죽는 것이 아니다.' 길가메시가 '그럼 어떻게 살아야 하느냐?'고 했더니 이럽니다. '별것 없다. 다시 네 고향에 가서 의미 있는 일을 하고, 친구들하고 맛있는 것 먹고, 아름다운 여인하고 사랑을 나눠라.'"

절대적인 건강관리법은 없다

건강이라는 이슈는 신문 기사에서 말하는 것보다 훨씬 더 복잡하지만, 동시에 어떤 측면에서는 아주 단순하기도 하다. 복잡하다고 말하는 이유는 여러 연구 결과를 접할 때 해당 물질의 장단점, 상대적 위험과 절대적 위험의 관계를 따져야 하기 때문이고, 단순하다는 이유는 일단 우리가 이런 복잡한 프레임들의 핵심을 꿰뚫고 나면 우왕좌왕 조변석개하는 각종 건강 관련 뉴스들을 접하고도 이제는 신경이 무뎌지게 될 것이기 때문이다.

우리들은 건강을 위해 필요한 지식들을 이미 대부분 많이 알고 있다. 언론에서 띄우는 식품이나 전문가가 열을 내며 추천하는 영양제가 있다고 해도 휘둘리지 않아도 된다. 지방은 그렇게 나쁘지 않다. 녹색 채소라 해서 항상 좋은 것만도 아니다. 이 세상 모든 것들은 각자 자기의 역할과 임무가 있다.

인간의 생존과 진화의 관점에서 보게 되면 어느 하나 절대적으로 유리한 건강법은 존재하지 않는다. 많이 걷는 건강법은 관절이나 척추에 무리를 줄 수 있고, 다량의 생식은 간에 무리를 줄 수 있다. 일방적으로 언제나 좋은 음식, 좋은 운동법은 존재하지 않는다. 결국 자신에게 가장 피해가 적으면서 혜택이 많은 방법을 선택하는 것이 가장 올바른 길이 될 것이다.

사과 껍질의 예를 들어보자. 사과를 껍질째 먹는 게 좋은가, 아니면 껍질을 깎아서 먹는 게 좋은가?

껍질째 먹어야 한다는 주장은 껍질에 펙틴과 여러 유익한 성분이 있다고 강조한다. 특히 펙틴은 사과에 함유된 당의 흡수를 지연시켜 혈당이 급격히 오르는 것을 막아준다고 주장한다. 또한 사과 자체가 자연 속에서 아주 균형 있게 만들어진 영양소 보고이며 특히 껍질에 영양소가 더욱 집중되어 풍부하기 때문에 전체를 다 먹어야 한다는 것이다.

반면에 껍질을 깎아서 먹으라고 주장하는 사람들은, 환경오염으로 중금속, 농약 등이 껍질에 묻어 있을 수 있으니 반드시 제거해서 먹어야 한다고 한다. 이 말 또한 일리가 있다. 이 주장을 받아들여 껍질을 깎아서 먹기로 결정했다면, 사과의 영양 성분 섭취가 부족하게 되고 특히 펙틴이 제거되어 혈당이 급격히 오르게 될 것이다. 그러면 우리 몸은 당을 처리하기 위해 호르몬 스위치를 켜야 할 것이고 이 호르몬 스위치는 당의 처리뿐 아니라 또 다른 연쇄 반응을 불러일으킬지도 모른다.

나에게 필요하고 맞는 것이 최선의 건강법 | 수많은 건강론에 대해 어느 것이 좋다 나쁘다의 흑백 논쟁을 벌일 것이 아니라, 어느 것을 선택했을 때 나에게 생길 수 있는 결과를 생각하는 것이 현명할 것이다. 지금 나에게 가장 필요한 것이 무엇인지 파악하고, 그 효과를 최대화시킬 수 있는 건강법을 찾아보며, 또한 그로 인해 발생할 수 있는 손해까지 함께 생각할 수 있으면 금상첨화다.

전문가들은 각자 자신들의 논리나 입장에 맞는 주장들을 하고 있다. 그러한 수많은 논쟁들 자체는 나 자신에게는 직접적인 연관성이 약하다. 나에게 필요하고 나에게 맞는 것이 바로 최선의 건강법이다.

"나에게는 펙틴과 껍질 속의 영양소가 더 필요한가, 아니면 환경오염을 피하는 게 더 우선인가?"

제6부

건강하게 120세까지

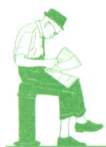

제언

노화를 성공적으로 한다는 것은…

1980년 미국 맥아더 재단은 성공적인 노화의 개념을 "노년기에 질병 없이 오랜 기간 인지기능과 신체기능이 잘 유지되어 다른 사람의 도움 없이 잘살 수 있을 뿐만 아니라, 활발한 사회활동을 하고 있고 보람과 행복을 느끼는 상태"로 정의하고, 다음 같은 사항을 고려해야 한다고 했다.

- 첫째, 신체적으로 건강해야 한다.
- 둘째, 정신적으로 인지기능이 감퇴하지 않고 잘 유지되어야 한다.
- 셋째, 원만한 대인관계를 바탕으로 하는 사회활동 참여가 중요하다.

캐롤 리프Carol Ryff는 성공적인 노화의 기준을 다음과 같이 다섯 가지로 제안했다.

- 첫째, 인생을 긍정적으로 바라보는 자기수용의 자세와 자아존중감이 있어야 한다.
- 둘째, 타인의 도움 없이 스스로 독립적인 생활을 영위할 수 있는 자립성이 있어야 한다.
- 셋째, 어떠한 환경이라도 적응할 수 있는 적응력이 있어야 한다.
- 넷째, 나이 들어서도 인생의 목표가 있어야 한다.
- 다섯째, 나이 들어서도 배움의 끈을 놓지 말아야 한다.

로우Rowe와 칸Kahn은 성공적 노화를 다음과 같이 제시했다.

- 첫째, 질병과 장애를 피한다.
- 둘째, 높은 수준의 인지적·신체적 기능을 유지한다.
- 셋째, 활기찬 인간관계 및 생산적 활동을 통하여 삶에 적극적으로 참여한다.

청춘과 노화, 쉬면 쉴수록 늙는다

유대계 미국 시인인 사무엘 울만은 그의 유명한 시 〈청춘Youth〉에서 이렇게 말한다.

> "청춘이란 인생의 어떤 기간이 아니라 마음의 상태를 말한다. 때로는 20세 청년보다도 70세 노년에게 청춘이 있다. 나이만으로 사람은 늙지

않는다. 이상과 열정을 잃어버릴 때 비로소 늙는다."

최근 96세로 타계한 세계적인 경영학자 피터 드러커는 타계 직전까지 강연과 집필을 계속했다. 아직도 공부하시냐고 묻는 젊은이들에게 "인간은 호기심을 잃는 순간 늙는다"는 말을 했다.

1973년에 96세로 타계한 첼로의 성인으로 불리는 첼리스트 파블로 카잘스는 93세에 UN에서 연주하고 평화에 대한 연설을 해서 큰 감동을 주었다. 이 세계적 거장이 아흔이 넘은 고령임에도 연습을 열심히 하는 모습이 의아했던 어느 누군가가 물었다.
"선생님은 왜 아직도 그렇게 연습을 하십니까?"
이 질문에 대한 카잘스의 대답은 품격 있는 삶의 모습을 보여준다.
"요새 실력이 좀 느는 것 같아I'm beginning to notice some improvement."

루빈스타인도 89세에 카네기홀에서 연주했으며, 이들보다 나이는 적지만 70대 초반인 세계적 테너 플라시도 도밍고는 최근 "이제 쉴 때가 되지 않았느냐?"는 질문에, "쉬면 늙는다If I rest, I rust"라며 바쁜 삶이 건강한 삶이라며 강조했다.

독일의 괴테는 80세에 파우스트를 탈고했고, 피카소 또한 92세까지 창작에 심취했으며, 에디슨 역시 92세의 나이에도 발명에 몰두했다. 이들은 모두 나이에 상관없이 열정을 불태웠던 노장들이었고, 한결같이 젊은이들보다 더 젊은 꿈과 열정을 가지고 살았다.

정신과 의사들은 다음과 같이 강조한다.

"마음이 청춘이면 몸도 청춘이 된다."

"'이 나이에 무슨…'이라는 소극적인 생각은 절대 금물이다."

"노령에도 뇌세포는 증식한다. 죽을 때까지 공부하고 일하자."

노화란 나이보다도 마음의 문제인 것 같다.

건강한 120세에 다가가는 과정

건강한 120세를 맞이하려면 여러 관문을 통과해야 한다. 중년기에 우선적으로 신경을 써야 할 것은 **'만성질환 생활습관병'**이다. 2022년 통계에 의하면, 한국인의 10대 사망 원인 중 7개가 생활습관병에 해당하며, 1위부터 4위까지가 암, 심장질환, 폐렴, 뇌혈관질환이다. 중년기에 암을 비롯한 만성질환 생활습관병에 걸리지 않으면 첫 번째 관문을 통과한 것이다.

이 관문을 통과하면 고령층의 **'골절 부상'**이 또 하나의 관문이다. 나이가 들면 근육과 뼈가 약해져서 낙상으로 인한 골절로 고생하는 경우가 많다. 입원과 수술을 하게 되거나 그대로 누워서만 지내는 생활을 하게 되면서 치매에 걸리는 사람도 생긴다. 고령층에 접어들면 반드시 근감소증에 대비하고 근육 보강과 뼈 건강에 신경을 써야 한다.

또 다른 하나는 **노년기의 '치매'**라는 관문이 기다리고 있다. 치매의 70%를 차지하는 알츠하이머는 85세 이상에서 30% 정도 나타난다.

장수시대를 맞아 자신만의 세계를 구축할 필요가 있다 | 중년기에서 노년기에 걸쳐 존재하는 이러한 관문들을 무난히 통과하면 100세에 다가갈 수 있다. 중년기에 생활습관병과 암을 뛰어넘고, 노년기에 근육과 뼈와 알츠하이머 문제도 극복한 사람들은 '선택된 건강인'이다. 전염병과 돌발 사고를 조심하고 지금까지 지내온 건강한 생활을 잘 유지해 나가면 뇌도 몸도 건강한 120세로 향할 수 있다.

대부분의 100세 이상 장수인들은 자신들만의 세계를 즐기며 자신이 좋아하는 일을 하는 덕분에 뇌가 건강하고 지치는 법도 없었다. 하지만 모든 장수인들이 젊은 시절부터 자신의 세계를 즐길 줄 아는 능력을 가졌던 것은 아니었다. 그들은 70세가 지나면서부터, 주변 사람은 점점 줄어들더라도 자신은 건강하고 좋아하는 일을 할 수 있는 사람이라는 생각을 굳게 하고 그 세계를 넓혀온 것이다.

장수 시대라고 해도 80대 초·중반이 지날 즈음에는 주변의 또래들은 절반 정도밖에 남지 않게 된다. 마지막까지 모두 함께할 수는 없다. 또한 언젠가는 인생의 무대에 혼자 남는 상황도 생길 것이다. 적어도 60세 무렵부터 시작해서 70대 초반까지는 혼자서도 즐길 수 있는 자신만의 세계를 찾고 구축할 수 있도록 미리 준비하는 것이 필요하다.

인간은 120세까지 살 수 있을까

불과 20여 년 전만 해도 100세까지 건강을 유지하면 주목을 받았다. 하지만 요즘은 100세를 넘게 산다고 해도 별로 놀라는 사람이 없을 것이다. 100세는 몰라도 90세까지 정정하게 사는 건 이제 평범한 일이 되고 있다. 최근에는 최장 수명이 120년으로 밝혀진 텔로미어를 잘 보존한다면 120세까지는 살 수 있다는 주장이 기정사실인 것처럼 확산되는 추세다. 그리고 눈부신 속도로 진행되고 있는 디지털 의학의 건강장수혁명은 먼 이야기가 아니라 분명 가까운 시일 내에 뚜렷한 가시적 성과를 만들 것으로 보인다.

'120세까지 건강하게 산다는 것'의 기준은 무엇일까? 최소한 뇌의 인지기능이 떨어지지 않은 상태로 문제없이 스스로 식사를 할 수 있고 두 발로 걸어 다닐 수 있는 신체, 그리고 최소한의 품위를 지키면서 생활할 수 있는 상태이어야 한다고 본다. 그렇다면 우리에게 다가온 화두는 다음의 세 가지다. 이어지는 장에서 구체화해보자.

> 지금부터 당장 무엇을 어떻게 시작하면 될까?
> 동시에 앞으로 무엇을 어떻게 준비하면 좋을까?
> 그리고 우리의 생각과 자세를 어떻게 바꿔야 할까?

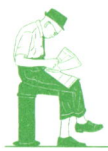

액션 아젠다 Action Agenda

식食, 동動, 의醫, 심心

노화와 장수 그리고 건강관리에 대해 이런저런 많은 얘기들을 해왔다. 대부분 귀하가 이미 알고 있는 것들이다. 그래도 인체를 전인적인 관점에서 다시 한번 조망해보는 기회가 되기를 바란다. 사실 건강과 관련해서는 지금까지 전혀 모르고 있던 뭔가 특출난 새로운 지식과 뉴스는 별로 없다. 다만 어렴풋이 대충 알고 있던 것들을 좀 더 구체적으로 명확히 알게 되고, 다시 한번 진하게 공감하고, 실제로 행하게 될 수 있는 계기가 필요할 뿐이다.

건강을 잃었다는 것은 균형에 문제가 있음을 의미한다. 균형은 깨지기도 하고 다시 잡히기도 한다. 균형에 문제가 생겼을 때 스스로 다시 조절할 수 있는 내재된 힘의 차이가 건강의 차이를 만든다. 몸이 스스로 균형을 잡을 수 있도록, 우리는 몸이 원하는 조건을 만들어주면서 기다려주어야 한다. 균형이란 절댓값을 정해놓은 고정불변의 정적인 상태가 아니라, 끊임없이 조정을 거듭하면서 회복과 새로운 질서를 만드는 동적인 상태다.

건강은 각자의 노력에 달려 있다 | 건강을 유지하고 강화하려면 우리는 반드시 무언가를 해야 한다. 얼마나 건강하고 품위 있게 나이 들어갈 것인가는 각자의 노력과 생활 습관에 달려 있다. 이제 뭔가 해야 할 시간이 다가왔다. 인생 후반기의 삶의 질을 한층 높이기 위해 좀 더 보람 있게 시간과 노력을 투자할 때다.

우리 몸은 한두 번의 자극이나 노력으로는 전혀 아는 척을 하지 않으며, 꾸준히 해줄 때에만 점진적 효과를 보이는 느림보다. 특히 운동이나 생활 습관 같은 것은 어지간해서는 금방 변화가 오지 않는다. 허나 비록 느림보이지만, 한번 변화를 보이면 반드시 보답하는 충성스러운 파트너이자 반려자다.

많은 이야기들 중에서, 실천에 옮겨야 할 사안들을, 몸관리食. 動. 醫와 마음관리心 차원에서 핵심 실천사항 위주로 명료하게 정리하고자 한다.

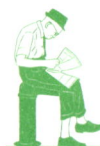

3대 몸관리 - 실천편

식食, 잘 먹기

3대 주기인 섭취, 동화, 배출에 맞추자

우리 몸은 섭취한 음식의 활용 측면에서 볼 때, 대략 8시간씩 섭취먹고 소화시킴, 동화흡수 및 사용 및 배출폐기물 제거의 3개 주기가 반복된다. 3개 주기는 서로 배타적인 것은 아니고 함께 발생할 수도 있지만 각자 다른 시간대에서 집중된 활동을 보이며, 우리 몸속에서 24시간 진행되고 있다.

- 낮 12시~저녁 8시   섭취먹고 소화시킴
- 저녁 8시~새벽 4시   동화흡수 및 사용
- 새벽 4시~낮 12시   배출노폐물과 폐기물 제거

배출 주기는 몸을 청소하기 위한 신체의 기본 메커니즘이며 매일 자연

스럽게 진행된다. 우리는 그저 이 주기가 저절로 잘 흘러가게 방해만 하지 않으면 된다. 노폐물과 독소 배출이 질병 예방과 건강의 핵심이므로 배출 주기는 매우 중요하다. 밤새 동화 주기에서 걸러진 노폐물과 독소의 배출이 가장 효과적으로 진행되는 시간이 아침이다. 우리 몸의 에너지가 노폐물 배출에 집중되도록 하기 위해서, 소화에 많은 에너지가 동원되는 식사는 이 시간대에는 하지 않는 것이 좋다. 아침은 건너뛰고 물만 마시는 게 가장 좋고, 먹더라도 채소 위주의 간단한 정도로만 권고된다.

간편하고 효과적인 간헐적 단식

칼로리 제한이 노화와 관련된 여러 질병들을 줄이는 데 효과가 있다는 점은 논란의 여지가 없는 과학적 사실로 인정되고 있지만, 이를 따라 하기에는 현실적으로 어려움이 많다. 간헐적 단식은 단식 중에 성장호르몬의 분비가 그게 증가하므로 짧은 시간의 단식을 반복해도 근육 손실의 염려가 없으며, 일반 단식에 비해 단식 시간이 훨씬 짧고, 단식 전과 후에 복잡한 절차를 해야 할 필요도 없다. 또한 일상생활에 변화를 줄 필요가 없어서 오랫동안 꾸준히 진행하는 데도 무리가 없다.

한 끼 굶으면 큰일 난다고 생각했던 고정관념만 바꾼다면 간헐적 단식은 전혀 어려운 일이 아니다. 그래서 단식 경험이 없는 초보자도 무리 없이 할 수 있고, 실제로 처음 단식을 시도했을 때부터 어렵게 느껴지지 않았다고 말하는 사람들이 대부분이다. 또한 단식 전후에도 평소처럼 먹을 수 있으며, 무엇보다 하루 일과를 끝내고 느긋하게 저녁을 즐겁게 든든히 먹을 수 있는 뚜렷한 장점이 있다.

간헐적 단식의 방법과 효과

첫 시작으로 추천하는 간헐적 단식은, '8+16' 시간제한 식이법이다. 하루 8시간은 원하시는 식사를 하시고 16시간은 물과 차를 제외하고는 다른 음식 섭취는 제한하는 것이다. 간단히 아침식사만 한 끼 건너뛰면 된다. 첫 시작으로 실천하기에 가장 간편하고 효과도 좋고 몸의 배출 주기에도 적합하다.

- 기본 원칙은 하루 16시간의 식사 간격, 사정이 있을 때는 12시간이나 14시간으로 적절히 조절 가능
- 오전에는 충분한 수분 섭취, 그리고 가능하면 운동 적극 권고 공복시 운동의 효과가 훨씬 좋음
- 점심과 저녁은 즐기면서 적절하게, 특히 저녁에는 평소대로 충분히 마음 편히 즐기며 식사
- 간식과 야식은 끊음

특히 무엇보다도, 체지방 관리에 간헐적 단식은 탁월한 효과를 보인다. 체지방을 줄이려면 혈당을 낮게 유지하는 시간을 늘리고, 충분한 몸의 움직임과 적절한 운동을 통해 우리 몸이 체지방을 혈당의 대체 에너지로 사용하도록 유도해야 한다. 그런데 아침을 거르는 간헐적 단식은 최소한의 노력으로 이 효과를 극대화할 수 있다. 아침에 일어나면 혈당치와 혈중 인슐린 농도는 최저 상태가 되는데, 이때 바로 식사를 하지 않고 공복 상태를 연장하면 신체는 체지방 특히 복부지방을 주 에너지원으로 사용하게 된다. 더욱이 공복 상태에서 짧게라도 아침 운동 유산소 또는 무산소, 둘 다 하면 더 좋음을

하면 그 효과는 훨씬 높아진다.

간헐적 단식에서 유념할 점은 단식의 목적과 이득을 확실히 알고 단식을 해야 한다는 것이다. 간헐적 단식은, 단순한 체중감량이 목적이 아니라, 소화기관의 휴식과 자가포식의 기능을 향상시켜서 세포의 건강을 촉진하고 이를 통해 건강한 신체를 유지하며 질병을 사전에 예방하고자 함이 주된 목적이다.

혈당 스파이크를 낮추자

파급효과가 무서운 혈당 스파이크를 줄이기 위해, 음식 섭취의 건강한 순서를 지키며 식사를 한다. 채소와 해조류, 섬유질을 먼저 먹고, 그다음에 단백질과 지방을 먹고, 탄수화물은 마지막에 먹는다. 만일 지키기 힘든 상황이라도, 단 하나의 원칙은 꼭 지키자. '탄수화물은 맨 마지막에!' 또한 식사 후에는 10~15분 정도, 아니면 짧게라도, 꼭 걷거나 움직이는 것이다.

혈당의 급격한 변화를 최소화하며 안정된 혈당을 유지하는 것은 당뇨와 치매제3형 당뇨의 예방뿐만 아니라 모든 건강의 핵심이다. 설탕류와 과자류 그리고 과당 음료는 철저히 억제하고 밥, 빵, 면을 되도록 줄이면서 상대적으로 채소, 고기, 생선을 충분히 먹고 과일은 조금 먹으며, 건강해지는 순서로 식사탄수화물 맨 나중에를 하고 식후에 잠깐이라도 꼭 움직이는 습관을 들이면 혈당 스파이크의 위험을 상당 부분 대비할 수 있다.

소금·물·햇빛

- **소금** | 섭취에 그렇게까지 신경을 세우며 고민할 필요까지는 없다. 현재 혈압이 정상 범위의 분들은, 싱겁게 먹는 게 맛있고 편하면 그렇게

드시면 되고, 좀 짭짤해야 입맛이 살면 또 그렇게 먹으면 된다. 다만 현재 혈압이 높은 분들은 짠맛을 줄이면 혈압조절에는 어느 정도 도움이 될 것이다.

혈압이 높거나 높지 않거나 모든 사람들에게 더 의미 있는 것은, '맛없는 싱거운 음식'보다는 본인의 입맛에 맞는 '맛있는 음식'이 심신에 활력과 의욕을 더욱 불어넣을 수 있을 것이다. 《하버드 의대 100세 장수법》에서 밝힌 바와 같이, 장수 노인들이 짜게 먹는 것을 자주 보았고, 소금에 민감한 장수 노인은 본 일이 없었다.

식사 때 짠맛을 좀 줄이느냐 마느냐의 소소한 일에 너무 예민할 필요 없이, 고혈압을 낮추고 예방할 수 있는 훨씬 좋은 방법을 실천하자. 식사는 입맛대로 즐겁게 즐기시고, 대신 체중 줄이기, 간헐적 단식, 절주와 금연, 규칙적이고 꾸준한 운동을 하자. 이를 통해 지금보다 혈관 상태와 혈액의 질을 훨씬 개선시키고 혈액의 순환을 강화해, 혈압은 물론 전체적인 건강을 향상시키는 것이 훨씬 더 유익하고 확실한 방법이다.

- **물** | 목이 마를 때 몸이 원하는 만큼 마시면 된다. 수분이 풍부한 과일과 야채를 물 대신 섭취하는 것도 괜찮지만, 설탕이 든 음료는 피해야 한다. 그리고 물을 필요 이상 많이 마실 필요는 없다.
  - 물은 목이 마를 때, 몸이 원할 때에는 언제든지 마신다.
  - 식사 전에 조금 마신다. 30분 전에 물을 마시면 소화관이 준비 태세를 갖추게 된다.
  - 식사 중에는 물을 삼가자. 식사 중이라도 목이 마르면 약간의 물

은 마신다.
- 물 마시는 적절한 시간은 공복, 식전 30분, 식후 2시간부터 다음 식사 30분 전까지가 이상적이다
- 식후 2시간이 지난 뒤, 음식물 분해로 인한 수분 보충을 위해 물을 마신다.
- 아침에 일어나면 먼저 물부터 마신다.
- 운동하기 전, 운동 중, 그리고 운동을 끝낸 후에도 물을 마신다.
- 변비가 있거나 과일과 채소를 충분히 먹지 않는 경우에는 꼭 물을 마신다.

- **햇빛** | 건강상 큰 혜택을 놓치지 말고 적정량은 꼭 쬐야 하고, 강렬하고 많은 햇빛은 피해야 한다. 10~15분이면 적정, 보통의 햇빛 강도에서는 10시~15시, 여름에는 오전 10시 이전과 오후 2시 이후가 좋다. 햇빛 쬐기를 목적으로 할 때에는 짧은 시간이니, 선글라스와 자외선 차단제는 하지 않아야 효과가 있다.

동動, 움직임

4050은 규칙적인 운동이 필수

전 세계적으로 성인들의 운동량은 많이 부족하고, 우리나라 성인들의 운동량은 특히 부족한 것으로 밝혀졌다. 세계보건기구WHO의 최근 발표에

따르면 2022년 기준 전 세계 성인 인구의 3분의 1, 즉 18억 명이 최소 권장 수준에 못 미쳤고WHO의 최소 운동 권장량은 성인의 경우 1주일에 150분의 중간 강도 운동이나 75분의 고강도 운동 또는 이와 동등한 신체활동, 부족률이 가장 높은 곳은 아시아-태평양 고소득 지역으로 한국, 일본, 싱가포르 등이 포함되었다.

40대부터는 근육량은 줄어드는 반면 체지방 비율은 상대적으로 높아지고, 배 안에 내장지방이 쌓이는 경우가 많다. 뱃살을 줄이기 위해선 최우선으로 근육을 형성할 수 있는 **근육 운동**을 해야 한다. 건강한 생활 습관을 몸에 익혀야 건강한 노년기를 맞을 수 있다. 4050 중년기는 지금까지의 생활 습관을 과감하게 수정 보완할 필요가 있다. 우선 탄수화물 위주의 식단을 단백질과 채소를 보강하는 방향으로 변화를 주고 규칙적인 운동을 꾸준히 할 것을 권고한다.

6070은 근육을 사수해야

60~80대는 근육량이 크게 줄어드는 시기다. 무엇보다 우선 근감소증 예방 노력이 필요하다. 체중을 줄여야겠다는 목표보다는 근육량을 유지 보강하며 체지방을 줄이는 것을 목표로 해야 한다. 이 시기에는 근육량이 적고 또한 줄어들기 때문에 걷는 것만으로는 그다지 효과가 없다. 반드시 근육을 유지하고 강화할 수 있는 **근육 운동**을 병행해야 한다. 피트니스센터를 가지 않더라도 집에서 본인의 체중을 실어서 하는 푸시업, 스쿼트앉았다 일어서기 반복, 플랭크팔꿈치로 온몸 지탱하기 그리고 제자리 달리기 등을 하면 얼마든지 근육을 강화할 수 있다. 또한 운동 이외에도 균형 잡힌 식습관, 특히 충분한 단백질 섭취가 권고된다.

6070은 퇴직 후 '근육 만들기' 또는 '건강 지키기'라는 새로운 직장에 취업했다고 생각하면 어떨까? 직장에 다닐 때는 비가 오나 눈이 오나 매일 일을 하지 않았는가? 운동을 퇴직 후 새로 얻은 일이라고 정하고 매일매일 규칙적으로 하길 권고드린다. 많이도 필요없다. 아침에 일어나서 생수 한 잔 들이키고 공복에 운동무산소이든 유산소이든 30~40분 정도만 하면 하루 종일 컨디션이 짱이다.

근육 운동, 어떻게 얼마나 해야 할까

노년의 모든 문제는 나이가 들면서 줄어드는 근육에서 시작된다. 노년증후군과 노쇠의 직접적인 원인은 노화로 인한 '근감소'다. 노쇠 예방은 약이나 건강기능식품이 할 수는 없고, 오로지 근력 운동으로 해야 한다. 걷기만으로는 부족하다. 운동은 절대로 손해 보는 일이 아니다. 나이에 관계없이 운동에 투자하면 투자한 만큼 반드시 보답한다. 운동은 운運을 바꾸는 움직임動이나.

어떻게 얼마나 운동해야 하는지 잘 몰라서 운동하기를 주저하는 분이 있다면, 일단 시작을 해보자. **운동은 내 몸 상태를 기본으로 하며 '가능한 한 좀 더 많이, 좀 더 힘들게, 그리고 매일 꾸준히'라는 원칙을 적용하면 된다.** 다른 사람들의 기준에 신경 쓰지 말고, 운동으로 일상생활에 지장을 받지 않는 선에서, 조금 더 많이, 조금 더 힘들게, 그리고 조금 더 자주 운동하기로 하면 좋다.

일반적인 웨이트 트레이닝이라면 두 가지 중에서 자신의 상황에 맞게 활용하면 된다. 첫 번째 방법은 한 세트에 최고 6~10회 정도까지 반복할 수 있는 무거운 중량을 사용하고, 각 세트 사이 1~2분 정도의 휴식을 취하는 것이다. 두 번째 방법은 그보다 가벼운 중량을 사용하면서 한 세트에

10~15회 정도로 횟수를 늘리고 휴식을 30초~1분 정도로 하면서 비슷한 강도를 유지하는 것이다.

첫 번째 방법은 젊은 층과 중년층에 어울리고, 두 번째 방법은 장년층과 고령 세대에 알맞다고 본다. 운동시간은 30~40분 정도면 적당하고 1시간을 넘기지 않는 것이 좋다.

운동 부위별로는, 일주일에 세 번 전신 운동을 하거나 또는 날마다 운동 부위를 나눠서 부분 운동으로 할 수 있다. 전신 운동을 하면 근육 부위별로 한 가지를, 부분 운동으로 나눠서 하면 3~5가지 운동을 선택해서 운동마다 세트당 10~15회 총 3~4세트 반복하면 근육을 충분히 단련할 수 있다.

운동을 강화하는 요령

웨이트의 중량을 높일 때는 회수를 줄이고 근육 제어력과 안정성이 발달한 후에 중량을 올려야 한다. 어디에서 출발하건 올바른 자세에 집중해 천천히 나아가야 한다. 초보자라면 트레이너에게 몇 차례만이라도 개인 지도를 받아 올바른 자세와 방법을 익히는 것을 추천한다.

웨이트 운동의 중량에 대한 스포츠 의학의 기준은 다음과 같다. 중량이 주는 부하의 정도가 최대 근력의 60~70%이면 근력의 발달은 적지만 장애 출현 또한 적다. 70~80%이면 가장 적정하고, 80~90%이면 근육의 발달은 많아지지만 장애 위험성은 커진다. 가장 적정한 70~80%의 트레이닝을 지속하면 90세의 고령자라도 근육량이 증가하고 근력도 강해진다. 최대 근력이 어느 정도인가를 확인하는 간단한 방법으로는, 1세트당 14회 이상의 반복 동작이 가능하면 60~70%, 7~13회의 동작이 가능하면

70~80%, 7회 미만의 동작만 가능하면 80~90%다.

근력과 근육을 발달시키려면 똑같은 부위의 근육 운동을 일주일에 최소 두 번 이상은 해야 한다는 연구 결과가 있다. 근육 운동으로 스트레스를 받은 근육 조직의 세포들은 일부 파괴되지만, 1~2일 정도 휴식하면 복원되고 이전보다 더욱 증가하면서 커진다. 반대로 휴식을 취하지 않고 계속하면 근육의 발달이 방해를 받고 근육 위축이 일어나기도 한다. 웨이트 근육 운동은 주 3~5회 정도면 적당하다.

지나친 운동은 오히려 역효과

운동은 오래 할 필요가 없다. 근력 운동의 3대 원칙은, 짧게, 강하게, 꾸준히. 하루에 순수 운동시간으로 30~40분이면 충분하다. 중량 운동은 하루 20~25분만 해도 충분하며, 그 대신 거르지 않고 매일 하는 게 훨씬 효과적이다. 특히 고령층의 경우, 불편을 안고 정석적 원칙으로 하기보다는 몸이 불편을 느끼지 않을 때까지 하면 된다.

내가 지나치게 운동을 하는지는 어떻게 알 수 있을까? 몸의 신호에 귀를 기울이면 된다. 운동 뒤에 지나치게 피곤하거나 회복이 느리다면 운동 강도나 양이 과하다는 신호일 수 있다. 충분한 휴식을 취하고 나서도 피로가 계속되거나 운동 자체가 하기 힘들어질 때 무리하게 해서는 곤란하다.

2020년 포르투갈 연구팀이 18건의 연구 논문의 종합적 분석 결과, 장시간 지나친 강도로 운동하면 염증성 물질이 증가해 부상과 만성 염증의 위험이 높아지는 것으로 나타났다. 중간 강도 또는 고강도 운동을 적절한 휴식 시간과 함께 병행할 때 운동으로 얻는 유익함과 효과가 가장 커진다는 게 연구진의 설명이다.

건강을 위한 운동은 인체가 이겨낼 수 있는 정도의 스트레스를 주는 것이다. 일반인들의 근력 운동은 짧게, 대신 거르지 않고 매일 하는 게 훨씬 효과적이다. 특히 장년층이나 고령층의 경우, 몸이 통증을 느끼지 않는 게 중요하다. 내가 할 수 있는 최대치를 한다고 생각하면 되고, 중량 운동도 무거운 무게로 무리하기보다는 가벼운 무게로 드는 횟수를 늘리는 게 좋다.

운동은 공복 상태에서, 식사는 운동 후 1시간 후에

체지방은 공복 상태에서 가장 효율적으로 분해된다. 여기에 운동을 더하게 되면 체지방 낮추기 최적의 지름길로 갈 수 있다. 공복 상태에서 운동을 하면 운동 후 2시간 동안은 성장호르몬의 분비가 크게 증가되는 확실한 효과를 얻을 수 있다.

운동 후 바로 식사를 하면, 음식물 섭취로 공급된 혈당이 에너지로 곧바로 사용되기 때문에, 운동으로 방출된 지방산이 에너지로 사용되는 비율은 그만큼 줄어들게 된다. 또한 운동 후에 즉시 음식물을 섭취하면 혈중 인슐린 농도가 높아지며 성장호르몬의 분비가 다시 억제되어 체지방 분해가 안 된다. 식사는 운동 후 최소한 1시간 후에 하는 것이 바람직하다.

반대의 경우도 마찬가지다. 식사 후 얼마 안 돼서 운동을 하면, 운동에 필요한 에너지가 식사로 공급된 혈당으로 당장 충당되므로 체지방을 분해해서 대체 에너지를 만들 필요가 없고, 식사로 인한 혈중 인슐린 농도가 높은 상태이다 보니 체지방 분해를 촉진시키는 성장호르몬도 분비되지 않는다.

식사를 하면 혈당은 올라가고 인슐린도 분비되기 시작한다. 혈당과 인슐린 농도가 낮아지려면 식후 최소한 2~3시간 정도는 지나야 한다. 운동은 식사 후 3시간 후나 식사 전 공복 상태, 그리고 식사는 운동 후 최소한

1시간 후에 하는 게 좋다. 감히 단언컨대 그 무엇보다도, 최고의 건강장수 양생법 중의 하나로 **아침 식사 대신 아침 운동**을 강력히 추천드린다.

저녁에 운동은 좋지 않다

저녁 늦은 시간 휘황찬란하게 불이 밝혀진 피트니스센터에서 근육 만들기에 열심이거나 러닝머신에서 땀을 흘리는 사람들을 자주 볼 수 있다. 그러나 신체 주기와 호르몬 분비 및 부교감 신경 측면에서 볼 때에는 **퇴근 후 피트니스센터는 면역력의 적**이라고도 할 수 있겠다.

인체의 면역력의 중심은 백혈구이며 과립구와 림프구가 중심적인 역할을 하고 있다. 과립구는 세균 같은 큰 이물질을 처리하고, 림프구는 바이러스 등의 작은 이물질을 담당한다. 일반적으로 낮에는 교감신경을 우위로 해서 과립구가 활동하고 밤에는 부교감신경의 우위로 몸을 쉬게 하면서 림프구가 많아지게 된다. 해가 진 이후부터는 우리의 신체는 쉬도록 되어 있다. 부교감신경을 우위로 하는 시간대를 줄이는 것은 스스로 면역력의 활동을 줄이는 것이 된다. 걷기, 요가, 스트레칭 등 편안하게 할 수 있는 것 이외의 활동성 운동은 가능한 아침이나 낮에 하는 게 좋겠다.

한편 유산소 운동은 신선한 산소가 존재하는 열린 곳에서 하는 것이 좋다. 산소가 가장 많이 나오는 시간은 해가 뜨기 바로 전 5~7시이다. 이 시간은 식물들이 광합성작용을 통해서 산소를 밖으로 내뿜는 시간이다. 아침에 걷거나 조깅을 하려면 숲속 오솔길, 공원, 산기슭을 추천한다. 최소한 자동차들이 다니지 않는 골목길이라도 괜찮다. 차도 옆 인도에서 차에서 뿜어져 나오는 일산화탄소를 들이마시며 뛸 바에는, 차라리 그냥 집안에서 편히 쉬는 게 몸에는 더 좋을 것이다.

과거 운동 일지(2019년 1월 1일~2019년 5월 31일)

요일	부분	종류	시간	중량	실시
월 목	다리	레그 프레스	각 10분	80kg	15회×3세트
		레그 컬		30kg	점차 증량
		레그 익스텐션		30kg	
		바벨 스쿼트		~bar	
	어깨	덤벨 프레스	각 5분	15lbs	15회×3세트
		숄더 프레스		20kg	
화 금	가슴	벤치 프레스	각 10분	30kg	15회×3세트
		체스트 프레스		40kg	점차 증량
		플라이/케이블		5kg	
		푸시 업		3세트	
	삼두근	케이블 풀다운	각 5분	15kg	15회×3세트
		체어 딥		3세트	
수 토	등	랫 풀 다운	각 5분	35kg	15회×3세트
		로우 로우		35kg	점차 증량
		풀 업		35kg	
	이두근	바벨 컬	각 5분	~bar	15회×3세트
		덤벨 컬		15lbs	
	내전근 둔근	애드덕터	각 5분	40kg	15회×3세트
		애브덕터		40kg	
	복근 기립근	싯 업	각 5분	3세트	15회×3세트
		백 익스텐션		3세트	
준비 운동		스트레칭, 스쿼트			5분
정리 운동		플랭크, 밸런스			5분

탄후저자의 예

제 경우를 예로 들면, 중년부터 회사 인근 피트니스 클럽을 시작하면서 기구를 활용하는 근육 운동을 시작했다. 우연히 책 한 권, 과거 신호그룹

현재 운동 일지

요일	부분	종류	중량	실시
월		풀 스트레칭, 릴랙스		
화목	등	랫 머신	35kg	15회×4세트
화목	등	시티드 로우	40kg	15회×4세트
화목	둔근	레그 프레스	100kg	50회×2세트
화목	다리	레그 컬	25kg	15회×2세트
화목	다리	레그 익스텐션	25kg	15회×2세트
화목	비복	로터리 칼프	100kg	50회×2세트
화목	이두	암 컬	20kg	15회×2세트
		스트레칭		
수금	가슴	체스트 프레스	50kg	15회×4세트
수금	가슴	펙토럴	40kg	15회×4세트
수금	어깨	솔더 프레스	30kg	15회×4세트
수금	코어	백 익스텐션		15회×2세트
수금	코어	크런치		15회×2세트
수금	가슴	벤치 프레스	30kg	15회×5세트
수금	삼두	체어 딥		21회×2세트
		스트레칭		
토	둔근	데드 리프트	30kg	10회×3세트
토	둔근	바벨 스쿼트	30kg	10회×3세트
토	상체	어시스티드 딘	35kg	15회×3세트
토	상체	어시스티드 친	35kg	15회×3세트
토	둔근	애브덕터	30kg	15회×2세트
토	내전	애드덕터	40kg	15회×2세트

이순국 회장의 《나는 일흔에 운동을 시작했다》을 접하게 되었고, 이때부터 좀 더 체계적인 운동을 시작한 동기부여가 되었다. 위의 표는 제가 피트니스 클럽에서 해왔던 근육 운동에 관한 운동 일지과거, 현재의 일부다. 초기에는 간단한 레슨을 기초로 해서 의욕적으로 준비했고, 이후에는 가끔씩 필

요한 부분만 트레이너들과 협의 조절하고 있다. 혹시 운동 계획을 세울 때 참고가 될 수 있기를 바란다.

웨이트 운동 시, 세트와 세트 사이에는 잠시 쉬어줘야 한다. 근육 내 ATP가 생성될 수 있는 잠깐의 시간이 필요하다. 쉴 때에는, 목을 좌우로 천천히 살살 돌리는 **도리도리 운동**을 하면 좋을 것이다. 따로 목 운동을 안 해도 되고, 목의 경직 완화에 좋다. 평소에도 시간되면 도리도리 운동을 해주면 목 건강에 도움이 된다. 예전에 할머니들이 손주를 돌볼 때 자주 시키던 도리도리가 지금 보니 상당히 일리가 있는 운동이었다.

타깃 근육을 의식하며 운동해야, 가끔 거꾸로 운동도

근육 입장에서 보면 산책은 근육 강화에는 도움이 안 된다. 천천히 걷는 것은 근력을 키우는 데에는 전혀 도움이 되지 않는다. 산책은 휴식과 쉼을 필요로 할 때 하면 좋은 것이다. 운동할 때는 운동에 집중해야 한다. 계단도 빠르게 오르고, 스쿼트도 빠르게 하고, 팔 운동도 빠르게 움직이는 운동을 해야 한다. 근육을 위해서는, 나이가 들었다고 느리게 하지 말고, 가능한 범위 내에서 좀 더 빠르고 활기차게 움직이고, 해당 근육을 의식하며 운동해야 제대로 된 운동 효과를 거둘 수 있다. 특히, 근육강화를 위한 웨이트운동에서는 타겟 근육을 의식하며 집중해야 효과가 더욱 배가 된다.

한편 인간은 두 발로 서서 걷는 직립동물이다. 인류는 초기 네 발로 다니다 직립 보행을 하게 되면서 신체에 큰 변화가 일어났다. 각종 기관과 장기들이 아래로 쏠리고 내려앉게 됐다. 척추와 뼈와 같은 골격에 무리가 왔고 몸무게를 지탱해야 하는 무릎과 다리도 큰 부담을 갖게 되고, 모든 뼈와 장기 그리고 혈액까지도 중력의 영향을 받게 되었다. 그래서 오래 서 있으면 무릎과 어깨가 무거워지고, 혈액 순환도 잘 안되고 장기들도 처지게 된다. 치질, 하지 정맥류, 위하수증 등은 직립 인간의 대표적 질병이고 모두 중력의 영향으로 생기는 병들이다.

그래서 **물구나무서기와 같은 거꾸로 운동을 해서 중력의 영향을 가끔씩 줄여주는 것이 신체 내부 균형에 좋다.** 제 경우는 피트니스에서 근력 운동을 마치고 시간 여유가 있으면, 인버전 테이블Inversion Table, 거꾸리이나 숄더 스탠드Shoulder Stand, 어깨 받침 거꾸로 서기를 하면서 운동을 마친다.

얼마나 걸어야 할까, 하루 7,000~8,800보

충분히 걷지 않는 삶은 담배를 꾸준히 피우는 것과 해로운 정도가 비슷하다고 하며, "앉아 있는 것은 새로운 흡연"이라는 말까지 나왔다. 보통 '하루에 만 보를 걸으면 건강에 도움이 된다'고 했는데, 이와 관련해 반갑게도 구체적인 수치로 정리한 연구 결과가 나왔다. 즉, 사망 위험을 줄이는 하루 걸음 수가 몇 보인지 간단한 수치로 밝힌 연구 결과가 나왔는데, 그동안 정설이라고 믿고 있던 1만 보의 4분의 1정도인 2,600보만 걸어도 사망 위험을 줄일 수 있는 것으로 확인됐고, 또한 가장 사망률이 크게 감소하는 **최적 건강 걸음 수**는 의외로 10,000보가 아니라 **8,800**보였다.

미국 심장학회지《저널 오브 더 아메리칸 칼리지 오브 카디올로지Journal of the American College of Cardiology》(2023년 9월)에 최근 게재된 '최적 걸음 수' 관련한 연구 결과는 다음과 같다.

네덜란드 네이메헌 라드바우드 의대와 스페인 그라나다대 공동 연구팀은 총 11만 1,309명이 참여한 12개 국제 연구를 분석해, 최적 일일 걸음 수를 도출하기 위한 연구를 진행했다. 그 결과, 심혈관질환에 의한 사망률을 가장 크게 낮출 수 있는 하루 걸음 수는 7,126보이었다. 약 51%나 사망률을 낮췄다.

모든 원인에 의한 사망률을 가장 효과적으로 줄일 수 있는 일일 걸음 수는 8,763보로 확인됐다. 사망 위험을 60% 정도 떨어뜨리는 것으로 나타났다. 반면, 이보다 많이 걸었을 때에는 사망 위험이 크게 감소하지 않았다. 또 성별에 상관없이 비슷한 건강 효과를 얻을 수 있었다. 다만, 총 걸음 수와 상관없이 빠르게 걸을수록 사망 위험은 더욱 감소했다.

이번 연구의 주요 저자인 그라나다대 스포츠학과 프란시스코 오르테가Francisco Ortega 교수는 "많은 사람이 건강 효과를 보려면 1만 보를 걸어야 한다고 생각했으나, 이는 1960년대 아이디어일 뿐이다"라며 "이번 연구로 7,000~9,000보를 걷는 것만으로도 1만 보를 걷는 것만큼 좋은 건강 효과를 볼 수 있고, 상대적으로 부상 위험은 낮은 것을 확인했다"고 밝혔다.

만 보 걷기, 발 건강에 좋지 않을 수도…

'만 보 걷기'는 일종의 마케팅 캠페인이었다. '만보기'는 일본의 야마사 토케이Yamasa Tokei 회사에서 1965년에 처음 출시했으며, "만 보를 걸으면 건강에 좋다"라는 캠페인을 벌인 것이 도쿄 올림픽 이후 건강 증진과 운동의 중요성이 강조되는 분위기와 어울려 대중화를 촉진하게 되었다. 의학적으로 볼 때에는 꼭 만 보를 걸어야만 좋은 효과를 얻을 수 있는 것은 아니다. 하지만 아직도 많은 사람들은 만 보 걷기를 만병통치의 방법처럼 여기고 있다.

과학자들의 의견들은, 그 이상을 더 걸었을 때 칼로리 소모 외에 추가적으로 얻는 효과는 별로 없다고 한다. 일상생활 중에 이미 7,000~8,000

보 이상을 걷는 분은 별도의 걷기 운동을 할 필요가 없다. 따라서 일반적으로 일상생활을 통해 하루에 3,000~4,000보 정도를 걷기 때문에 3,000~5,000보 정도를 추가로 보완해주면 되겠다.

만 보 걷기를 추천하지 않는 이유는 크게 2가지다.

첫 번째 이유는 만 보 걷기는 발 건강에 안 좋을 수 있다. 지나치게 많이 걷는 것은 발에 무리가 간다. 너무 많이 걸으면 뼈와 관절, 근막과 힘줄에 스트레스가 누적될 수밖에 없다.

두 번째 이유는 운동 효율이 낮기 때문이다. 사실 걷는 것은 크게 힘든 운동이 아니다. 누구나 쉽게 할 수 있는 건 큰 장점이지만 그만큼 운동 효율은 낮다. 산책하듯 천천히 걸으면 1시간 이상을 걸어도 별로 운동이 되지 않는다. 걷기 운동이 다리 건강과 혈액순환에는 좋지만 근육에 가해지는 자극은 별로 없다.

의醫, 치료 · 치유

고령사회에서는 건강도 셀프

일본의 재활 병원은 식사를 환자들의 병상으로 가져다주지 않는다. 환자들이 밥을 먹으려면, 병동에 있는 식당으로 나와야 한다. 거동이 불편한 환자들이라도 휠체어를 타든, 간병인의 부축을 받든, 식당으로 나와야 끼니를 해결할 수 있다. 재활 병원의 목표는 질병의 치료가 아니고, 장애가 남아 있든 없든, 환자가 돌봄 없이 일상생활을 할 수 있게 하는 게 목표다.

병원 안에 집이나 동네와 유사한 환경을 만들어놓고, 환자들에게 일상을 살아가는 훈련을 시키고 있다.

환자들이 이런 과정을 거치고, 어떻게든 100~200m 걸어갈 수 있으면, 의료진은 환자를 퇴원시킨다. 그 정도 혼자 걸어서 갈 수 있으면 사는 데 별다른 지장이 없다. 편의점에서 장도 보고, 은행 업무도 하고, 책과 꽃도 사고, 우편을 부치고 받는다. 일본에는 편의점이 5만 6,700개, 약국이 6만 1,700개, 드러그스토어도 2만 2,000개가 있다(2023년 기준). 초고령 사회 일본을 이끌고 가는 최전선은 편의점과 약국이며, 병원의 병상 수는 오히려 줄어들고 있다. 우리나라는 일본같이 인구 대비 병상 수가 많은 국가이고, 우리나라는 1인당 외래진료 횟수는 연간 15.7회로 세계 최고다.

고령화 선배인 일본의 재활 병원, 편의점, 약국에서 얻는 뚜렷한 교훈은, **고령 사회로 갈수록 대세는 '셀프 케어**self-care, 자기 돌봄**'다. 병원 의존을 피하고, 타인의 돌봄을 줄이고, 인생 끝까지 스스로 일상생활을 꾸려가야 한다는 뜻이다.** 국가는 그렇게 하도록 생활과 의료 인프라를 바꾸어놓고 있고 그래야 의료 부담을 견딜 수 있다(출처: 《조선일보》〈김철중의 생로병사〉, 2024년 5월 7일자).

2024년 7월 드디어 우리나라도 65세 이상 고령인구 비율이 20%를 넘어서는 '초고령 사회'에 본격적으로 진입하게 되면서, 점점 더 의료비의 급격한 증가에 큰 영향을 미치게 될 것이다. 앞선 일본의 좋은 본보기를 볼 때, 이제부터는 '노후 건강은 셀프'라는 개념이 강조될 수밖에 없을 것이다.

바쁜 식당에서 물이 셀프이듯이, 고령 사회에선 건강도 셀프다. 이 책에서 주장하는 '스스로 몸을 지키며 건강자립과 건강주권을 확립하자'는 것은 단순히 듣기 좋은 구호가 아니라, 21세기 우리나라의 초고령 사회를 살아가는 현명한 생존법이 될 것이다.

독립성을 위협하는 비건강 요소들에 집중해야

우리나라 의료서비스는 품질과 비용부담 측면에서 세계 최고 수준으로 인정되고 있으나, 한편으로는 현재의 의료 정책은 억지로 평형이 맞춰진 상태이고 균열과 파열음이 심각하다. 이러한 평형은 무너질 수밖에 없으며, 동시에 우리나라의 초고령화는 피할 수 없는 현상이니, 이제는 어떤 식으로든 해결방안을 만들어야만 하고 지금과 같은 무분별한 병원 이용은 자제될 수밖에 없을 것이다.

고령화 선배 일본의 본보기에서 볼 수 있듯이, 우리나라도 '노후 건강은 셀프'라는 변화는 머지않아 거세게 몰아칠 것이다. 건강 셀프 시대에서는 생활의 중심 개념을 '병원 의존 중심'에서 '내 생활 중심'으로 바꾸는 것이 중요하다. 그리고 인생의 어느 단계에서는, 고령층의 노화 예방과 장수의 목표는 현재의 수명 연장에서 '기능 유지'와 '의존성 최소화'로 바꾸는 것이 필요할 것이다. **무엇보다 생활 속의 이동 능력, 운동 능력, 시력, 청력, 뇌의 인지 기능, 기억력 같은 부분에서 '독립성을 위협하는 비건강 요소들'에 더욱 집중해야 한다.**

건강한 호흡, 심深·장長·세細·균均

조물주께서 생명에게 선물한 호흡의 양은 어느 정도 일정하다고 한다. 호흡이 빠르면 일찍 가고, 호흡이 느린 시간이 많을수록 편히 장수할 수 있다. 먹는 것보다 더 중요한 것이 숨쉬기다. 제대로 된 건강한 숨쉬기는 깊이, 길게, 가늘고고요하고, 고르게 쉬어야 하고, 이것이 건강장수의 호흡 양생법, 심深·장長·세細·균均이다.

호흡이 빨라지는 때는 흥분할 때, 화날 때, 스트레스받을 때, 심하게 운동할 때, 술 마실 때, 도박할 때, 논쟁하고 싸울 때 등이고, 호흡이 느려지는 때는 행복감을 느낄 때, 편안할 때, 차분할 때, 평온할 때, 기분 좋을 때다. 호흡을 느리게 하는 대표적 7가지 행위는 독서, 명상, 산책, 글쓰기, 음악 감상, 악기 연주, 사랑할 때다.

일률적으로 말하기는 어렵지만, 일반적으로 알려진 직업별 평균 수명에 따르면, 몸과 두뇌를 많이 쓰고 바쁘게 사는 직업언론인, 작가, 연예인, 체육인은 비교적 단명하는 편이며, 상대적으로 호흡이 편안한 종교인, 음악가, 교수, 기업인 등이 비교적 장수하는 편이다.

한편 건강한 호흡을 위해서는 코로 숨을 쉬어야 한다. 날씨가 너무 덥거나 고된 노동으로 숨이 차서 입을 열어야 할 경우를 제외하고는 항상 입을 닫는 것이 좋다. 그래야 깊은 호흡을 할 수 있다. 입을 닫고 코로 숨을 쉬면 심신이 편안하고 안정되며, 입으로 숨을 쉬면 마음을 조급하게 만들고 식욕을 촉진해서 비만의 원인이 된다.

동양의학에서 호흡은 몸속의 탁기濁氣와 사기邪氣를 배출해 어혈瘀血을 방지하는 중요한 기능이며, 제대로 된 호흡은 **장출식**長出息으로, 몸을 살리는 양생법의 한 축을 이룬다. 통상 생명체의 수명은 호흡의 깊이와 비례하고 빈도와 반비례한다.

장출식이란 숨을 내쉴 때 천천히 길고 가늘게 내쉬어 심신을 이완시키는 호흡법이다. 길게 내 쉬게 되면 들이쉬는 입식은 절로 짧게 자연스럽게 된다. 호흡을 적절히 제어하면 심장박동과 혈압이 떨어지고 몸 안의 선순환이 되면서 몸은 차분해지고, 입안에 침이 촉촉해지고 소화액도 잘 분비되며, 동공도 작아져 고요해진다. 이러한 장출식이 바로 복식호흡의 핵심이고, 단전호흡의 진수이며, 명상의 시작과 끝이다.

체온 1°C 높이기, 그리고 두고한족복열頭睾寒足腹熱

체온은 보통 36.5°C로 유지되고 있는데, 1~2°C만 차이가 나도 불편을 느끼게 된다. 열이 나면 어지럽고 통증을 느끼고 또 반대로 체온이 떨어지면 몸의 기능이 저하되고 심하면 역시 통증을 느낀다.

중요한 점은, 체온이 오르는 것은 대부분의 경우 몸이 필요에 의해서 스스로 올리는 것이고, 체온이 떨어지는 현상은 에너지 부족으로 저체온 상태가 계속되는 것이다. 이러한 연유로, 많은 질병들은 체온이 낮아서 생기는 현상이며, 몸을 따뜻하게 해주면 웬만하면 저절로 사라진다.

체온을 올리는 생활 습관은 다음과 같다.

❶ 운동, 빨리 걷기, 목욕전신욕, 반신욕, 족욕
❷ 따뜻한 음식, 따뜻한 물 마시기
❸ 지압, 침, 뜸, 안마

사람은 누구나 건강할 때는 배가 따뜻하고 머리가 시원하다. 그러나 피곤하고 병이 생기면 배가 차갑고 머리에 열이 난다. 모든 환자는 뱃속이 차갑고 기운이 없는 노인들의 뱃속도 차갑다.

동양의학 양생법의 두한족열頭寒足熱, 머리는 차갑게 발은 따뜻하게에 고환睾와 복腹을 추가해 두고한족복열頭睾寒足腹熱로 더욱 의미를 강조한다. 남성의 고환은 시원하게 할수록 좋고, 남녀노소 모두 배를 따뜻하게 해주면 전신의

'**기혈수**氣血水 **호순환**'과 함께 심신의 만사가 잘 풀린다.

고치법, 회진법, 제항공 그리고 셀프지압

일상생활 속에서 간편하게 할 수 있고 효험 또한 탁월한 동양의학의 3대 양생법을 꾸준히 실행하자.

❶ 치아를 튼튼하게 하는 고치법叩齒法
❷ 귀중한 옥천옥같이 맑은 샘. 침을 꾸준히 복용하는 회진법廻津法
❸ 만병을 예방하고 원기를 강화하는 항문 운동提肛功

또한 지압指壓은 기와 혈의 순환을 원활하게 하고, 굳어진 곳을 풀어주고, 원기를 북돋을 수 있는 직접적인 수단이며, 부교감신경을 우위에 서게 하면서 면역력을 증강시킨다. 정통 지압은 전문가가 해주는 것이 기본이지만, 본인 자신을 위한 셀프 건강 지압은 혼자서도 얼마든지 할 수 있다.

셀프지압을 적극 활용해 자기 주도의 건강자립 습관을 만들자. 보통 사람의 경우, 경혈을 누르는 힘은 조금 세게 눌러서 약간 아픈 정도가 적당한 압력이다. 셀프지압보다 더 간편한 것을 원하면 시간과 장소의 제약 없이 혼자서 틈틈이 할 수 있는 '손톱자극 면역요법'과 명상을 쉽게 시작할 수 있는 '행복명상'의 두 가지 양생 습관을 권해드린다.

마음관리 - 실천편

병원 중심에서 내 생활 중심으로

건강 문제는 특히 인생 후반기에 삶의 본질과 연계된다. 우리는 병이 나면 병원에 가면 된다고 쉽게 생각한다. 고혈압은 혈압약을 먹으면 된다고 착각을 하고, 당뇨는 당뇨약을 먹거나 주사를 맞으면 해결될 것이라는 막연한 생각을 하며 살고 있다.

병을 병원에서 다 치료해줄 것이라는 환상을 버려야 한다. 질병은 일부 불가항력적인 것을 제외하면 많은 경우 생활 습관으로 인해 발생한다. 생활습관병에 관한 한, 병원에서는 상태가 악화되지 않도록 하거나 합병증을 막는 정도라고 이해하는 편이 좋다. 병원에서 원래의 건강 상태로 회복시키기는 쉽지 않은 것이 현실이다. 건강은 병원에서 책임져주는 것이 아니며, 본질적으로 스스로 책임져야 하는 것이다. 자신의 건강을 책임지며 스스로 행하는 도道가 양생법이다.

건강할 때는 건강의 소중함을 모르다가, 질병 상태가 되면 비로소 건강의 소중함을 실감하게 된다. 어떤 경우라도 미병이나 질병 상태가 된 것은 모두 본인 책임이다. 그렇게 되기까지 평소 생활 습관의 어디엔가 문제가 되었을 것이다. 곧 다가올 건강셀프 시대에 맞춰서 올바른 생활 습관을 갖기 위해서 '병원 중심'에서 '내 생활 중심'으로 개념을 바꾸는 것이 필요하다.

에이지즘 Ageism에 맞서자

에이지즘이 고령자를 더 늙게 만든다. '**에이지즘**Ageism'이란 '노화에 대한 부정적인 인식'을 뜻한다. '고령자는 사회적 약자다. 나이가 들면 몸이 쇠약해진다. 나이 든 사람은 고집불통이다' 등의 부정적인 이미지가 에이지즘의 일종이다. 단지 나이가 많다는 이유로 부정적 선입견을 갖는 태도는, 고령자를 무조건 약자로 취급하는 사례뿐만 아니라 고령자 스스로 '난 이젠 늙어서…'와 같이 자신을 비하하거나 역으로 주위에서 고령자를 과보호하는 현상도 포함한다. 노화에 대한 부정적인 인식은 가속 노화를 촉진하고 건강 수명을 단축시킬 수 있을 정도의 영향력을 가진다.

예일대학교에서 남녀 4,765명을 추적한 연구를 살펴보면, 연구팀은 피실험자를 4년간 추적 조사해서, 나이가 들어도 치매가 발병하지 않는 사람들의 특징을 분석했고 다음과 같이 그 결과를 밝혔다.

> "노화에 대한 사고가 긍정적인 사람은 치매에 걸릴 위험이 낮다. 긍정적인 사고가 스트레스를 낮추고 치매의 방어벽처럼 작용하기 때문이다. 이 결과는 에이지즘에 당당히 맞서는 것의 중요성을 보여준다."

구체적인 수치를 들면, '나이듦'에 대해 '경험이 풍부하다, 사려 깊다'와 같은 긍정적인 이미지를 가진 사람은 치매 발병률이 50%나 낮은 경향이 있었다. 이러한 긍정적인 사고의 결과는 식습관이나 운동을 통한 개선 효과에 필적할 만한 수준이었다.

'노인'이란 용어를 쓰지 말자 | 나이에 대해 우리가 흔히 잘못 알고 있는 사실이 있다. 나이가 들면 다들 병이 생기고, 쇠약해지고, 외모가 쭈굴쭈굴해진다고 생각한다. 그래서 노환이나 노망이라는 질병 용어가 생겼고, 노인이 되면 체력이 떨어진다고 해서 '노약자'와 '노쇠'라는 표현이 생겼다.

하지만, 요즘은 나이가 들어도 노환은커녕 젊은이 못지않은 체력과 외모를 뽐내는 건강한 고령층이 점점 많아지고 있다. 나이가 들었다고 모두 병이 생기는 것은 아니다. 질병이나 건강이나 외모에 나이보다도 더 큰 영향을 미치는 것은 자신의 몸과 마음을 어떻게 관리하고 존중하느냐 하는 것이다. 몸과 마음의 상태를 나쁘게 만드는 대표적 습관 중 하나가, 스스로 나이 들었다고 생각하는 것이다. 이제부터는 "내가 네 나이 때에는…", "한 10년만 젊었어도…", "너도 내 나이 돼봐" 같은 얘기는 하지 말자. '노인'이란 용어를 아예 쓰지 말자. 노인이라고 불리고 싶은 사람은 한 사람도 없다.

장수의 언어

노화에 대한 긍정적 단어와 부정적인 단어들이 있다. 되도록 긍정적인 단어들을 자주 활용하자. 지혜, 경험, 연륜, 창의성, 현자, 연장자 등은 긍정적인 느낌을 주는 반면에 질병, 노망, 죽음, 영감태기, 노인네, 할망구, 늙은이 등은 부정적 이미지를 강하게 풍긴다.

또한 자기 자신을 제한시키는 아래와 같은 좋지 못한 문구들은 입가에서 퇴출시키자. "나이가 들어 그런지 자꾸 깜빡깜빡해, 이제 예전 같지 않아, 노인네가 뭘 해, 이제 외우는 것도 잘 안돼, 젊어서는 거뜬히 해냈는데,

이제 꺾어진 나이야, 나이를 먹을수록 모든 게 나빠지는군…"

또한 저녁식사 모임에서의 몇 가지 규칙을 제안한다. 즐거워야 할 모처럼의 모임에서 가끔 부정적인 언어나 행동을 하는 사람들이, 특히 나이가 들어갈수록 점점 늘어난다. 아마도 사람들로부터 은연 중에 위로받고 싶은 심정일 수는 있으나, 모임 분위기에는 전혀 바람직하지 못하고 주변 사람들에게 좋지 않은 느낌의 전염 효과가 생길 수 있다.

"징징대지 말 것", "우는 소리 독주회 금지", "아프다는 소리 하지 말 것", "걱정거리, 힘든 얘기 말 것" 대신에, 주로 최근 영화, 책, 시사 문제, 요즘 좋아하는 것들에 대해 담소하자. 가능하면 일본 사람들처럼 이키가이IKIGAI, いきがい, 삶의 보람 관련한 대화도 하면서, 추억담은 가끔 사이드 양념으로…. 과거에 대한 향수가 커지면 현재의 즐거움을 보지 못하게 만든다.

늙지 않으려면 과거를 이야기하지 말자 | 과거 얘기를 할수록 더 빨리 늙게 된다. 누군가와 만나서 대화하는 내용 중에, 고령층일수록 과거가 많다 젊었을 때, 잘나갔을 때, 과거에 힘들었던 것. 반면 아이들은 과거 얘기는 없고 주로 현재와 미래, 그리고 꿈, 하고 싶은 것들을 얘기한다.

심신이 늙지 않는 길은 현재와 미래를 얘기하면 된다. 먹는 것, 가는 곳, 하는 것의 일상을 다르게, 매일 새것 하나씩 하기, 새 공부 하기, 새 사람 만나기, 건강장수 내 몸 만들기, 은퇴와 연금 얘기하지 않기 등이다. **과거 얘기만 하지 않아도 늙음을 상당히 막을 수 있다.**

주관적 나이로 또는 나이 없이 살기, 그리고 호칭

'주관적 나이'라는 개념이 있다. 이를테면 85세라도 자신은 50세라고 생각하면 주관적 나이는 50세다. 그러면 재미있게도 50세처럼 행동하게 된다. 물론 진심으로 그렇게 믿어야 한다. 주관적 나이가 젊으면 뇌의 노화도 방지된다.

한 실험 연구에서 59~84세 예순여덟 명의 주관적 나이와 뇌 상태를 분석해보니, 주관적 나이를 실제 나이보다 '젊다'라고 대답한 피험자는 회백질의 밀도가 높았을 뿐 아니라 기억력도 좋고 우울증 경향도 낮았다. 반면 나이 들었다는 생각은 사망 위험도 높인다. 자신의 나이를 실제보다 8~13세 많게 느끼는 사람은 사망이나 질병 위험이 18~35% 높았다고 한다. 나이 드니 예전만큼 행복하지 않다고 느끼는 사람은 뇌의 노화가 빨라져 질병이나 사망 위험도 커진다.

나이 호칭을 쓰지 말자 | 우리들부터 나이 호칭을 쓰지 않기로 하자. 할아버지, 할머니, 어르신… 이런 말들도 차별하는 것일 수 있다. 그냥 ○○님으로 하면 좋을 것 같다. 또한 나이 대접받지 않기와 생일 기념 하지 않기 하더라도 나이 표시하지 않기도 해보자. 나이를 생각할수록 자꾸 나이에 얽매이게 된다. 70대부터는 나이 없이 사셔도 되고 그게 훨씬 편하고 자유롭다.

호칭에 관해 한 가지 제안을 드린다. 옛 어른들은 자신의 이름과는 별도로 아호雅號, elegant name, 별호別號, 당호堂號, 호號로도 불림를 썼는데, 사람의 이름을 직접 부르면 예의에 어긋난다고 여긴 유교 문화권에서 별명처럼 편하게 부를 수 있도록 지은 이름이다. 주로 높은 학문적 명망이 있거나 높은 학식을 지녔다고 자칭하는 사람들이 호를 가졌다.

제 주변에서는 고교 동창, 대학 동창 이제 나이도 먹을 만큼 먹었으니, 예전처럼 "○○야~", "○○아~"로 그냥 이름을 부르는 것보다는, 호를 하나씩 지어 그렇게 부르는 것이 어떠냐는 제안에 다들 긍정적으로 받아들여 지금은 아주 편하고 요긴하게 잘 사용하고 있다. 확실히 그냥 맨이름을 부르는 것보다는 뭔가 점잖고 품위가 느껴지는 것 같다.

감정 낭비하지 말고, 마음이 힘들 때는 몸을 움직이자

세상에는 괘씸한 사람들이 당연히 있다. 진짜 화를 내야 할 때도 있겠지만, 화가 나는 대상은 대부분 시답잖은 경우가 많다. 예를 들면 길을 가는데 앞에서 아주머니 서너 명이 재잘재잘 떠들며 횡으로 나란히 서서 느릿느릿 걸어와 길을 막았다고 생각해보자. 그럴 때 "뭐야, 여편네들이, 짜증나네" 하고 불쑥 화가 날지도 모른다. 그러나 "지나가겠습니다"라는 한마디면 끝날 일이다.

남녀노소를 불문하고, 상식이 없는 사람이나 무신경한 언동을 하는 사람은 어디에든 있다. 그런 사람들에게 화를 내는 것은 정당한 감정이겠지만, 공연히 키워서 다툼까지 할 필요는 전혀 없다. 그냥 내버려두고 신경을 끄면 된다. 신경 쓰면 쓸수록 점점 더 내가 불쾌해진다. 잠시 불쾌한 기분도 내버려두면 틀림없이 사라진다. 인간의 감정에는 그런 면도 있다.

무엇보다도 비상식적이거나 무신경한 사람에게 불쾌감을 계속 갖고 있어 봤자, 소중한 내 인생에서 쓸데없는 '감정 낭비'를 하는 셈이다. 특히 분노나 짜증이 몸과 마음에 악영향을 미친다는 사실은 심리학적 의학적 상식이며, 특히 심신이 점점 쇠약해지고 있는 고령층에게는 이러한 쓸데없는 낭비를 억제하는 감정 제어는 아주 중요하다.

마음이 힘들 때는 몸을 움직이자 | 한편 마음이 힘들 때는 몸을 움직이자. 스트레스를 받거나 머리가 무거울 때나 답답할 때는 일단 걷자. 걷기는 우리의 감정적 에너지들을 신체의 운동 회로로 배출해준다. 심각한 고민이라도 일단 걷게 되면 다른 관점에서 바라볼 수 있게 되고 새로운 생각들이 떠오르게 된다.

걷기를 통해 '운동의 뇌'가 활성화되면, 과잉으로 활성화되어 있던 '사고의 뇌'와 '감정의 뇌'가 차츰 진정되면서 뇌 전체의 균형을 잡아준다. 특히 머리가 복잡하고 생각이 막혀 있을 때 우선 할 일은 몸을 움직이는 것이다. 몸을 움직이는 것은 우리 뇌에 공기청정기 역할을 한다.

"진정으로 위대한 생각은 모두 걸으면서 잉태된다All truly great thoughts are conceived by walking."

● 니체Friedrich Nietzsche

행복한 사람일수록 장수한다

넓은 아프리카 초원에서 평화로이 풀을 뜯고 있는 얼룩말들과 그 주변에서 서성이고 있는 사자들을 떠올려보자. 언제 사자에게 잡아먹힐지 모르는 상황에서 어떻게 얼룩말들은 별 걱정 없이 한가롭게 풀을 뜯을 수 있을까? 이유는 간단하다. 즉각적인 위험 상황이 발생하기 전에는 미리 겁을 먹지 않기 때문이다. 사람 같으면 멀리서 사자 울음소리가 나기만 해도 지레 겁먹고 불안에 떨며 도망갈 궁리를 하겠지만, 얼룩말들은 그럴 필요가 없다는 것을 알고 있고 그래서 얼룩말은 위궤양에 걸리지 않는다.

현대를 살아가는 우리들이 행복하지 못한 이유는 물질주의와 미래에 대한 불안 때문이 아닐까 한다. 세상은 죽어라 돈 벌어서 더 많이 사고 더 많이 먹고 더 많이 누릴수록 행복해진다고 우리를 유혹하고, 미래는 불안하니까 보험에 들고 건강검진도 하고 자꾸 뭐든 준비 안 하면 큰일난다고 겁을 준다. 그러다 보니 오늘을 행복하게 살지 못하고 있는 것은 아닐까 생각한다. 지금이란 뜻의 영어 단어가 'present'인데 이 단어에는 선물이란 뜻도 있다. 아마도 지금 이 순간을 선물처럼 소중히 여기라는 뜻이 아닐까 한다.

낙관적인 생각이 건강을 유지한다 | 낙관적이며 인생에 긍정적인 사람일수록 젊은 외모를 유지하고 병에도 잘 걸리지 않으며 건강하게 오래 살 수 있다. 낙관적인 사람일수록 수명이 길다는 사실은 여러 조사에서도 확인된 바 있으며, 그중에서도 하버드대학교가 7만 명의 건강 데이터를 분석해 내놓은 연구가 유명하다.

연구팀은 '앞날이 불투명하더라도 미래는 좋아질 것 같은가?' 등의 질문을 던져 피실험자의 낙관성 정도를 조사하고 약 8년간 추적해 전체 사망 위험과의 상관관계를 비교했다. 결과는 놀랍게도 낙관적인 사람이 비관적인 사람보다 생존율은 29% 더 높고, 암 발병 위험은 16% 낮았으며, 52%

나 감염증에 덜 걸리는 경향이 있는 것으로 나타났다.

행복한 사람일수록 건강을 잘 유지하는 이유로 연구자들은 다음 세 가지 요소를 중시한다.

❶ 행복감이 크면 활동적이 되고 자연스럽게 운동량이 증가한다.
❷ 낙관적인 사람은 불행이 닥쳐도 좀 더 쉽게 회복할 수 있다.
❸ 낙관성에 따라 스트레스가 감소하고 면역 시스템이 개선된다.

이미 흘러간 과거나 아직 오지 않은 미래를 이것저것 계속 고민하는 것보다는, 근거는 없더라도 '미래는 밝다'라고 믿는 사람 쪽이 스트레스가 적고, 그만큼 육체적인 손상도 확실히 덜한다.

노후의 고독, 수동적 고독은 고립이고
능동적 고독은 자립이다

행정안전부는 2024년 7월 기준 65세 이상 주민등록인구가 1천만 62명으로 우리나라도 '초고령사회'에 본격적으로 진입했다고 발표했다. 그리고 통계청의 2023년 인구주택총조사 결과에서는 내국인 전체 고령인구65세 이상 중에서 65~74세가 58.2%, 75~84세는 31.3%, 85세 이상은 10.5%를 차지했다. 또한 고령자 1인 가구213만 8천 가구는 전체 일반 가구의 9.7%나 되고 전년보다 8.3% 증가하면서 계속 뚜렷한 증가세를 나타내고 있다. 10가구당 1가구인 고령자 1인 가구의 증가와 함께 노후의 고독이 점차 중요한 이슈로 대두되고 있다.

'고독력'은 혼자서도 잘 지내는 힘, 즉 자기 그대로의 모습으로 서 있을 수 있는 힘이다. 혼자 있어서 외로울까? 혼자 있어서 외로운 게 아니고 어쩌면 혼자 있을 수 없어서 외롭다고 하는 게 아닐까? 사람은 어차피 혼자인데 혼자 있을 수 없다는 게 문제일 수도 있겠다. '초고령사회'에서 더욱이 고령자 1인 가구가 전체 가구의 10%인 시대에, 혼자 있을 수 있는 힘을 키우는 게 무척 중요하다.

'혼자'와 '함께' 사이의 균형을 찾자 | 이제 우리는 누군가와 같이 있지 않아도 얼마든지 잘 살 수 있다. 여행을 갈 때도 오히려 혼자일 때 남을 신경 쓰지 않고 자유롭게 행동할 수 있는 장점이 있다. 좋아하는 책을 음미하면서 읽는 것도 혼자일 때가 좋다. 특히 뭔가를 감상할 때는 상대와 보조를 맞추면서 감상하기가 쉽지 않다.

혼자 있는 시간을 어떻게 인식하느냐에 따라 고독은 득이 될 수도, 독이 될 수도 있다. 고독한 시간을 즐기려면, 고독이란 '아무와도 함께 있지 않은 단절된 상태'가 아니라, '나 자신과 함께 있는 편안한 상태'라는 인식의 전환이 필요할 것이다.

혼자 노는 시간에 외로움 대신 행복을 느끼려면 '내면의 힘'이 있어야 한다. 이 힘은 '혼자'와 '함께' 사이의 자신만의 균형을 찾을 때 나온다. 혼자 있는 것이 괜찮고 편하게 느껴지는 적정시간은 사람마다 전부 다르다. 누군가는 잠깐만 혼자 있어도 금방 우울해지고, 누군가는 종일 혼자 있어도 부족하다고 느낄 수 있다. 또한 혼자 있는 시간이 너무 적어도 또는 너무 많아도 불만족의 원인이 된다. 나에게 맞는 최적의 '고독 시간'을 찾을 필요가 있다. '혼자'와 '함께' 사이에서 나만의 균형을 찾을 때, 혼자 있는 시간을 훨씬 더 오롯이 나를 위해 보낼 수 있을 것이다.

고독 속의 즐거움

영국 레딩대 심리학과 연구팀은, 청소년부터 노년층까지 2,035명을 대상으로 사람들이 혼자 있는 시간을 어떻게 생각하고, 무엇을 할 때 만족하는지 알아보았다. 홀로 있는 시간에, 좋아하는 일, 또는 하고 싶은 일을 한 사람들은 행복감을 느꼈으며, 다음과 같은 몇 가지 공통적 특징을 보였다.

혼자 있는 시간을 즐기는 사람들은 시간을 알차게 보냈다. 운동, 악기 연주, 독서, 음악 듣기, 요리, 그림 그리기, 공예, 외국어 공부 등 다양한 취미활동을 했다. 생각을 정리하고 미래를 계획하는 등 다른 사람들과 함께 있을 땐 하지 못하는 것들을 즐겼다. 또한 홀로 자연과 교감하며 기쁨을 느끼는 경우도 많았다. 특히 고령자들은 자연에 혼자 있을 때 가장 편안하고 덜 외로운 기분을 느낀다고 했다. 반면에, 혼자 있는 시간을 잘 활용하지 못하는 사람들은 우울, 불안, 지루함을 호소했다. 자신이 무엇을 좋아하는지 아직 모르는 것이 주요 요인일 수 있다.

가장 중요한 핵심은 이들이 자발적인 고독을 추구한다는 점이었고, 이들은 아무에게도 방해받지 않고 하고 싶은 일에 집중할 수 있는 것을 혼자 있는 시간의 큰 장점으로 꼽았다. 또한 이들은 SNS도 멀리했다. 다른 사람과 비교하기 시작하면 공연히 외로움이나 불안감이 생길 수 있기 때문이다. 이들은 "충분히 혼자 시간을 보내고 난 뒤에는 오히려 사람들과 훨씬 잘 어울릴 수 있었다"고 했다.

소니 롤린스의 행복 철학 | 현존하는 위대한 재즈 음악가 중 한 명인 색소폰 연주가 소니 롤린스Sonny Rollins는 80세에 뉴욕에서 벗어나 외곽으로 이사했다. 롤린스는 2013년 폐섬유증 진단을 받은 뒤 색소폰 연주를 그만뒀지만 계속 활발한 생활을 하고 있다. 요가와 노래를 하고 동양 철학에 심취하고 있다. 평생 각지를 돌아다니며 연주하고 수많은 사람들을 만난 롤린스는 이제 고독 속에서 즐거움을 찾고 있다.

70여 년 동안 음악을 하면서 그는 마일즈 데이비스, 디지 길레스피, 델로니어스 몽크, 버드 파웰, 맥스 로치 등재즈 트럼펫/피아노/드럼 위대한 음악가들과 함께 연주했고 60장 이상 앨범을 녹음했다. 90세를 넘긴 그가 건강 문제로 슬픔이나 좌절을 겪을 것으로 혹시 생각할지 모르지만, 그는 놀라울 정도로 만족하고 철학적이고 낙관적이며, 삶의 질에 초점을 맞추고 있다. 소니 롤린스는 이렇게 말한다.

> "불교도나 불교도와 비슷한 생각을 하는 사람들은 삶의 목적이 살아가며 배우는 것이라고 합니다. 우리는 계속해서 배우죠. 내가 144년을 산다고 해도 그것은 내게 의미가 없습니다. 내가 득도의 경지에 이르기 위해 필요한 것들을 배웠다면, 그렇게 해서 내가 정말로 좀 더 깨우친 사람이 된다면 그것이 우리가 여기에 온 이유겠지요. 천국이 어떤지는 내 알 바가 아닙니다. 내가 중요하게 생각하는 것들은 여기 이 땅에 있어요. 더 좋은 사람이 되려고 노력하고, 다른 사람들을 행복하게 하는 일들을 하려고 하고, 다른 사람들을 행복하게 함으로써 나 자신도 행복해

지죠. 적어도 내 생각은 그렇습니다. 그것이 동양 철학의 가르침이죠. 난 예전보다 훨씬 행복해졌어요. 더 많이 알고 이해하게 됐죠."

인간은 본래 고독한 존재 | "천상천하 유아독존天上天下 唯我獨尊"이 우주 가운데 나보다 더 존귀한 건 없다? 하늘 아래 내가 최고이고 나만이 최선이라는 뜻이 아니다. 남과는 도저히 비교할 수 없는 단독자로서의 '나 홀로'의 의미가 더 짙게 배인 석가의 이 가르침에 진정한 고독의 실체가 있다. 인간은 어차피 홀로의 존재이고, 인간의 근본은 절대고독과 맥락이 닿아 있다. 인간은 태어날 때부터 온전히 혼자서 오고, 죽을 때 또한 홀연히 혼자서 간다.

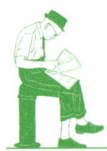

품위 그리고 이키가이 IKIGAI

품위와 유머와 겸손을 간직하자

다이앤 키튼과 잭 니콜슨 주연의 명화 〈사랑할 때 버려야 할 아까운 것들 Something's Gotta Give〉 대사 중의 명장면이다.

"일정한 연령에 이르면 쭈글쭈글하고 주름진 얼굴이, 매끈하고 깨끗한 피부보다 아름답게 보입니다. 주름살이 있으면 그 피부 뒤에 감춰진 인격이 더 흥미롭게 느껴집니다. 또한 노년의 사랑은 사람들이 자신들의 과거, 오랜 시간 동안 겪은 곡절 등을 사랑과 결합하기 때문에 그만큼 훨씬 매력적입니다. 하지만 나이 드는 이들은 죽음에 대한 두려움으로 자기중심적이게 되니, 이타성을 계발하고 또한 감정조절에 신경을 써야 합니다. 솔직함이 두려움과 짜증과 불만을 모조리 내뱉으란 뜻은 아닙니다. 최소한 '나이 먹은 애'는 되지 마세요, 되도록이면 품위와 유머와 겸손은 간직하시고."

자연스럽고 품위 있는 자세 4가지

편안하면서도 우아해 보일 수 있는 자세 4가지를 소개한다(《편안하면서도 우아해 보일 수 있는 자세 4가지》,《동아일보》, 2023년 1월 25일자).

❶ **계단은 가볍게 살짝 뛰어서** | 오바마 전 미국대통령의 걸음걸이와 행동은 품위 있기로 유명했다. 행사에서 호명을 받고 무대에 오를 때 살짝 뛴다. 무대로 오르는 계단은 많지 않지만 느리게 오르면 답답해 보인다. 오바마처럼 계단 몇 개는 사뿐히 살짝 뛰어 올라보자. 당당하면서 건강해 보이고, 활기차고 여유 있어 보인다. 주변의 통로나 보도블럭에도 얼마 안 되는 계단은 많고 살짝 뛰어넘기 좋다.

❷ **손은 곱게 포개기보다는 깍지로** | '착한 손' 대신 깍지를 끼워보자. 어깨에 힘도 풀리면서 자연스러워지고 겸손함과 당당함의 중간쯤 어딘가에 있는 듯한 기분이 들 것이다.

❸ **팔짱 낄 때는 손 하나를 빼보세요** | 팔짱을 끼는 자세는 자칫 움츠리는 듯 보일 수 있다. 속내를 숨기는 것처럼 보일 수도 있다. 무엇보다 추워 보인다. 손 하나를 빼서 팔뚝에 얹은 뒤 거울을 한번 보자. 당당하면서도 자연스러운 모습을 연출할 수 있다.

❹ **손가락을 조심하세요** | 뭔가를 가리킬 때 손가락을 쓰는 분들이 의외로 굉장히 많다. 누구나 '삿대질'에 대한 트라우마가 있기에 매우 조심해야 한다. 손가락 대신 손 전체로 부드럽게 가리켜보자.

대화의 고수, 천천히 말하기

나이 들어 갈수록 쓸데없는 말이 많아지고 목소리는 커진다. 뭐든지 자기 중심으로만 생각하고 말하게 된다. 이를 차분하게 조절할 수 있는 좋은 방법이 있다. 바로 '천천히 말하기'다. "천천히 말하면, 목소리가 차분히 낮아지고, 분위기가 바뀌고, 인생이 달라진다."

처음에는 쉽지 않으니, 의식적으로 "말을 천천히 하자"라고 속으로 되뇌이며 습관화하자. 천천히 말하면 아래와 같은 10가지 좋은 효과가 있다.

천천히 말하면 아래와 같은 10가지 좋은 효과

- 저음에 정중한 느낌을 줌
- 마음의 여유가 생김
- 신뢰를 줄 수 있음
- 실수를 줄임
- 밀당의 고수가 됨
- 품격이 드러나게 됨
- 감정 조절이 됨
- 설득력이 높아짐
- 좋은 목소리로 느껴짐
- 말을 잘하는 사람의 인상을 줌

중년 이후에 명심할 7 Up

- **Clean Up** 깨끗하고 냄새 없게
- **Dress Up** 깔끔하고 단정하게
- **Give Up** 욕심내지 않기
- **Muscle Up** 근육은 노후의 수호신
- **Pay Up** 먼저 내기
- **Show Up** 자주 참석하고 나타나기
- **Shut Up** 쓸데없는 말 안 하기

전철에서 서서 가면…

전철 내에서 서서 가면 고령자들에겐 다음과 같은 장점이 있다. 그것도 손잡이를 잡지 않고 서서 가는 경우 장점은 더욱 커진다. 그래서 일부러 서서 가는 사람의 숫자도 늘어가고 있다.

첫째는, 다리에 힘이 길러지는 운동이 된다. 앉으면 아무 운동도 되지 않는다.

둘째는, 서서 손잡이까지 잡지 않으면, 고령자들에게는 균형감각을 키우는 좋은 기회가 된다. 균형감각을 위한 운동을 할 곳은 별로 없는데 전철은 아주 좋은 장소다. 고령층의 사망원인 중에 많은 경우가 낙상에 의한 것인데, 균형감각의 저하가 큰 이유다.

셋째는, 전철에서 서서 가려면 몸을 곧게 세워야 하므로 노년의 구부러진 자세를 교정하는 좋은 기회다.

넷째는, 앉을 자리가 없어도 마음이 편하고, 자리가 있는 데도 앉지 않는 마음의 여유로움을 누릴 수 있다.

노인본색부터 숨기자

전 연세의료원장 김일순 명예교수가 어느 건강 칼럼에서 강조한 노인본색 감추기 관련한 내용이다. "예전에는 안 그러더니 요즘 왜 저러는지 모르겠다는 말을 듣기 시작하면 '아, 내가 늙기 시작했구나'라고 생각하면 된다"고 한다. 노인네 취급당하지 않으려면 '노인본색'부터 숨겨야 한다.

- **얼굴이 무표정해진다** | 화난 듯 무표정한 얼굴은 상대방에게 비호감을 준다. 미소나 웃음은 나이를 잊게 만드는 효력이 있다.
- **불만이 많아지고 잔소리가 심해진다** | 나이가 들면 사회가 돌아가는 모습이나 젊은이들의 행동 등 모든 것이 못마땅하다. 하지만 실제로 모든 면에서 현재가 과거보다 낫다. 단지 우리와 다를 뿐이라는 사실을 인정하고 긍정적으로 받아들이자.
- **사소한 일에도 화를 잘 낸다** | 화를 잘 내는 것도 노화현상이며 자신의 건강에도 해롭다. 화만 잘 다스려도 수명을 크게 늘릴 수 있다.
- **감사하다는 말에 인색해진다** | 나이가 들면 젊은 사람들의 경로를 당연시하는데, 항상 감사를 표시하고 칭찬하는 습관을 기르자.
- **몸에서 냄새가 나고, 주위가 지저분해진다** | 노화로 피부대사 기능이 저하되어 자칫 냄새가 날 수 있다. 항상 몸을 깨끗이 하고 옷을 자주 갈아 입자. 나이가 들면 잘 안 보여 청결 상태에 관심이 줄어든다. 주위를 깨끗이 정리 정돈하는 습관을 들이자.
- **옷 색깔이 칙칙해진다** | 나이가 들면 밝은 색깔의 옷을 기피하게 된다. 하지만 밝은 색깔은 활기차 보이며 정신건강에도 좋다.
- **허리가 꾸부정해진다** | 운동을 하지 않아 척추가 굳어지기 때문이다.

반드시 피해야 할 인상과 버릇

한편 나이 먹고 관리 안 하는 남자들의 추한 모습들은 주변 사람들에게 피해를 준다. 나이가 들면서, 본인도 모르게, 자신의 성격이나 외양에서 바람직하지 못한 버릇이 새로이 생기거나 과거의 좋지 못한 버릇이 한층 굳어져 가는 것 같다. 특히 여성보다 남자들의 추한 모습이 심한 듯하다.

그런 좋지 못한 모습들에 대해 주변 사람들이 기피하게 되고, 그러다 보니 점점 더 악화되어가는 것 같다.

좋지 못한 인상과 버릇의 대표적인 예를 들면 다음과 같다.

- 화가 난듯한 굳어진 얼굴(사실은 전혀 화난 것이 아닌데…)
- 입 삐죽 내밀고 턱도 내밀고(부정적인 인상…)
- 허리 꾸부정하고 뒷짐 지고(노인 티가 더욱…)
- 본인 중심으로만 생각하는 이기심과 고집(기피를 더욱 재촉…)
- 공공장소에서 안하무인 큰 소리 내고(잘 안 들리다 보니 더욱더…)

문제는 본인은 자신의 행동이 그렇다는 것을 모르고 있으며, 이런 상황과 모습들이 문제라는 것을 전혀 눈치채지 못하고 있는 것이다. 그래서 주변에서 자꾸 기피하게 되면 더욱 외골수로 변해가게 된다.

누군가가 싫어지는 계기의 90%는 냄새

남성은 여성보다 후각 감퇴가 빨라 본인 냄새 자체를 모르는 경우가 많으며, 실제로 본인은 알아채지 못할 수 있으니 조심해야 한다. 참고로 젊은 여성 특유의 좋은 냄새(복숭아나 꽃향기 같은 달콤한 향)는 '락톤C10', '락톤C11'이라는 성분으로 10대 후반이 정점이고 35세부터 사라진다. 남성의 노인 냄새(헌책 같은 냄새)는 '노네날nonenal'이라는 물질로 40세 무렵부터 증가한다고 알려져 있다.

한 충격적인 조사가 있다. 도호쿠대학교 사카이 노부유키坂井信之 교수가 800명을 조사한 결과, "누군가를 좋아하게 된 계기는 외모", "누군가를 싫어하게 된 계기의 90%는 냄새"였다.

한편 50~70세가 되어도 노인 냄새가 나지 않는 사람이 절반 정도 존재한다. 이런 사람은 '피부를 청결히 관리'하거나 '항산화력이 강한 사람'으로 볼 수 있다. 노네날은 피부가 산화해서 발생하는 물질로, 활성산소가 많은 체질이 되면 증가하기 때문이다.

노인 냄새가 잘 나는 부위는 머리와 귀 뒷부분, 배와 등, 목덜미다. 노인 냄새는 활성산소가 생성되면서 발생하기 때문에 건강지표로 활용할 수 있다. 노인 냄새가 나는 사람은 몸이 산화되기 쉬운 사람으로, 뇌 역시 손상을 입는다. 지방과 알코올을 과도하게 섭취하는 대신 항산화물질을 잘 섭취하고, 질 좋은 수면과 적절한 운동으로 활성산소를 줄이면 노인 냄새도 줄일 수 있다.

삶의 보람과 건강 장수

노년을 쇠약과 병약, 슬픔에 시달리는 시기로 보고 있지만, 고령층은 슬프거나 우울하지 않다. 일부 그런 노인들도 있지만, 고령자는 젊은이보다 더 행복하다. 행복감은 30대 후반부터 감소하다가, 50대 중반 이후로 급격히 상승한다. 이는 선진국과 후진국을 망라한 72개국에서 조사된 사실이다.

고령층에게 가장 행복했던 나이를 꼭 집어서 말하라고 하면 언제라고 대답할 것 같은가? 가장 많이 꼽히는 연령은 82세라고 한다. 물론 건강이 뒷받침되어야 가능한 얘기이겠다. 이 책은 그 나이를 열 살쯤 높일 수 있도록 돕고 싶다.

'삶의 보람'이 있으면 나이 상관없이 뇌는 크게 변화한다. 미국에서 '삶의 보람과 뇌의 관계성'을 조사한 한 연구의 결과는 다음과 같다.

- 250명의 고령자를 10년에 걸쳐 조사해 사망했을 때 뇌를 해부함
- 그 결과, 생전에 삶의 보람을 가진 사람과 그렇지 못한 사람 사이에 뚜렷한 차이가 나타남
- 삶의 보람이 있는 사람은 뇌가 위축된 상태여도 인지 기능이 높음

삶의 목표가 뇌에 긍정적인 영향을 끼친다 | 삶의 보람은 이래야 한다 같은 기준은 없다. 본인이 진심으로 그렇게 생각한다면 뭐든 좋다. 식물을 기르고 싶다. 골프를 끝까지 치고 싶다. 손자를 돌보고 싶다… 뭐든 좋다. 또한 삶의 보람은 큰 것보다는 작고 달성하기 쉬운 것이어야 전두엽 전영역 끝의 이마극이라는 영역이 활성화된다. 반대로 삶의 보람이 없으면 뇌기능이 저하될 가능성이 있다. 특히 코로나 같은 전염병 등으로 인해 외출도 하지 않고 운동도 하지 않고 있다 보면, 더욱이 삶의 목표도 없다면 뇌에는 부정적인 것들만 겹겹이 쌓인다. 당연히 치매에 걸릴 위험도 커진다.

삶의 목표를 일상에 녹아들게 하면 어떨까? 소소한 예例이지만, 여행이나 콘서트 가기, 또는 '이 일을 끝내면 멋진 레스토랑에서 맛있는 스테이크에 좋은 와인 한 잔을' 같은 것들이다. 저녁 식사에 적당한 반주를 하루의 소소한 낙으로 삼는 사람도 꽤 있는데, 이 또한 뇌과학적으로 바람직한 행

동이라고 한다. 노인 뇌로 향하는 원인을 개선하고 예방하는 효과를 기대할 수 있다고 한다.

이키가이 IKIGAI, 삶의 보람

일본 사람들은 평소에 대화할 때에도 서로의 '이키가이'에 관해 자주 편하게 이야기한다. 거창한 내용이 아니라, 자신이 좋아하고 잘할 수 있으며, 생계와 사회에 기여할 수 있는 일을 말한다. 이러한 삶의 보람, '이키가이'가 있고 없고의 차이는, 노후의 활력과 건강장수에 큰 영향을 미치고 있다.

최근 몇 분의 지인을 통해서 일본 친구들에게 각자 생각하는 그들의 '이키가이'에 대해 물어보았다. 자연스러운 대화 속에서 그들이 이야기하는 나름대로의 '이키가이' 그림을, 간접적으로나마, 접할 수 있었다. 하고 싶은 것들을 이야기하다 보니, 이키가이와 버킷리스트 bucket list, 죽기 전에 꼭 하고 싶은 것가 겹치기도 하고 구별하기 힘든 경우도 있었다. 그분들의 생각들 중에서 몇 가지 예를 들면 아래와 같다.

- 제대로 된 요양병원+요양원 운영
- 특화된 테마형 '노인유치원' 운영
    - 헬스형, 오락형, 레스토랑형, 카페형
- 고령층 특화 헬스클럽과 주점 운영
- 고령층 전문 강사로 지자체 자원봉사
    - 주로 컴퓨터, 디지털, 여행, 건강 관련 분야

- 고령층 전문 간호사
  - 간병인이 아니라, 전문 간호사
  - 정식 간호사 자격증 취득, 고령층 간호 특화
- 100세 인생설계도 만들기
  - 100세까지 5단계 기간 설정, 8가지 카테고리별로 빈 칸 채워보기
  - 5단계: 70~75, 76~80, 81~85, 86~90, 91~
  - 8카테고리: 사회관계/취미·여행/건강관리/친구·지인/신앙·봉사/신체·활동력/가족/주거
- 동아시아 3국 일본, 한국, 중국 역사 심층 탐구 및 비교 분석
- 알프스의 독일, 불란서, 이태리 지역에서 각각 3달씩 살아보기
- 서양 여자 친구 만들기

백발 예찬

'Elegant Grey, Peaceful Silvery, Platinum Blonde'

한때 반갑지 않은 노화의 상징이나 자기관리 소홀로 여겨졌던 흰머리의 위상이 달라지고 있다. 변화를 당당하게 수용한 중·장·노년들의 자신감과 매력을 상징하는 키워드가 되고 있다.

최근 패션 인플루언서 중에서 그레이 헤어인 노년층이 많다. 그레이 헤어에 대한 관심이 커지면서 더 이상 염색을 하지 않기로 선언한 이들의 예찬론과 스타일링 팁을 담은 책들도 나왔다. 최근 일본에서는 《그레이 헤어라는 선택》으로 출간돼 베스트셀러가 되기도 했다. 흰머리 염색을 포기한

어느 인플루언서는 특별기고에서 "그레이 헤어가 되자 왠지 색다른 분위기의 새 옷을 입은 것 같았다", "신기하게도 그 후엔 어떤 옷을 입어도 잘 어울려서 SNS에 패션 사진을 올리기 시작했다"고 했다.

그레이 헤어가 패션 아이콘이 되면서 어떤 옷을 택해도 멋스럽게 연출하는 방식이 한층 쉬워졌다. 중후한 옷차림만 고집할 필요도 없고 굳이 젊어 보이려고 애쓸 필요도 없다. 화려한 컬러와 과감한 액세서리도 밝은 머리색과 만나 중화되거나 조화를 이뤄 한층 멋스럽게 느껴지고, 올 블랙의 평이한 캐주얼도 흰머리와 만나면 신선한 매력을 준다. 흰머리 인기가 높아지면서 일부러 머리를 하얗게 염색하는 사람도 늘어나고 있다.

새는 날면서 돌아보지 않는다

새는 날아가면서 뒤돌아보지 않는다. 과거는 좋은 일이든 나쁜 일이든 족쇄와 같아서 지금 이 순간의 자유로운 비행을 방해한다. 과거를 내려놓고 현재에 몰입하는 것이 삶의 지혜라고 한다. 벌써 놓았어야만 했던 것들을 놓아버려야 한다. 그다음에 오는 자유는 무한한 비상이다. 자유는 과거로부터 떠나면서 온다고 한다.

맨해튼 어느 서점의 창가에 붙어 있던 작자 미상의 글귀다.

"나무에 앉은 새는 가지가 꺾일까 염려하지 않는다. 새는 자신의 날개를 믿기 때문이다."

허리케인의 폭풍이 지나간 후에도 새가 자유롭게 노래할 수 있는 이유다. 어느 날 우리는 생명의 활기와 아름다운 색이 찬란한 이 행성에 왔다. 우리에게 주어진 짧은 삶이 소중한 기회이자 행복이다. 언제 떠날지는 알 수 없다. 우리가 죽음에 대하여 모르는 것이 3가지, 아는 것이 3가지가 있다.

"언제, 어디서, 어떻게 죽을지 모른다."

"누구나 죽고, 죽는 순서가 없고, 빈손으로 죽는다."

그래서 빈손으로 가기에 수의에는 주머니가 없다. 언젠가는 떠나지만, 떠날 때 질병과 고통에 대한 기억만 잔뜩 안고, 차디차고 외로운 병원의 어느 한구석에서 아름다운 이 세상과 작별하기에는 너무 아쉽지 않겠는가?

내려놓으면 더 자유롭고, 자유로울수록 더 높이 날 수 있고, 높이 날수록 더 많이 보고 즐길 수 있다.

"자유를 위해 나는 것이 아니라, 나는 것 자체가 자유다."

"건강을 위해 운동하는 것이 아니라, 운동하는 것 자체가 건강이다."

"행복을 위해 사는 것이 아니라, 사는 것 자체가 행복이다."

맺음말

아는 만큼 건강하고
행하는 만큼 장수한다

사람들은 건강이 무엇보다 중요하다는 걸 알면서도 막상 일상의 삶에서 건강을 위해 구체적으로 무엇을 해야 하는지에는 큰 관심을 보이지 않는 것 같다.

정보의 홍수 시대라고 하지만 너무도 많은 정보가 범람하고 있다. 건강에 관한 정보도 객관적이고 진실된 정보가 있는가 하면, 특정 단체들^{제약회사, 의료서비스기관, 정부} 등의 이익과 권리를 위한 일방적인 정보들이 언론사와 인터넷 그리고 대중 광고 등을 통해 줄기차게 우리의 상식과 관념 속에 왜곡된 선입견과 편견을 만들고 있다. 이럴 때일수록 우리는 제대로 중심을 잡을 필요가 있으며, 이를 위한 나름대로의 노력이 더욱 절실해지고 있다.

우선 자신의 상황을 객관적으로 볼 필요가 있다. 스스로를 객관적으로 보기 어려울 때는 의사에게 도움을 요청하는 것도 좋지만, 의사 역시 하나의 관점에 불과함을 잊지 말자. 다른 의사는 다른 관점에서 보고 다른 조언을 해줄지도 모른다. 무엇이 옳은지는 스스로에게 물어보고 내가 수긍이 되는지 아닌지로 판단하자. 권위가 아니라, 나 자신이 충분히 수긍할 수 있는지가 가장 중요하다. 나 자신이 수긍할 수 없다면, 그냥 무방비로 한없이 냉정하고 무심한 '의료컨베이어벨트'에 올려지는 신세를 면하기 어려울 것이다.

한편 이 세상에 나와 함께 와서 죽을 때까지 단 1분 1초도 쉬지 않고 나를 지켜주고 있는 나의 몸에게 애써줘서 진정 고맙다고 위로하고 칭찬해주자. 자신의 몸을 소중하게 여기자. 몸은 언제나 나와 함께 있고 동고동락해온 둘도 없는 나의 가장 진솔한 파트너다. 몸에 고마움을 표하고 격려하자.

'노화가 싫다고 피하려고만 하는 사람'과 '몸에 감사할 줄 아는 사람'은 앞으로의 인생에서 전혀 달라질 것이다. '산다'는 것은 '어디를 어떻게 보고 살 것인가' 하는 선택의 연속이다. '병에 걸리기 싫다', '노쇠가 두렵다', '사는 것이 힘들다' 이렇게 부정적인 생각보다는, 현실이 아무리 힘들어도 그 안에서 좋은 면을 발견하려 애쓰고 긍정적으로 생각하는 마음과 습관이 어떤 양생훈보다 중요한 건강장수의 기본 마음가짐일 것이다. 과거는 바꿀 수 없지만, 미래는 얼마든지 바꿀 수 있으니까 말이다.

그간 문헌들을 탐독하면서 몸으로부터 배운 중요한 사실은 '조화'와 '균형'이다. 결국 세상의 섭리인 조화와 균형으로 돌아왔다. 이 둘이 그만큼 중요하고 근본인 셈이다. 우리 몸의 시스템도 항상성도 이렇게 끊임없이 질서 있게 움직인다.

> "인간의 몸에 대한 치료와 치유는, 고장난 자동차를 수리하는 것이 아니라, 잘 가꾸어야 할 정원 또는 나무와 비슷합니다."

잎은 폐, 줄기는 근육·뼈·피부, 나무 수액은 혈액과 림프액, 뿌리는 장, 영양 흡수세포는 장융모, 토양은 장내 영양분으로 볼 수 있다. 사람에 대한 치료와 치유는 고장난 부품을 갈아 끼우고 땜질하는 게 아니라, 스스로 또는 전문가의 도움을 받아서 잘 가꾸어야 할 '생명 시스템의 보전'이라고 보는 것이 타당하지 않을까? 노화와 장수는 시간과 함께 그냥 늙어가는 것이 아니라, 하늘이 내려 주신 귀한 천명을 충실히 수행하기 위해 올바르고 바람직한 건강한 방식으로 삶을 이끌어가는 것이 아닐까?

이 시대의 현대인들은 건강관리를 잘하면, 특별하게 서양의학이나 동양의학에 의존하지 않고도, 100세를 충분히 살 수 있을 것으로 본다. 꾸준히 운동을 하고 올바른 식습관으로 개선하고 본인 스스로 건강관리 노력을 해보면, 우리 몸의 경이로운 자가치유력과 신비한 지혜에 새삼 놀랄 것이다. 질병 치료의 근본은 복잡하고 힘든 수술이나 합성화학 약물 또는 명약들보다는, 건강관리 3대 요소인 음식, 생활 습관 그리고 운동의 단순명료함에 있음을 다시 한번 상기하자. 우리는 유명한 세계적 장수촌을 살펴보았다. 장수인들의 공통점을 압축하고 또 압축하면 한두 가지로 귀결된다. 다양한 지역과 생활 환경이지만 장수인들의 뚜렷한 특징은 항상 부지런히 움직이고 성격이 대부분 낙천적이라는 것이다.

몸이 나빠진 곳을 원래대로 돌리기 위해서는 나빠지게 만든 원인을 고치면 된다. 원인을 고칠 수 있는 상황이라면 진심으로 노력하면 극복할 수 있다. 도저히 고칠 수 없다면 대안을 받아들이면 된다. 어떠한 선택도 있을 수 있으며, 그 선택을 나만의 정답으로 만드는 것은 그동안 자신이 쌓아온 객관적이고 균형 잡힌 지식에 바탕한 현명한 판단과 지혜일 것이다. 이 책이 그러한 지식에 가까이 다가가는 계기가 되기를 기원한다.

너무도 많고 다양한 지식과 정보에 둘러싸여 있고, 건강·영양·노화·장수 등과 관련한 새로운 연구와 주장들은 하루가 멀다 하고 발표되며 업데이트 또는 뒤집히는 현실 속에서 살고 있는 우리들이기에, 올바른 의사결정과 강력한 실행 추진력을 얻기 위해서는 모든 것은 가능한 한 간결해야 좋다. 지금까지 다양하고 많은 이야기를 했지만 간결히 정리하면 다음과 같다.

- 우리의 몸은 우리가 생각하는 것보다 훨씬 지혜롭다.
- 약·의사·병원에 처음부터 맹목적으로 너무 의존하지 말고, 내 몸과 더 진솔하게 마주하며 기본적으로 내 몸 안의 생명력과 자가치유력을 믿고 존중하자.
- 일단 병이 진전되어 의사와 병원에 의존하게 된다면, '병원에서 잘할 수 있는 것'과 '병원에서 할 수 없는 것'을 제대로 알고, '의사에게 맡길 것'과 '의사에게 맡기지 않아도 될 것'을 구분하여, 가능한 한, 자신의 몸은 자신이 돌본다는 원칙을 세우자.
- 서양의학이 잘 다룰 수 있는 문제를 가지고 대안적인 치료법에 의존하지 말고, 서양의학이 치료하기 힘든 증세를 놓고 서양의학에서 도움을 얻으려 하지 말자. '건강·장수'의 핵심 틀을 꿰뚫고, 난무하는 각종 건강 관련 불량 정보들에 휘둘리지 말자.
- 무엇보다 타인에 의한 수동적 처치 이전에, 제시된 '건강·장수' 4대 핵심 食·動·醫·心 실천사항을 꾸준히 행하여 '건강자립'을 추구하고, 하늘이 내려주신 귀중한 천명을 다하며 '삶의 보람'을 누리자.

이것이 이 책을 통해 전하고 싶은 메시지다.

세상의 복잡성과 급변성과는 달리, 다행히도 우리 몸의 핵심 시스템은 간결 명확하고 변함이 없다. 우리 몸은 아직도 '원시시대'이며, 아무리 시대 변화가 디지털을 넘어 초디지털화 되더라도 우리 몸은 영원히 '아날로그'에 있을 것이다. 그리고 우리 '몸의 지혜'는 변치 않고 계속 우리를 지켜줄 것이다.

40세를 불혹不惑, 50세를 지천명知天命, 60세를 이순耳順, 70세를 고희古稀 또는 희수稀壽로 부르고, 66세를 미수美壽, 77세를 희수喜壽, 88세는 미수米壽로, 99세는 일백 백百에서 한 일一을 뺀 백수白壽라 호칭했다.

그렇다면 100세는 뭐라 의미를 부여했을까? 정답은 상수上壽라고 한다. 천수에 대한 최상의 축하 의미가 내포된 것 같다. 그렇다면, 곧 다가올 120세는 무엇이라 칭하면 좋을까? 누군가가 적절한 명칭을 부여해주는 때가 곧 오지 않을까 기다려본다.

감사의 글

우선 이 책을 쓸 수 있도록 배려해주신 바이북스의 윤옥초 대표와 김태윤 팀장께 깊은 고마움을 전한다. 처음으로 책을 쓰는 저에게 기꺼이 기회를 주고 수차례 원고가 수정되는 동안 아낌없는 격려와 응원을 주셨다. 또한 방대한 주제를 놓고 의욕만 앞서는 산만한 원고와 거친 문장을 멋지게 다듬어주신 편집팀과 디자이너분들께도 감사를 표한다. 그분들의 도움과 배려에 대해 한 줄의 글로 대신하기가 죄송할 따름이다.

하나의 창조물은 다른 창조물들을 디딤돌 삼아 만들어지는 것이라고 한다. 이 책도 마찬가지다. 이 책에 나오는 내용과 아이디어들은 제가 읽은 많은 책에서 얻은 것이며, 그 책들이 풍성한 자양분이 되었다. 저자들에게 깊은 존경과 감사의 마음으로 고개를 숙인다.

한편 과하과 의학 또한 시행착오를 통해 얻은 결과를 바탕으로 지속적으로 수정해 나가는 '정正·반反·합合'의 과정이라고도 했으니, 설사 어떤 오류가 있더라도 걱정하지는 않는다. 그래도 객관적인 시각을 지키겠다는 다짐에 최선을 다했다.

그리고 무엇보다, 힘든 고난의 과정을 이해해주고 격려해주며 언제나 든든한 버팀목이 되어준 나의 사랑하는 가족에게 깊은 고마움을 전하며 이 책이 작은 선물이 되었으면 한다.

아무쪼록 이 책이 건강과 장수 그리고 품격 있는 노후에 관심을 가지신 많은 분들에게 작으나마 도움과 희망이 되기를 조심스레 기원해 본다.

2025년 4월 계룡산(鷄龍山) 기슭에서

탄후(坦厚) 염용운(廉龍雲)

건강 장수 관련 탐독한
국내·외 문헌 1,000여 권 주제별 분류

총 965권(2024년 12월 21일 현재)

Health I   치유治癒, 건강健康   200권

자연치유自然治癒·35 | 자연의학自然醫學·39
환자患者 주도·28 | 건강健康 일반·98

Health II   증상症狀, 장부臟腑   233권

단식斷食·공복空腹·10 | 간헐적 단식斷食·15 | 저탄고지低炭高脂·9 | 염증炎症·12
혈관·혈압·19 | 뼈·관절·14 | 척추·무릎·발·8 | 안眼·치齒·11 | 장腸·전립선·25
면역력·29 | 소금·물·24 | 식품·음식·식사·57

장수長壽·Aging·뇌腦건강   84권

장수長壽·34 | Aging·25 | 뇌腦건강·치매癡呆·25

운동運動·피트니스·근육   71권

운동·36 | 피트니스·14 | 근육·힘줄·뼈·21

동양의학, Acu+ 140권

경락經絡·경혈經穴, Acupoint •24 | 지압指壓, Shiatsu, Acupressure •21

침구鍼灸, Acupuncture, Moxibustion •27 | 한방韓方·한의학韓醫學 •22

동양의학東洋醫學 •20 | 채소 •26

병원경영, 병원 시스템 16권

General+ 112권

Slow Life •25 | 품격品格 •20 | 자존 •17 | 음악音樂 치유 •4 | 재미 •9

남자男子 건강 •6 | 스포츠 건강 •6 | 삶·인생·보람 •25

국내 Articles 88권

〈헬스조선〉 | 〈헬스동아〉 | 〈중앙헬스미디어〉

〈불로장생의 꿈 바이오 혁명〉 중앙일보 | 〈베스트 닥터 베스트 건강법〉 동아일보

〈캔서앤서〉 | 〈닥터U 동영상〉 유태우 | 〈닥터 조 동영상〉 조한경

〈건강과 생명 Health & Life〉

해외 Articles 21권

주요 참고 문헌 100

노화·장수·10권

《당신도 느리게 나이 들 수 있습니다》, 정희원, 더퀘스트, 2023

《명문가의 장수 비결》, 정지천, 토트, 2011

《블루존》, 댄 뷰트너, 신승미, 살림Life, 2009

《석세스에이징》, 대니얼 레비틴, 이은경, 와이즈베리, 2020

《수명120시대를 여는 노화방지 의학》, 에드먼드 첸, 정누시아, 지엠홀딩, 2016

《역노화》, 세르게이 영, 이진구, 더퀘스트, 2023

《하버드 의대가 밝혀낸100세 장수법》, 토마스 펄스 외, 사이언스북스, 2003

《80세의 벽》(원론편+실천편), 와다 히데키, 김동연, 한스미디어, 2022

《125세 건강장수법》, 유병팔, 에디터, 2017

《200세 시대가 온다》, 토마스 슐츠, 강영옥, 리더스북, 2019

건강·의료·10권

《건강한 아빠 병든 아빠》, 글렌 로비슨, 안진환, 너와숲, 2023

《과잉 진단》, 길버트 웰치, 홍영준, 진성북스, 2013

《나쁜 것들의 좋은 소식 좋은 것들의 나쁜 소식》, 제프 윌서, 김아림, 홍익, 2016

《몸이 따뜻하면 건강이 보인다》, 김종수, 중앙생활사, 2012

《병에 걸리지 않는15가지 식습관》, 히노하라 시게아키, 오시연, 라이프맵, 2012

《병원에서 죽는다는 것》, 야마자키 후미오, 김대환, 잇북, 2020

《약이 필요없다!》(니시의학), 김진목, 서현사, 2016

《약이 병이 된다》, 우타가와 쿠미코, 문예춘추사, 2015

《의학 상식 이야기》, 나가이 아키라, 조범래, 지성문화사, 2013

《3분 진료 공장의 세계》, 김선영, 두리반, 2023

음식·당질·단식 • 15권

《간헐적 단식, 몸찬패스트처럼》, 조경국, 위즈덤하우스, 2013

《공복, 최고의 약》, 아오키 아츠시, 이주관 이진원, 청홍, 2023

《글루코스 혁명》, 제시 인차우스페, 조수빈, 아침사과, 2022

《내 몸에 이로운 식사를 하고 있습니까?》, 바스 카스트, 유영미, 갈매나무, 2019

《당뇨 코드》, 제이슨 펑, 이문영, 라이팅하우스, 2020

《당질 중독》, 마키타 젠지, 박유미, 문예춘추사, 2022

《마이클 폴란의 행복한 밥상》, 마이클 폴란, 조윤정, 다른세상, 2009

《밥 빵 면 줄이고 끊고 멀리하라》, 에베 코지, 신유희, 위즈덤하우스, 2013

《비타민제 먼저 끊으셔야겠습니다》, 명승권, 왕의서재, 2015

《셰인 박사의 영양 혁명》, 셰인 엘리슨, 안진환, 동도원, 2021

《식사만 바꿔도 젊어집니다》, 마키타 젠지, 황성혁, 북드림, 2022

《식품에 대한 합리적인 생각법》, 최낙언, 예문당, 2016

《아침을 걸러도 건강하게 살 수 있다》, 와타나베 쇼, 이진원, 대교베텔스만, 2008

《하루 두 끼 다이어트》, 양형규, 양병원출판사, 2019

《1일2식, 건강을 원하면 아침을 굶어라》, 히가시 시게요시, 안중식, 지식여행, 2012

운동·근육·혈압 • 10권

《고스트 혈관》, 타카쿠라 노부유키, 서희경, 소보랩, 2021

《근육이 연금보다 강하다》, 김헌경, 비타북스, 2019

《나는 일흔에 운동을 시작했다》, 이순국, 한국경제신문, 2018

《모세혈관, 건강의 핵심 젊음의 비결》, 네고로 히데유키, 김은혜, 시그마북스, 2018

《몸이 되살아나는 혈관 건강 비법》, 김동익, 매일경제신문사, 2020

《병의90%는 걷기만 해도 낫는다》, 나가오 가즈히로, 이선정, 북라이프, 2016

《웨이트 트레이닝이 최강의 솔루션이다》, Testosterone, 애니북스, 2018

《장수는 위험하다》, 박평문 이규승, 시간여행, 2017

《혈압을 낮추는 최강의 방법》, 와타나베 요시히코, 이주관, 청홍, 2019
《70세 이후에도 가뿐하게 걷습니다》, 아보 마사히로 외, 이너북, 2024

암·장·뇌·소금·물 • 15권

《건강과 다이어트의 핵심은 마이크로바이옴》, 이승훈, 바이북스, 2023
《내 몸 해독의 시작 배변력》, 마쓰이케 쓰네오, 노경아, 삼호미디어, 2015
《독수리의 눈, 사자의 마음, 그리고 여자의 손》, 이춘성, 쌤앤파커스, 2012
《소금과 물, 바로 알면 건강이 보인다》, 채점식, 책과나무, 2020
《소금, 오해를 풀면 건강이 보인다》, 윤태호, 행복나무, 2016
《소금의 역습》, 클라우스 오버바일, 배명자, 가디언, 2011
《소금의 진실 The Salt Fix》, 제임스 디니콜란토니오, 박시우 김상경, 하늘소금, 2019
《암, 산소에 답이 있다》, 윤태호, 행복나무, 2014
《암은 병이 아니다》, 안드레아스 모리츠, 정진근, 에디터, 2014, 2021
《운동의 뇌과학》, 제니퍼 헤이스, 이영래, 현대지성, 2023
《장내세균 혁명》, 데이비드 펄머터, 윤승일, 지식너머, 2016
《짠맛의 힘》, 김은숙 장진기, 앵글북스, 2019
《치매에서의 자유》, 안드레아스 모리츠, 이원기, 에디터, 2023
《치매의 벽》, 와다 히데키, 허영주, 지상사, 2024
《80에도 뇌가 늙지 않는 사람은 이렇게 합니다》, 다케유키, 위즈덤하우스, 2024

자가치유·면역력·자기주도 • 20권

《건강과 치유의 비밀》, 안드레아스 모리츠, 정진근, 에디터, 2020
《내 몸을 치유하는 힘 면역습관》, 아보 도오루, 황소연, 전나무숲, 2016
《내 몸의 자생력을 깨워라》, 조엘 펄먼, 이문영, 쌤앤파커스, 2013
《내 몸이 최고의 의사다》, 임동규, 에디터, 2012
《놀라운 몸과 마음의 힘》, 안드레아스 모리츠, 이원기, 에디터, 2024

《몸의 지혜》, 셔윈 널랜드, 김학현, 사이언스북스, 2002
《손톱 자극요법》, 후쿠다 미노루, 홍성민, 황금부엉이, 2006
《스스로 몸을 돌보다》, 윤철호, 상추쌈, 2013
《우리 몸은 아직 원시시대》, 권용철, 김영사, 2017
《의사는 수술 받지 않는다》, 김현정, 느리게읽기, 2012
《의사보다 면역력에 맡겨라》, 아보 도오루, 김준영, 삶과지식, 2024
《의사에게 기대지 않고 사는 법》, 아쓰미 가즈히코, 이진원, 한스미디어, 2013
《의사에게 살해당하지 않는47가지 방법》, 곤도 마코토, 이근아, 더난출판사, 2013
《자연치유 불변의 법칙》, 하비 다이아몬드, 이문희, 사이몬북스, 2020
《자연 치유》, 앤드류 와일, 김옥분, 정신세계사, 2005
《치유 본능》, 김은숙 장진기, 판미동, 2012
《통증과 질병 그리고 참된 치료》, 박상근, 천고의 불꽃, 2015
《호르메시스, 때로는 약이 되는 독의 비밀》, 리하르트 프리베, 유영미, 갈매나무, 2018
《호메시스, 건강과 질병의 블랙박스》, 이덕희, MID, 2016
《환자 혁명》, 조한경, 에디터, 2017

동양의학·경혈·지압·12권

《경락경혈經絡經穴 103》, 리즈(李智), 권승원 외, 청홍, 2017
《경혈MAP》, 왕효명(王曉明), 임윤경, 군자출판사, 2015
《기적의 지압법》, 후쿠쓰지 도시키, 김나정, 길벗, 2021
《氣란 무엇인가》, 이종란, 동연, 2024
《동양의학은 병을 어떻게 치료하는가》, 김동영, 산해, 2006
《(인문학으로 만나는) 몸 공부》, 차경남, 글라이더, 2016
《세계를 향한21C 한의학》, 최병학, 대성의학사, 2014
《지압》, 폴 런드버그, 이의영, 하남출판사, 2004
《한의학 탐사여행》, 윤영주, 부산대학교출판문화원, 2022

《혈액을 맑게 하는 지압 동의보감》, 세리자와 가츠스케, 김창환 외, 중앙생활사, 2021
《361 지압·경혈 수첩》, 최수찬, 진동일, 지식서관, 2017
《WHO/WPRO 표준경혈위치》, WHO서태평양지역사무처, 한국한의학연구원, 2009

삶·품격·인생 • 8권

《골든 그레이》, 강헌구, 쌤앤파커스, 2016
《노인이 되지 않는 법OI NO SAIKAKU》, 소노 아야코, 김욱, 리수, 2021
《삶의 정도》, 윤석철, 위즈덤하우스, 2011
《아날로그의 반격》, 데이비드 색스, 박상현 이승연, 어크로스, 2017
《자기합리화의 힘》, 이승민, 위즈덤하우스, 2017
《품격》, 이훈범, 올림, 2019
《혼자 있는 시간의 힘》, 사이토 다카시, 장은주, 위즈덤하우스, 2023
《60대와70대 마음과 몸을 다듬는 법》, 와다 히데키, 김소영, 청홍, 2021

Articles·Website·Youtube • 10권

헬스조선 health.chosun.com | 중앙헬스 jhealthmedia.joins.com
헬스동아 donga.com/news/Health | TEDMED tedmed.com
캔서앤서 post.naver.com/my.naver?memberNo=37966086
김철중 - 조선일보 chosun.com/people/kim-chuljoong
닥터U와 함께 - 유태우 youtube.com/@WithDrU
닥터 조 건강이야기 - Joshua Cho youtube.com/@DrJoshuaCho
불로장생의 꿈: 바이오 혁명(중앙일보) naver.me/FU9SALP3
베스트 닥터의 베스트 건강법(동아일보)